As metamorfoses do gordo

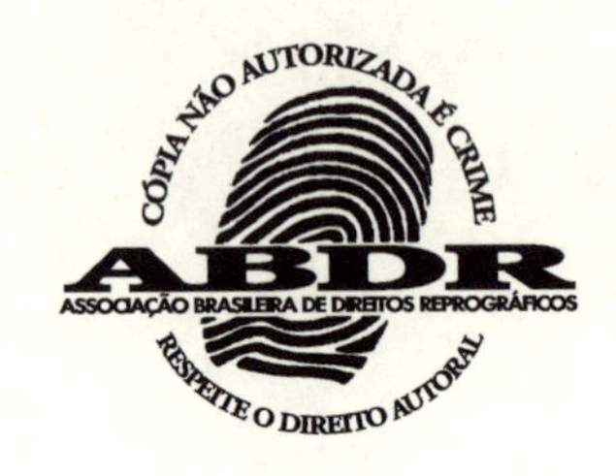

Dados Internacionais de Catalogação na Publicação (CIP)
(Câmara Brasileira do Livro, SP, Brasil)

Vigarello, Georges
As metamorfoses do gordo : história da obsesidade no Ocidente : da Idade Média ao século XX / Georges Vigarello ; tradução de Marcus Penchel. – Petrópolis, RJ : Vozes, 2012.

Título original : Les métamorphoses du grãs : histoire de l'obésité, du Moyen Âge au XXe siècle
Bibliografia
ISBN 978-85-326-4358-2

1. Obesidade – História I. Título.

12-02919 CDD-362.196398009

Índices para catálogo sistemático:
1. Obesidade : História 362.196398009

Georges
VIGARELLO

As metamorfoses do gordo

História da obesidade no Ocidente
Da Idade Média ao século XX

Tradução de Marcus Penchel

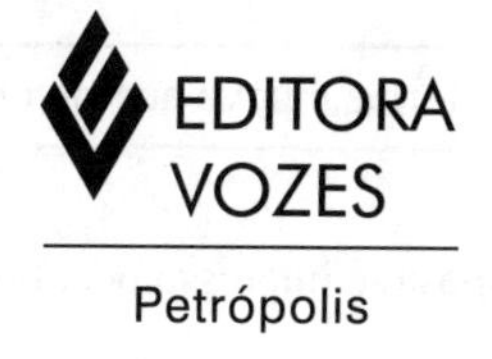

Petrópolis

Título original francês: *Les métamorphoses du gras – Histoire de l'obésité. Du Moyen Âge au XX*e *siècle*

Direitos de publicação em língua portuguesa – Brasil:
2012, Editora Vozes Ltda.
Rua Frei Luís, 100
25689-900 Petrópolis, RJ
Internet: http://www.vozes.com.br
Brasil

Editoração: Fernando Sergio Olivetti da Rocha
Projeto gráfico: Guilherme F. Silva
Artefinalização de capa: Graph-it
Imagem: Retrato de um homem chamado Alessandro del Borro (1630) de Charles Mellin. © BPK/Gemaeldegalerie, SMB/ Joerg P. Anders

ISBN 978-85-326-4358-2 (edição brasileira)
ISBN 978-2-02-089893-5 (edição francesa)

Editado conforme o novo acordo ortográfico.

Este livro foi composto e impresso pela Editora Vozes Ltda.

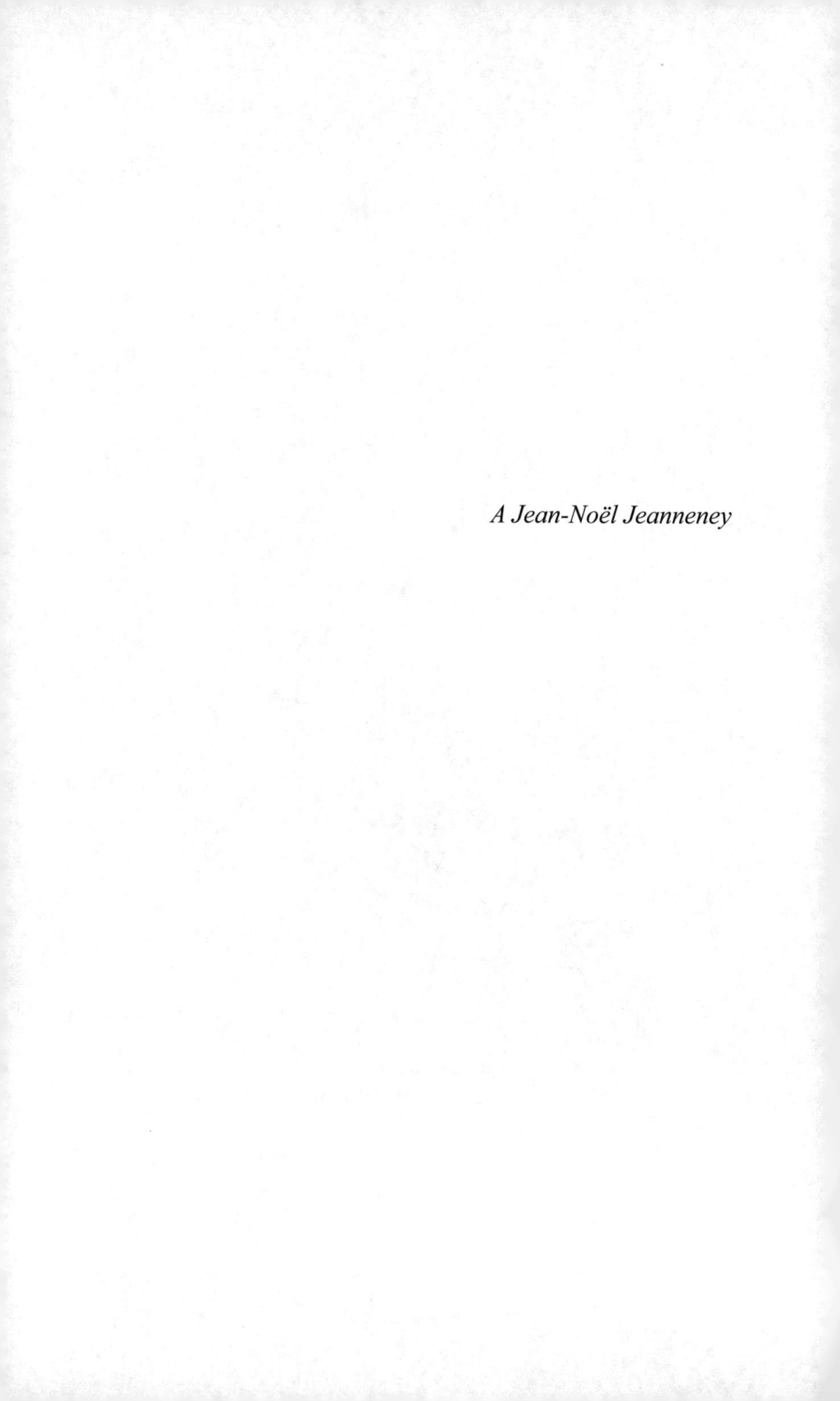

A Jean-Noël Jeanneney

Sumário

Introdução

Nas suas cartas do final do século XVII, a princesa palatina dá uma imagem de si mesma: "Minha cintura é uma monstruosidade de gordura, sou quadrada como um cubo, minha pele é de um vermelho manchado de amarelo..."[1] O testemunho é precioso porque a autodescrição física é rara na França do Antigo Regime. Ela supõe uma distância, uma objetivação de si, um juízo projetado sobre a própria pessoa que só um lento trabalho de cultura pôde permitir. É um testemunho precioso sobretudo porque confirma uma virada definitiva na balança: gordura agora não passa de depreciação. A princesa insiste na desgraça, no peso, na queda irremediável da "leveza à gordura" que a "situa entre as feias"[2]. Vêm então as anedotas, a indicação de perturbações ou indisposições diversas: as "dores no baço", as "cólicas", os "grandes gases", as "perdas de equilíbrio" no sacolejo dos carros... Ser gordo passa a ser uma desvantagem, talvez uma tristeza mesmo.

O gordo, porém, nem sempre foi tão estigmatizado. O que já justifica uma investigação histórica. As anatomias maciças podiam ser apreciadas, por exemplo, na Idade Média, como sinal de poderio, ascendência. Como podem ser apreciados num mundo de fome os países de fartura, a "comilança sem fim", as miragens

---

1. D'ORLÉANS, C.É. (Princesa Palatina). *Correspondance complete.* T. II. Paris, [s.e.], 1855, p. 33.
2. Ibid.

que projetam uma incansável saciedade. A força se associa aos festins. O acúmulo físico faz-se proteção sanitária. O "privilégio" social é transposto à suntuosidade carnal. Imagens complexas sem dúvida, pois são contestadas nessa mesma Idade Média pela pregação clerical, a reserva e certeza médicas ou mesmo as exigências por vezes minuciosas da etiqueta cortesã; imagens no entanto marcantes, imediatamente identificáveis, que dão ao gordo poderio e convicção.

A ruptura, a revanche, vem com a Europa moderna. Os testemunhos de Saint-Simon na França e de Samuel Pepys na Inglaterra denigrem quase ao mesmo tempo os "gordos e preguiçosos"[3], zombam das "fuças roliças"[4], das "grandes e gordas criaturas"[5], dos "rostos vermelhos e panças enormes"[6], enquanto Madame de Sévigné teme mais que tudo "estourar de gorda"[7]. O "grande" não passa agora de "gordo", arriado e indolente. Prestígio e modelo mudaram: as antigas tabelas de alimentos empilhados desaparecem, o acúmulo alimentar já não é sinal de força, mas sim de descuido ou grosseria.

A história do gordo está ligada a essas reviravoltas. O desenvolvimento das sociedades ocidentais promove o afinamento do corpo, a vigilância mais cerrada da silhueta, a rejeição do peso de maneira mais alarmada. O que transforma o registro da gordura, denegrindo-a, aumentando o seu descrédito e privilegiando insensivelmente a leveza. A amplitude de volume afasta-se cada vez

---

3. PEPYS, S. "Bouquins". *Journal:* 1660-1669. T. II. Paris: Robert Laffont, 1994, p. 836.
4. Ibid. T. IX, p. 179.
5. ROUVROY, L. (Duque de Saint-Simon). *Mémoires:* XVIIe-XVIIIe siècles. T. III. Paris: [s.e.], 1828, p. 397 [1. ed., 1819].
6. PEPYS, S. *Journal.* Op. cit. T. I, p. 344.
7. RABUTIN-CHANTAL, M. (Marquesa de Sévigné). *Correspondance.* T. II. Paris: Gallimard, 1972, p. 339 [carta de 08/07/1676 – Bibliothèque de la Pléiade].

mais do refinamento, enquanto a beleza se aproxima mais e mais do que é magro, esguio.

Esse mesmo descrédito é enriquecido com o tempo por um conteúdo diferente, o que dá mais sentido ainda a uma história do gordo. A visão do "defeito" se desloca, revelando como a aparência do corpo, com seus déficits reais ou supostos, conjuga-se à história das culturas e das sensibilidades. As críticas feitas pelos clérigos medievais, que se difundiram com algum sucesso nos séculos XIV e XV, no limiar da nossa Modernidade, apegam-se aos pecados capitais, fulminam as paixões, visam o glutão, fustigam sua indignidade. Atacam a avidez, ao passo que as críticas modernas se prendem à falta de delicadeza e de eficiência. O gordo vira um ser incapaz, mole, inerte. Sua ineficácia está ligada ao fazer, a uma insuficiência de poder ou de ação. Os "retratos-charges" de Anibal Carrache, no século XVII, mostram-no melhor que outros, com seus grupos de homens de barrigas desmedidas, braços e pernas curtos, em atitudes pesadas, confinados no torpor[8]. A gordura seria geradora de impotência. A carência dos gordos vira, com a Modernidade, falta de dinamismo e de capacidade. A gordura estimula também denúncias coletivas, em que a corpulência dos ricos traduziria sua rapacidade, tanto quanto uma surda ineficiência: nobres e abades do final do século XVIII, com seus ventres em dobras e corpos derreados, são o exemplo disso, "aproveitadores" que as imagens revolucionárias espremem numa "prensa redutora", revelando sua inutilidade.

As críticas podem ser mais psicológicas também, as sociedades acentuam o individualismo, investem na autonomia ou na autoafirmação. Os "fracassados" são mais íntimos, mais afeti-

---

8. CARRACHE, A. *Portrati carici.* Paris: Escola de Belas-Artes [desenhos, século XVII].

vos. Donde a "apatia"[9] que se reprova nas anatomias pesadas dos países do Norte em fins do século XVIII, ou o "egoísmo"[10] que se reprova no "gordo" em quadros pré-sociológicos da literatura romântica, por exemplo o do jovem "gordo e triste", espicaçado pelos outros, descrito por Granville em *Les petites misères de la vie humaine*[11], de 1843. A gordura definitivamente é vista como corolário de atitudes individuais, de traços de personalidade e, mesmo, de maneiras de pensar. Manuel Leven publica, ademais, no final do século XIX, o primeiro de uma longa série de tratados que associam a neurose à obesidade[12]. A crítica do gordo acompanha então o imenso deslocamento que aumentou o espaço das psicologias nas sociedades ocidentais, distanciando-o das velhas vinculações morais e levando ao infinito a importância das diferenças pessoais e tipos de comportamento.

Vale dizer que essa estigmatização reflete antes de mais nada a acentuação de normas que nas sociedades do Ocidente tornaram-se cada vez mais exigentes e precisas com a aparência corporal e a apresentação pessoal. Pode refletir também diferenças nutridas entre os gêneros masculino e feminino, como entre os grupos sociais. A culpabilização, por exemplo, revela-se mais severa com o corpo feminino, do qual tradicionalmente se espera flexibilidade e leveza. Como pode, ao contrário, mostrar-se mais tolerante para com os que ocupam posição dominante, cuja ascendência tradicionalmente se acomoda a volumes mais imponentes. À corte real do século XVII, por exemplo, não faltam príncipes que se impõem

---

9. ANDRAL, G. et al. "Obésité". *Dictionnaire de Médicine et de Chirurgie Pratiques*. Paris: [s.e.], 1834.

10. DAURANT-FORGUES, É. & GRANVILLE, J.J. *Les petites misères de la vie humaine*. Paris: [s.e.], 1843, p. 294.

11. Ibid.

12. LEVEN, M. *La névrose* – Étude clinique et thérapeutique. Paris: [s.e.], 1887.

pela capa da estatura; como não carece o mundo burguês no século XIX de personagens que derivam seu prestígio de um porte pesado, senão avantajado. As polaridades sociais e culturais, as diferenças que se fazem entre homens e mulheres cruzam mais uma vez, de maneira inevitável, com os juízos de apreço e depreciação.

Deve-se acrescentar ainda que a história do gordo é também a da avaliação das formas corporais e de sua utilização no trabalho. Por muito tempo os indicadores são frouxos na falta de medidas, de critérios numéricos. As fases ou graus intermediários permanecem por muito tempo sem uma clara qualificação entre o "normal" e o "muito gordo". Uma lenta invenção de termos faz-se necessária, um jogo com diminutivos como "gorducho" ou "rechonchudo" no século XVI, os "balofos" ou "barrigudos" do século XVII, para sugerir escalas, arriscar fases, tentar situá-las concretamente, apesar de inevitáveis imprecisões. A multiplicidade crescente das palavras é testemunho da agudeza cada vez maior do olhar, ainda que por muito tempo aproximativa, senão equívoca pelos critérios atuais. Até a insistência do *Dictionnaire de Médicine* (1827) ao afirmar que a gordura "apresenta uma enormidade de graus"[13] para nisso se deter longamente. A história do corpo imbrica-se inteiramente com este trabalho sobre a avaliação das aparências e sua explicitação.

Essa agudização do olhar é exatamente o que permite banalizar a indicação numérica do peso, seu cálculo sistemático, que aparece no final do século XIX, da mesma maneira que acompanha uma visão sempre mais industriosa dos corpos e das anatomias. Será preciso tempo para que a balança e sua aparelhagem individual penetrem, no século XX, os espaços privados: uma exigên-

---

13. ADELON, N.P. et al. "Polysarcie". *Dictionnaire de Médicine.* Paris: [s.e.], 1827.

cia nova em relação aos cuidados pessoais transforma em evidência a verificação do peso. Essa presença da balança tornou-se hoje cotidiana, quase "natural", tão espontânea mesmo que pode levar a esquecer como o juízo sobre o peso se desenvolveu e se afinou independente de números e medições. Ora, essa afinação do juízo – será preciso dizê-lo? – e sua diversificação, sua individualização, é que constituem o cerne de uma história do gordo.

Restam as táticas de manutenção do peso ou de luta contra a gordura, a insensível prioridade que se dá às práticas de emagrecimento nas sociedades ocidentais. Elas também se aceleram com a modernidade, diversificam-se com o tempo, revelando que a "luta" contra o peso não é uma invenção contemporânea, mas está ligada à insensível precisão do julgamento sobre as curvas corporais e sua inflexão. Por muito tempo essa luta teve por princípio premiar a coerção exercida diretamente sobre as carnes: o corpete, a cinta, contenções de todo tipo. Como se as formas do corpo devessem obedecer às manipulações materiais mais exageradas, como se tivessem que ceder aos apertos mais cerrados. Ora, não se trata de outra coisa que do arcaísmo de uma crença que visa à completa passividade do corpo, a torná-lo objeto prontamente maleável, matéria submissa às mais elementares correções mecânicas.

Essa luta contra as gorduras tem, enfim, uma originalidade historicamente pouco estudada e no entanto marcante: o projeto do emagrecimento pode revelar limites, quando não impossibilidades. Não que seja absolutamente falho. Os sucessos se multiplicam, identificados a alguma conquista científica. As resistências também se multiplicam: curvas e peso inalterados apesar do acúmulo de tratamentos. A dificuldade pode então virar preocupação, objeto de crescente inquietude enquanto os conhecimentos se desenvolvem até a sofisticação e, por fim, alarme central, quando a tentativa de emagrecimento se impõe como obrigação. A estigmatização desloca-se assim de um denegrir da gordura ao menosprezo de uma impotência, a de não conseguir mudar. A reprovação se faz mais psicológica, mais íntima: não mais a acusação de desengonçado ou glutão, mas de alguém sem controle ou domínio de si, que mantém o corpo feio e "impassível" quando "tudo" mostra que deveria mudar. A história da obesidade é também a dessas "inércias", a de um corpo cada vez mais identificado, no Ocidente, com a própria pessoa, ao mesmo tempo em que escapa a certas tentativas, aparentemente simples, de adaptá-lo e modificá-lo. Uma figura bem particular do obeso pode então emergir: aquela que o aumento das normas de emagrecimento e a dificuldade mal compreendida de segui-las condenam a uma infelicidade bem peculiar[14]. E, originalidade última, essa infelicidade é mais facilmente expressa numa sociedade que favorece a confissão íntima e a psicologização.

A história do gordo é, antes de mais nada, a história de uma depreciação acusatória e de suas transformações, com suas vertentes culturais e ramificações socialmente marcadas. É também a das dificuldades particulares sentidas pelo próprio obeso: uma infelicidade que o refinamento das normas e a atenção crescente dada aos sofrimentos psicológicos sem dúvida acentuam. É, por fim, a de um corpo passando por modificações que a sociedade rejeita sem que a vontade possa sempre alterá-las.

---

14. Cf. BÉRAUD, H. *Le martyre de l'obèse*. Paris: [s.e.],1922.

PARTE I

O glutão medieval

O "gordo", na intuição antiga, impõe-se de imediato. Ele impressiona. Seduz. Sugere também uma incarnação da abundância, indica riqueza, simboliza saúde. Sinais decisivos num universo em que reina a precariedade, senão a fome. O que mostra o horizonte dos primeiros *fabliaux*[1]: o das "gargantas gulosas", dos repastos "desmedidos", dos festins "transbordantes", dos prazeres de "estufar a pança", do "comer e beber à vontade"[2]. O corpo não se pensa fora das carnes fartas. Os próprios cuidados de saúde, a resposta às doenças, não são vistos sem uma alimentação prolífica: o Goupil ferido do *Roman de Renart*, por exemplo, recupera a força se empanturrando de comida e bebida[3]. Os contornos amplos e generosos protegem, convencem, dominando pela força numa confusão de carnes e gordura.

Mas esses contornos podem também inquietar e mesmo desencorajar ou repugnar, sobretudo se suas dimensões se agravam. Já apresentam um material composto, que sugere tanto moleza quanto firmeza. E podem provocar ainda atitudes mais disfarçadas, a depreciação clerical, médica e a da elite cortesã, mais sensível aos discursos do comedimento e contenção. Uma dúvida se instala durante a Idade Média sobre a virtude da gordura, um conflito de imagem mesmo. Não que desapareça de repente o prestígio do gordo, do maciço, do volumoso. Mas um universo moral, em compensação, está mais atento ao perigo dos "excessos". Crítica

---

1. Fabulações ou narrativas dos séculos XIII e XIV, em octossílabos [N.T.].

2. Cf. esses termos e expressões em BARBAZAN, É. *Fabliaux et contes des poètes français des XIe, XIIe, XIIIe, XIVe et XVe siècles*. [s.l.]: [s.e.], 1808 [1. ed., 1756].

3. *Le Roman de Renart* [século XIII]. Paris: Gallimard, 2006 [Bibliothèque de la Pléiade].

datada, fortemente edificante, limitada ao glutão, ao guloso, ao colérico. Crítica de comportamento mais que de estética ou morbidade.

1
O prestígio do gordo

O prestígio do gordo está ligado, antes de mais nada, ao meio. Mundo da fome, de restrições esmagadoras, em que a escassez se repete a intervalos de menos de cinco anos, por esgotamento dos solos, falta de armazenamento, lentidão e precariedade das redes de transporte e vulnerabilidade às intempéries, os séculos centrais da Idade Média enfrentam cerca de 1.300 crises de abastecimento e erigem em ideal a acumulação de alimentos. Erigem também em símbolos de um mundo maravilhoso os "países de fartura"[4], universos fictícios descritos como paraísos na Terra, repletos de especiarias, carnes gordas e pão branco, confins estonteantes cujos rios vertem vinho e cerveja, onde brotam do chão guisados e carne assada, e das montanhas manam néctares fabulosos. Come-se o "mundo" em miragem tranquilizadora, enquanto grassam as "colheitas ruins, a carestia, a mortalidade"[5]. O imaginário encanta-se com a acumulação. A saúde supõe barriga cheia. O

---

4. C'est li fabliaux de Coquaigne [século XIII]. In: BARBAZAN, É. *Fabliaux et contes...* Op. cit. T. IV, p. 175.

5. FOSSIER, R. "Le temps de la faim". In: DELUMEAU, J. & LEQUIN, Y. (orgs.). *Les malheurs du temps.* Paris: Larousse, 1987, p. 135.

vigor é fruto da densidade de carnes. É preciso ter a medida dessas certezas para melhor avaliar as críticas futuras ao "gordo"[6]. Temos, antes de tudo, que nos deter sobre o prestígio de que gozam volumes e gordura.

Um vigor espontâneo

Certos qualificativos revelam-no ao evocar as "belas" nas mais antigas narrativas. A mulher louvada é "crassa [gorda] e branca e tenra"[7] ou "gorda e tenra e bela"[8], como é "bem gorda" a "virgem gentil e bela"[9] dada como exemplo no *Romance da Rosa*. As palavras revelam-no ainda ao falar da saúde recuperada: as heroínas do relato *Le cœur mangé*, libertadas após agruras e tormentos, vivem a toda saciedade, ganham de novo "sangue e carnes", ficam "gordas e opulentas"[10] até que a nova aparência vem a agradar como nunca. Ou as comparações entre o cavalo e a moça, por exemplo, em *Le Ménagier de Paris*, ainda no século XIV, prescrevendo tanto a um quanto a outra um "belo lombo e grandes nádegas"[11]. Essas palavras sobre a "gordura" feminina devem ser lidas, no entanto, com prudência: indicam, talvez, mais ausência de magreza que propriamente corpulência. Gorda pode ser "cheia", não exatamente "gorda", o que já mostra a ambiguidade dos termos, senão a dos juízos e percepções.

---

6. Cf. ROTHBERG, R.I. & RABB, T.K. *Hunger and History* – The Impact of Changing Food Production and Consumption Pattern on Society. Cambridge: Cambridge University Press, 1985, p. 13.

7. BARBAZAN, É. *Fabliaux et contes*... Op. cit. T. III, p. 37.

8. Ibid. T. IV, p. 147.

9. LORRIS, G. "Roman de la Rose" [século XIII]. *Poètes et romanciers du Moyen Âge*. Paris: Gallimard, 1952, p. 561 [Bibliothèque de la Pléiade].

10. "Des grands géants". In: RÉGNER-BOHLER, D. (org.). *Le cœur mangé* – Récits érotiques et courtois, XIIe et XIIIe siècles. Paris: Stock, 1983, p. 289.

11. *Le Ménagier de Paris* (1391). Paris: Du Crédit Lyonnais, 1961, p. 62.

As palavras também se aplicam aos homens, com menos nuanças sem dúvida, mais afirmativas. Como mostram os clérigos que seduziam a burguesia de Orléans no século XIII:

> Bem grandes e gordos eram os clérigos
> Pois que muito comiam, não há dúvida,
> E na cidade eram muito prezados[12].

Ou a queixa do homem, em *Le Roi de Navarre*, do século XIII, dizendo "recuperar a gordura"[13] ao recuperar seus amores. Ou ainda o lamento do trovador Fastoul, de Arras, sobre a fome que produzia "acidez" e impedia de "engordar"[14]. Mais marcante é o fato de que os camponeses meridionais, em meados do século XIII, só tinham uma expressão – "o boi da Sicília"[15] – para qualificar a "beleza" de Santo Tomás de Aquino ao abandonar seus trabalhos na Terra para admirá-lo, "atraídos" mais por sua "imponente estatura" que por sua "santidade"[16].

Os mitos medievais revelam-no também, com seus gigantes de formas imensas, devoradores insaciáveis, de força inigualável. Por exemplo Gurgunt, "filho de Belen", dotado de força assustadora, que Giraud de Cambrie descreve no século XII como rei da Grã-Bretanha antes de César[17]. Os nomes com que é conhecido são bastante simbólicos e sugerem todos a etimologia de "Gargantua": *Gurguntius*, *Gurgant*, *Gremagoth*. Seu característico

---

12. *La Bourgeoise d'Orléans* [século XIII]. In: GUIETTE, R. (org.). *Fabliaux et contes.* Paris: Stock, 1960, p. 105.

13. THIBAUD (Rei de Navarra). "Poésie lyrique" [século XIII]. *Poètes et romanciers du Moyen Âge.* Op. cit., p. 899.

14. BARBAZAN, É. *Fabliaux et contes...* Op. cit. T. I, p. 376.

15. Cf. LE GOFF, J. *La civilisation medieval.* Paris: Arthaud, 1964, p. 414-415. J. Le Goff cita aqui um legendário dominicano.

16. Ibid.

17. Cf. LOMBARD-JOURDAN, A. *Aux origines de carnaval.* Paris, Odile Jacob, 2005, p. 120.

grupo sonoro *grg* está presente no conjunto das línguas indo-europeias para "exprimir a ideia de ingurgitar"[18]. O que reforça a imagem de vigor: as formas gigantescas não teriam outra fonte que um engolir renovado indefinidamente. O que mistura, enfim, de modo mais turvo e confuso, duas disposições que se tornaram indistintas, a espessura muscular e a de gordura.

Os viajantes medievais revelam-no à sua maneira, visitando longínquos e improváveis habitantes cuja força prodigiosa viria de um corpo imenso e de um apetite desenfreado. Os homens de Zanzibar, por exemplo, evocados por Marco Polo no século XIII, "grandes e gordos"[19], mais "gordos que grandes" aliás, cada um tragando com boca formidável tais quantidades de alimento que muitos homens juntos não consumiriam. Donde a força "desmedida" que lhes atribuem, sua resistência em combate, a capacidade de cada um suportar "a carga de outros quatro homens"[20].

As referências nobres prolongam essa promoção do gordo. O cavaleiro, nos romances dos séculos XII e XIII, entrega-se com ostentação a uma alimentação massiva: Moniage Renoart "despacha, em uma refeição, cinco tortas de carne e cinco frangos com dois sesteiros de vinho"[21], o dinamarquês Ogier come em poucos instantes um enorme quarto de boi, o bastante para empanturrar "três pavorosos carreteiros"[22]. A quantidade tem tanta ascendência quanto a força. Os romanos medievais demoram-se em intermináveis repastos da nobreza, em que os pratos desfilam como

---

18. Ibid.

19. MARCO POLO. Le divisement du monde – *Le livre des merveilles* [século XIII]. In: CHARTON, É. *Voyages anciens et moderns*. T. II. Paris: [s.e.], 1861, p. 413.

20. Ibid.

21. Apud GAUTIER, L. *La chevalerie* [1888]. Paris: [s.e.], 1890, p. 632. Sesteiro (*sétier*, do latim *sextarius*, i.e, um sexto), antiga medida de volume para líquidos, equivalente a 540ml [N.T.].

22. Ibid.

outros tantos símbolos de poder: quinze principais seguidos no festim de Percival, a começar por "um veado gordo na pimenta forte"[23], o acúmulo de "cervos, porcos e javalis"[24] no de *Amis et Amiles* ou a extrema diversidade de carnes em *Gerbers de Metz*, "cervo e testículos de cervo, gruas, aves aquáticas, urso recheado de especiarias..."[25] A força, no caso, vem a ser o acúmulo de gêneros e pratos. O gesto do glutão ultrapassa a gulodice.

A imagem da refeição desmedida tem algo de sonho, claro, mas é também simbólica: "Numa sociedade dirigida por guerreiros e que faz da força física um mito, o poderoso come até a saturação [...]. Quem muito come domina os outros"[26]. Donde o privilégio que se dá tanto à quantidade quanto a um tipo preciso de alimento: a carne é preferida aos vegetais, por exemplo, e o sangue às fibras. Helmbrecht, o velho camponês de Wermer no século XIII, reconhece claramente que se limitava a um regime de farinhas. Deixa isso claro ao filho, pois a carne e o peixe estão reservados ao senhor[27]. Aldebrandino de Siena, o médico do século XIII, defende o alimento sanguíneo porque é o que "nutre mais" e também "engorda" e "fortalece"[28]. Ele faz a carne e faz o gordo. Donde a variedade de animais consumidos (galinhas, frangos, capões, gansos, carneiros, porcos, cordeiros) durante as breves estadias da Rainha Petronila de Catalunha-Aragão no

---

23. Ibid., p. 633.

24. Ibid., p. 634, nota 5.

25. Ibid., nota 6.

26. RIERA-MELIS, A. "Société féodale et alimentation (XIIe-XIIIe siècles). In: FLANDRIN, J.-L. & MONTANARI, M. (org.). *Histoire de l'alimentation.* Paris: Fayard, 1996, p. 407.

27. Cf. MONTANARI, M. *La faim et l'abondance* – Histoire de l'alimentation en Europe. Paris: Seuil, 1995, p. 83.

28. Apud MONTANARI, M. "Les paysans, les guerriers et les prêtres, image de la société et styles alimentaires". In: FLANDRIN, J.-L. & MONTANARI, M. (orgs.). *Histoire de l'alimentation.* Op. cit., p. 297.

bispado de Valles Oriental, em Barcelona, entre 1157 e 1158[29]. Convicção gerada tanto pela profusão quanto pela natureza do alimento. O acúmulo e sangue absorvidos produziriam vigor, ainda que a realidade não corresponda sempre a essa imagem e nos monturos dos poderosos não se encontre sempre, à mesma época, grande quantidade de ossadas animais: "somente" 5%, por exemplo, de grandes caças[30].

O prestígio do urso confirma, enfim, o do gordo. Referência real na lenda de Artur, o urso é o emblema da grandeza nas narrativas antigas. É gordura e força, peso e habilidade. Michel Pastoureau soube relembrar os textos do século XII que magnificam essas imagens: aquelas em que o peso aparente do urso acompanha sua agilidade, rapidez, uma aptidão para deslizar por entre os obstáculos[31]. Animal onívoro, tal qual o homem, capaz de pôr-se de pé como ele, o urso tem múltiplas qualidades: flexibilidade e força, ação instantânea e massa. Peso majestoso, modelar. A lenda das "realezas ursinas" cria ademais um personagem híbrido, uma criança de alta linhagem que um destino obscuro leva a ser amamentada por uma ursa antes de subir ao trono, já homem feito, "peludo e forte como o animal"[32].

Gesto simples, enfim, e mil vezes revelador: quando o Conde de Foix sofre um ataque de apoplexia, em 1391, escudeiros e ajudantes tentam recobrá-lo à vida colocando em sua boca "pão, água, especiarias e toda sorte de coisas revigorantes"[33]. Mais uma vez, apenas o acúmulo poderia recuperar forças e movimento. A

---

29. RIERA-MELIS, A. "Société féodale et alimentation (XIIe-XIIIe siècles)". In: FLANDRIN, J.-L. & MONTANARI, M. (orgs.). *Histoire de l'alimentation*. Op. cit., p. 407.

30. Cf. FOSSIER, R. *Ces gens du Moyen Âge*. Paris: Fayard, 2007, p. 75.

31. PASTOUREAU, M. *L'Ours*. Paris: Seuil, 2007, p. 90.

32. Cf. LAJOUX, J.D. *L'Homme et l'ours*. Paris: Glénat, 1997, p. 35.

33. FROISSART, J. *Chroniques* [século XIV]. *Historiens et chroniqueurs du Moyen Âge*. Paris: Gallimard, 1952, p. 833 [Bibliothèque de la Pléiade].

própria existência do conde e seu fausto alimentar seriam, aliás, uma outra ilustração: mesas "postas com abundância"[34], o prolongamento das horas de refeição, o excesso de pratos e bebidas, o desejo do "grande embate"[35] de prazer. Froissart liga diretamente as quantidades à grandeza. É seu admirador. E o admite.

Que insultos?

Essa força largamente "positiva" da aparência maciça e da poderosa comilança tem uma consequência particular: o gordo raramente é objeto de insulto nos séculos centrais da Idade Média. Sua imagem raramente sobrecarrega, como ocorrerá mais tarde, o arsenal de insultos e ofensas. Resta a folia da "goela", claro, a animalidade do glutão, a *gula*[36], em sentido pejorativo. Mas, mesmo nesse caso, as palavras designam mais o excesso do desejo que o perfil físico, mais a ânsia que o peso.

São os termos "lambedor" e "lambedora" que se impõem, sugerindo o ato de "lamber" como sinal de glutonaria: o comportamento e não a silhueta, como se o gordo não pudesse cair em desgraça. Todas as palavras, ademais, visando logo a apetência global, a atração, o erótico mesmo, mais que a linha do corpo, visando todas a moral. A expressão "lambedor" é lançada a um homem que vive em concubinato com uma mulher casada no *Lancelote* em prosa; é também aplicada a Gauvain no livro de Artus para melhor denunciar seu abuso de ligações amorosas ou de prazer[37]. A transgressão da norma, ou seja, a atitude em relação às

34. Ibid., p. 531.
35. Ibid.
36. Em latim no original [N.T.].
37. Cf. GONTHIER, N. "Sanglant coupaul!", "Orde ribaude!" *Les injures au Moyen Âge*. Paris/Rennes: Presses Universitaires de Rennes, 2007, p. 104.

coisas e às pessoas, é que importa, mais que a característica física, cuja gravidade não parece aqui se impor.

Acrescentem-se as palavras "crasso" ou "grosso", sem dúvida em suas longínquas relações com o gordo e a gordura. Mas o nojo do abjeto domina mais aí que a repulsa ao peso: a alusão moral supera mais uma vez a denúncia física, garante Nicole Gonthier em seu longo levantamento dos insultos medievais[38]. O "crasso", aliás, torna-se logo o "sujo", sutileza para imoral, a "coisa suja" designando a insuportável desavergonhada, a mulher desprezível que escapa às regras por sua vagabundagem e singularidade.

É preciso insistir nessa ascendência da moralidade: o gordo não poderia, portanto, chamar a atenção como fará mais tarde. Essa ascendência corresponde a uma maneira bem específica, quase intuitiva, de ver o corpo, na qual os valores de comportamento são os dominantes e amplamente prioritários sobre quaisquer indicadores de forma ou de peso. Nesse horizonte dos insultos o que realmente comanda não é o universo do peso, mas o dos "bastardos", "tapados", "hereges", "putas", "sodomitas" ou "indecentes".

Do gordo ao muito gordo

O prestígio do gordo pode ceder, porém, ante o excesso do "muito gordo", o enorme confinando com o disforme, derradeira das desgraças físicas. Nenhuma medida estabelece o limite, nenhuma definição, exceto a alusão nas crônicas latinas do século XII, muito pouco comentada, que distingue *pinguis* ("gordo") de *praepinguis* ("muito gordo"). Há, no entanto, uma sanção ligada aos gestos, aos lugares, às situações: a impossibilidade de montar

---

38. Ibid., p. 66.

a cavalo, a dificuldade de mover-se, a incapacidade de fazer ou realizar coisas, no caso de Filipe I particularmente a "inaptidão para a guerra"[39], destacada por Orderic Vital no fim do século XI. A patologia é incontestável. Essa deformidade existe e foi assinalada desde sempre. Apenas o abatimento dos muito gordos incarnaria então a imagem do excesso: a "verdadeira" gordura é a que entrava a ponto de impedir a mobilidade. Somente o incômodo físico, a dificuldade de movimento seriam traços primordiais. Mantendo-se certa opacidade: o gordo poderia ser apreciado, mas o muito gordo condenado.

As crônicas mais antigas evocam esses estigmas extremos quando seus efeitos afetam os poderosos: a enorme corpulência de Guilherme, o Conquistador, faz o rei de França dizer, por volta de 1087, que o inglês sentia os incômodos de quem vai parir[40]; o peso imenso de Luís o Gordo provoca uma doença que em 1132 o deixa "absolutamente entrevado no leito"[41]; e Berta, rainha da França, é repudiada em 1092 por causa de sua "extrema gordura"[42]. As crônicas evocam ainda os acidentes ou óbitos que se acredita ocorram por vezes em tais estados: a morte de Guilherme o Conquistador, em 1087, e a de Luís o Gordo, em 1135. Embora alusivas e imprecisas, essas descrições sugerem o universo imaginário e as lógicas obscuras em que esse "demasiado" encontra sentido.

A explicação dada para a morte de Guilherme é, nesse sentido, característica, ainda que os cronistas hesitem sobre as circunstâncias precisas: queda do cavalo, choque contra a cabeça da sela

39. Cf. BRACHET, A. *Pathologie mentale des rois de France* – Louis XI et ses ascendants. Paris: [s.e.], 1903, p. 214.

40. Cf. ZUMTHOR, P. *Guillaume le Conquérant*. Paris: Club du Livre Sélectionné, 1964, p. 377 [1. ed., Hachette: 1964].

41. SUGER. *Vie de Louis le Gros* [século XII]. Paris: Honoré Champion, 1929, p. 271.

42. A. Brachet, citando a crônica *Pathologie mentale des rois de France*. Op. cit., p. 217.

no fogo dos combates em Nantes em julho de 1087 ou mal-estar devido ao calor do verão, os testemunhos não batem[43]. Nos dois casos, porém, a gordura acumulada teria derretido dentro do corpo. Os invólucros teriam levado o conteúdo a dissolver-se como manteiga, creme ou gel. O Conquistador teria sido derrotado de dentro, submetido pela degradação de substâncias. Imagem quase idêntica à da morte de Luís o Gordo, em 1135. O rei não pode mais montar a cavalo aos 46 anos: torna-se "O Gordo"[44] na flor da idade, confirmando um enfraquecimento físico patente. Suger, o amigo de Luís, o mais atento e encomiástico no manuscrito sobre a vida do príncipe, comenta a "moleza" crescente, aventa causas e consequências: disenteria, febres, fraqueza, desordens atribuídas ao excesso de "massa graxa e pesada"[45]. O corpo do rei sufocava de gordura, perdendo nutrientes, sangue e água escapando dos órgãos distendidos, provocando "fluxo de ventre"[46] e diarreias.

Duas visões do gordo existiriam, portanto, nesses registros antigos: uma, a de quem era dotado de formas, de forças e mesmo de vivacidade, providas por carnes densas; outra, a do gordo extremo, mas não definido em quilos, cujo "calor vital" era sufocado por excessos irremediáveis. O primeiro tipo de gordura seria sinal de opulência, o segundo de debilidade. Um limite frágil, naturalmente, que recorre à sensação de eficácia imediata ligada à gordura para fazer a distinção: massa e densidade fazem pensar em saúde, em vigor. No entanto um limite importante, uma distinção que confirma no miolo da Idade Média um prestígio do gordo. E que confirma também a crença no valor dos festins e da comilança desbragada.

---

43. Cf. HENRY, G. *Guillaume le Conquérant.* Paris: France Empire, 1996, p. 273.
44. MICHELET, J. *Histoire de France,* 1879. T. II. [s.l.]: [s.e.], p. 306 [1. ed., 1876].
45. SUGER. *Vie de Louis le Gros.* Op. cit., p. 237.
46. Ibid., p. 273.

Há ambiguidades, porém, inúmeras, em que coexistem com a densidade aparente do gordo volumes mais moles, mais inconsistentes, que misturam líquidos improváveis aos ares e às águas. A arqueologia do gordo é também a desses volumes opacos. Esboça-se então um duplo equívoco, que por muito tempo acompanhará a visão moderna do gordo: a definição confusa das substâncias e dos limites.

2
Os líquidos, a banha, o vento

Uma primeira ambiguidade diz respeito ao próprio ser do "adiposo". Hipócrates tem o cuidado de distinguir a gordura do atleta e a gordura do "gordo": a primeira se dobra sob a carne, a segunda sob a banha[47]. A distinção é por vezes difícil, no entanto. Cælius Aurelianus, um dos raros autores latinos a tratar das espessuras físicas, engloba-as sob o termo genérico "carne" (*superflua carnis incrementa*)[48], misturando com isso a gordura e o que não o é, assimilando o excesso a uma caquexia, insistindo na lentidão de movimentos, na debilidade que provoca.

Nenhuma dúvida, em compensação, nos textos medievais, que mencionam a gordura: matéria mole e oleosa, fundamentalmente aquosa, por vezes mais compacta, segundo o lugar em que se encontra, e também composta, para não dizer obscura. Quais são suas partes de água, de óleo, de sangue, de fleugma? Qual sua consistência e densidade? A dificuldade continua para definir a origem ou o conteúdo da gordura. Só se imporiam aqui os registros imediatos: cores, odores, resistência, extensão, com a mistura de várias substâncias possíveis como fontes de gordura. Até mesmo o ar que se infiltraria no corpo, provocando inchaços, proveniente dos calores orgânicos como a fumaça do fogo.

---

47. HIPÓCRATES. *Aphorismes*. Paris: [s.e.], 1666 [1. ed., 1620]. Cf. o aforisma V sobre os atletas, p. 29ss.

48. AURELIANUS, C. *De morbis actutis et chronicis* [século V]. Amsterdã: [s.e.], 1709, p. 596.

As matérias do gordo

Os textos médicos não se detêm em absoluto nessa gordura: ela não integra a substância própria dos órgãos. Mas consideram-na útil: seu simples desaparecimento é com frequência sinal de doença. Ela dá formas, modula volumes, opõe-se ao ressecamento, facilita a digestão, protege do frio... Também confere uma certa delicadeza e umidade. Henri de Mondeville diz isso em sua linguagem quase poética no início do século XIV: a gordura permite que certas partes do corpo sejam "umidificadas e banhadas por sua untuosidade"[49]. A gordura serve à aparência, garante a manutenção. O que reforça seu prestígio, ao passo que o excesso total é prova de debilidade. Como se explicaria sua presença no corpo se essa matéria fosse inútil? Impossível, sem ela, imaginar uma anatomia; impossível imaginar sem ela um corpo protegido. Visão muito distante, claro, da que se tem hoje. Tanto mais distante, aliás, porque nesse mundo antigo a forma corporal não vem dos músculos, mas de obscuras espessuras de carnes misturadas.

Tal substância, todavia, parece opaca: material ao mesmo tempo necessário e degradado, a gordura é dejeto. É uma parte "restante", acidental, "sangue não digerido", diz Bartolomeu, o Inglês, no século XIII[50], substância que se adensou por algum excesso de abundância ou de frio. Seria semelhante às matérias congeladas, algo que supõe certa "frieza" do meio que a acolhe e a "endurece", como o leite coalhado ou o gel solidificado. Assemelha-se também ao fleugma, sem que se indique claramente a diferença entre esses dois componentes. O fleugma, que provém

49. MONDEVILLE, H. *La chirurgie*: 1306-1320. Paris: [s.e.], 1893, p. 22.

50. BARTOLOMEU (O Inglês). *Le grand propriétaire de toutes choses*. Livro V [século XIII]. Paris: [s.e.], [século XV].

de um sangue malcozido, "malpassado"[51], segundo Bartolomeu, o Inglês, constitui um dos quatro humores corporais, ao lado do sangue, da bile e da melancolia, que compõem "o princípio natural básico do corpo"[52]. A aparência leitosa do fleugma e sua consistência espessa também arredondam e untam: é uma "graxa", de certa forma, sem que jamais se afirme isso. Indicação decisiva que confirma as referências líquidas: os fleugmáticos sonham com paisagens aquáticas, rios, riachos, terras enevoadas, horizontes de "neve e de chuva"[53]. A gordura submerge-os no universo das águas.

O fleugma é ainda o humor dominante do corpo feminino, o que lhe dá brancura e densidade, ao passo que o sangue é o humor dominante do corpo masculino, o que lhe dá firmeza e "negrura". O fleugma parece, enfim, tanto mais próximo da gordura porque seu próprio aumento e profusão viriam dos alimentos gordurosos: pois, pergunta-se em 1256 Aldebrandino de Siena, não produzem todos eles um "fleugma gordo"? Imagem semelhante dá Hildegarde de Bingen, assegurando aos mais irascíveis glutões um acúmulo de "fleugma perigoso e venenoso"[54]. Esse humor, assim como a gordura, produziria um corpo "pesado e lento"[55], a "língua mole", "olhos pesados, sonolentos"[56], além de "escarros" e ventre "barulhento"[57].

---

51. Ibid.

52. Ibid. Sobre os humores na medicina medieval, cf. tb. AGRIKHA, N. *Passions and Tempers* – A History of The Humours. Nova York: Ecco, 2007, esp. "Essences, the Classical Trail", p. 43. Agradeço D. Sicard por me comunicar essa referência.

53. BARTOLOMEU (O Inglês). *Le grand propriétaire de toutes choses*. Op. cit. Livro V.

54. BINGEN, H. *Les causes et les remèdes* [século XII]. Grenoble: Jérôme Million, 1997, p. 53.

55. SIENA, A. *Le régime du corps* [século XIII]. Paris: [s.e.], 1911, p. 53.

56. SCOT, M. *De secretis natura* [século XIII]. Amsterdã: [s.e.], 1655, p. 302.

57. SIENA, A. *Le régime du corps*. Op. cit., p. 47.

Donde a inevitável contradição entre dois olhares possíveis. A gordura cuja massa se impõe de cara provoca respeito, é a mesma que produz postura e saúde. Por outro lado, há a gordura pesada, inchada, que causa moleza, senão debilidade. Questão de limites sem dúvida, onde a "gordura" antiga pode ser valorizada enquanto não se opuser à mobilidade. Mas também uma questão confusa latente, em que a gordura pode sugerir tanto densidade quanto inchaço e fragilidade. Por fim, uma questão de indiferenciação de matérias, em que a gordura pode ser designada por certa vaga "repleção de humores"[58], no sentido mais genérico do termo, como o faz Michael Scot no século XIII em seu livro sobre as fisionomias, definindo o gordo unicamente pelo excesso de humores que provocam o "crescimento do ventre e a lentidão do corpo"[59].

Os polos materiais da gordura podem, em outras palavras, ir da mais compacta à mais porosa, da mais condensada à mais esponjosa.

Derivas do vento e da água

A ambiguidade aumenta com outra gordura aparentemente comum ou, pelo menos, frequentemente citada, que é a hidropisia, deformação do corpo unicamente por matérias líquidas. A patologia das águas seria reconhecida nesse caso. Certos testemunhos evocam o que a medicina de hoje chama de "ascite", mal já descrito no século II da nossa era por Areteu da Capadócia, com "tumor considerável" do ventre, "pés inchados", característica "finura" dos braços e do tronco[60]. Esse excesso específico do líquido abdominal é explicado hoje em dia por origens infecciosas ou

---

58. SCOT, M. *De secretis natura*. Op. cit., p. 300: *Signa repletionis malorum humorum*.
59. Ibid.
60. CAPADÓCIA, A. *Causes et signes des maladies aiguës* [século II]. Paris: [s.e.], 2000.

cancerosas, cardíacas, arteriais, em especial a afecção dos rins ou insuficiência urinária. A explicação medieval apega-se a alguma origem hepática: fígado que difunde água por incapacidade de difundir sangue. O fascínio, no entanto, é com os sintomas e sua irresistível semelhança com a gordura.

Outros testemunhos medievais acrescentam um "inchaço de todo o corpo"[61], a "anasarca", deformação qualificada de "tumor universal"[62], transbordamento "global" que vagamente se assemelha ao que a medicina do século XXI poderia chamar de "grave invasão do tecido celular"[63] ou, ainda, "obesidade", "invasão adiposa", sintoma atribuído em tempos antigos exclusivamente à presença de água. Acrescenta-se ainda a "leucoflegmasia", inchamento desmedido do corpo, que intumesce tanto suas superfícies quanto as angulações[64]. Impossível, claro, estabelecer qualquer outra correspondência com a sintomatologia atual. As descrições antigas conservam sua obscuridade. Há, em compensação, uma certeza: essa hidropisia de múltiplas faces é sistematicamente explicada por um "desarranjo"[65] evocado há muito tempo, qual seja o do fígado que secreta o líquido insípido em vez do sangue que, segundo os mais antigos critérios, ele deveria fabricar e secretar. A água então substituiria o sangue, invadindo o corpo até uma "inchação"[66] generalizada. Pode-se, ademais, evocar o excesso de bebida: líquidos assediando o ventre, infiltran-

---

61. YPERMAN, J. *Traité de médecine pratique* [século XIII]. Anvers: [s.e.], 1867, p. 22.

62. GORDON, B. *Ci commence la pratique de Bernard Gordon qui s'appelle fleur de lys en médecine* [século XIII]. Paris: [s.e.], 1990, p. 400.

63. Cf. *Wikipedia*: "Syndrome œdémateux généralisé".

64. J. Yperman (*Traité de médecine pratique*. Op. cit.) distingue quatro espécies de hidropisia.

65. Ibid., p. 22.

66. GORDON, B. *Ci commence la pratique de Bernard Gordon*... Op. cit., p. 402.

do-se no fígado, limitando a passagem da "matéria nutritiva aos outros órgãos"[67].

Preservemos a imagem dos inchaços. Descrições e explicações medievais respondem às percepções imediatas e também às do imaginário: nada mais que a arcaica imagem dos recipientes ou objetos contenedores de corpo inflado, dilatado, como um odre ou um balão, submetidos à lógica do que se enche e fica bojudo. A representação sugerida, por exemplo, no século XIII, pelo milagre de Santa Dulcelina, cujas mãos "sagradas" salvam uma jovem noviça marselhesa de um "inchaço" tão grave das pernas e do abdome que a pele da moça já se havia "rompido"[68]. Donde essa visão toda intuitiva de líquidos que vêm desfigurar os contornos do corpo.

Ou ainda essa outra visão, sugerindo um inflar diferente: o papel dado ao vento, ao sopro, ao ar. É o que mostraria a "timpanite" com sua "ventosidade"[69], uma forma particular de hidropisia que se reconhece pelo som "característico" emitido com a batida dos dedos sobre o abdome distendido. A evocação de um excessivo aprisionamento no corpo de "ventosidades deambulantes"[70], a dificuldade de evacuar os "gases", esses espasmos que "inflam todos os membros"[71], descritos por Arnaud de Villeneuve no século XIII. O vento constitui, ademais, uma matéria do corpo tanto quanto do mundo. Ele nasce dos calores e se difunde, aumenta, expande-se inevitavelmente pelos órgãos como a fumaça que es-

---

67. YPERMAN, J. *Traité de médecine pratique.* Op. cit., p. 22.

68. "Vie de Sainte Douceline' [século XIII]. In: RÉGNIER-BOHLER, D. (org.). *Voix de femmes au Moyen Âge* – Savoir, mystique, amour, sorcellerie, XII-XVe siècles. Paris: Robert Laffont, 2006, p. 348 [Bouquins].

69. GORDON, B. *Ci commence la pratique de Bernard Gordon...* Op. cit., p. 401.

70. SALICET, G. *Chirurgie* [1275]. Toulouse: [s.e.], 1898, p. 197.

71. VILLENEUVE, A. *De conservanda bona valetudine...* [século XIII]. Paris: [s.e.], 1575, p. 14.

capa "abundantemente da madeira verde pela ação de um fogo pouco intenso"[72].

O olhar medieval acredita que o corpo possa ser inflado, crê no possível papel do ar. Acredita nos sopros que bombeiam a pele até por causas quase ocultas. A cena descrita pelo *Cavaleiro de la Tour Landry* em 1374, por exemplo: a de uma jovem mulher traída por sua suntuosidade e punida com a invasão de seu corpo. Relato edificante, se podemos dizer. Primeiro, os "excessos" cometidos pela "coquete", a exibição de paramentos e joias, a maquiagem que usa para ir à igreja, a ignorância aos apelos por mais humildade. Depois, o choque do castigo – um vento quente infiltra-se na culpada e desfigura-lhe os contornos. Por fim, a confissão humilhante: "vejam a vingança de Deus [...]. Vejam o que me tornei: fiquei mais gorda que um odre"[73]. Ou as cenas descritas pelas *Visões*[74] de Cristina de Pisa algumas décadas mais tarde: os nobres turbulentos do reinado de Carlos VI punidos por um "vento vindo das montanhas" que infla desmedidamente seus corpos para melhor revelar sua indignidade.

Nada de "real" sem dúvida nessas últimas "visões" de Cristina. Tudo é representação, da água e do ar, que ocupam o imaginário medieval. Tais representações guiam a percepção física dos excessos, assim como a de sua possível eliminação.

Resta a ambiguidade entre aparências todavia diferentes: umas feitas de carnes firmes, outras de carnes inchadas, amolecidas e infladas pelos líquidos ou gases que supostamente encerram.

---

72. MONDEVILLE, H. *La chirurgie*. Op. cit., p. 709.

73. TOUR LANDRY, G. *Le livre du chevalier de la Tour Landry pour l'enseignement de ses filles* [1374]. Paris: [s.e.], 1854.

74. PISA, C. *La vision de Christine* [1405]. In: *Voix de femmes au Moyen Âge*. Op. cit., p. 438. – Cristina nasceu em Veneza e migrou ainda pequena para a França, onde o pai, médico e acadêmico, foi servir na corte de Carlos V. Ali passaram a identificá-la ora como de Pisa, ora como de Pizzano, cidade natal do pai. Daí a designação confusa, em francês, como *Christine de Pisan* ou *de Pizan* [N.T.].

Podagrosos e gotosos

Há, por fim, uma gordura frequentemente discreta, para não dizer quase aparente, também supostamente ligada aos "excessos" da alimentação e dos humores: a gota. Suas secreções atacam o pé, inflamam os nervos, infiltram-se nas "juntas"[75], afastam as partes até desconjuntá-las. O mal da "podagra", à falta de uma impossível referência ao ácido úrico dos futuros bioquímicos, é de há muito visto como um estigma da opulência. O rei, na tradução da Bíblia do século XII, é afetado por esse mal "na velhice" e "agoniza"[76] de dor. O "podagroso", no teatro do século XIV, é um "urso vil"[77]. E Bartolomeu, o Inglês, descrevendo a gota no século XIII, fala "dos que vivem deliciosamente e em repouso demasiado"[78].

A causa seriam os líquidos, claro, os "maus humores que desceram ao calcanhar"[79], os "humores supérfluos que desceram até os pés"[80] e de novo o fleugma, denunciado pelas "carnes fleumáticas de que se alimenta o doente"[81]. Substâncias erráticas, misturas resultantes da má digestão, essas aquosidades circulam pelo corpo com suas origens obscuras, sua acidez, sua fixação nas partes inferiores, suscetíveis de afetar as ancas, como por exemplo a "dor na virilha": a ciática dos futuros patologistas, o "*mal en laine*" [sic][82] a que Rutebeuf se refere

---

75. Cf. DE CHAULIAC, G. *La grande chirurgie* [1363]. Paris: [s.e.], 1890: a "desagregação das juntas", p. 387.

76. Apud LITTRÉ, É. "Goutte". *Dictionnaire de la Langue Française*, Paris: [s.e.], 1866.

77. Cf. MONMERQUÉ, J.-N. & MICHEL, F. *Le théâtre français au Moyen Âge*. Paris: [s.e.], 1839, p. 251.

78. BARTOLOMEU (O Inglês). *Le grand propriétaire de toutes choses*. Op. cit. Livro VII, cap. LVII.

79. Ibid.

80. Ibid.

81. Ibid.

82. Em lã, em vez de *en l'aine*, na virilha [N.T.].

no século XIII como uma "gota terrível" chamada também de "gota lombar"[83].

Origens turvas, ainda que a cor da inflamação ajude por vezes a distinguir suas causas: o sangue se é vermelha, o fleugma se é leitosa, a cólera se é amarela. O simples fato, no entanto, de que as mulheres não possam ser afetadas de podagra, "purgadas [que são] por suas flores"[84], confirma a variedade possível dessas misturas que correm "aqui e acolá"[85]. Um "excedente" bem peculiar existiria então na absorção dos alimentos, um acúmulo que se deslocaria pelo corpo, sem provocar gorduras visíveis, mas acarretando fortes efeitos nocivos. A proposta de cura através de purga ou sangria confirma que se tratava mesmo de elementos em "demasia", vistos seguramente como um excesso.

A gota, embora não sendo explicitamente típica do gordo, revela no entanto o que pode constituí-lo: líquidos errantes feitos de densidades variadas. Os "acréscimos" são, assim, díspares, diversamente visíveis, diversamente penosos, diversamente dolorosos. Pertencem todos à categoria mista do "gordo", todos feitos de matérias cuja recusa parece absolutamente simples: são para expulsão, para rejeição.

A "simplicidade" da eliminação

Imagens ligadas a "extirpar" impõem-se então de maneira bem simples: evacuar, esvaziar. Tanto mais que o "muito gordo" não passa de um prolongamento do "normal". Única saída: a "drenagem", a eliminação desse "demasiado" por meio de válvulas de escape e métodos para "desinflar", pós, "purgantes", "adstringentes",

---

83. RUTEBEUF, apud WITKOWSKI, G.-J.-A. *Les médecins au théâtre* – De l'Antiquité au XVIIe siècle. Paris: [s.e.], 1905, p. 65.

84. CHAULIAC, G. *La grande chirurgie*. Op. cit., p. 389.

85. Cf. WITKOWSKI, G.-J.-A. *Les médecins au théâtre*. Op. cit., p. 65.

que supostamente limitariam os níveis de umidade e dariam firmeza à pele, como o tratamento dado a Luís o Gordo, em 1135. Suger insiste nas práticas de constrição, enaltecendo a coragem do rei, condenado a suportar as mais "fortes e desagradáveis poções", os mais intensos "purgantes" administrados para melhor drenar os excessos do corpo[86]. A busca de uma constrição juntar-se-ia assim à da eliminação.

Resta a cura da hidropisia, talvez mais impressionante, mas definitivamente semelhante em seu intuito: a eliminação de ar e de água. Jehan Yperman se atém às "indicações gerais": sangria, ventosas, laxantes, "fomentações quentes com salsa e magnólia"[87], a tradição das massagens e exercícios para evacuação. Guy de Chauliac se estende sobre os "apostemas ventosos", cujas matérias "fumosas correm por todo o corpo"[88], destacando um dispositivo duplo: o regime para limitar a produção de gases oriundos de "carnes transformadas em vapores pelo calor"[89] e a aplicação de substâncias "evaporantes" para "extirpar"[90] os ares em excesso. Os procedimentos podem ser abruptos, como as incisões praticadas "com uma navalha"[91] nos membros previamente amarrados "em cima e embaixo", para deixar que o vento escape melhor, e a cicatrização das feridas com óleos e unguentos para melhor esticar a pele[92]. A "fumaça"[93] é então liberada como se ocupasse um recipiente que se comprime.

---

86. SUGER. *Vie de Louis VI le Gros*. Op. cit., p. 275.

87. YPERMAN, J. *Traité de médecine pratique*. Op. cit., p. 22-23.

88. CHAULIAC, G. *La grande chirurgie*. Op. cit., p. 119.

89. Ibid., p. 120.

90. Ibid., p. 121.

91. Ibid.

92. Cf. sobre o tema das sangrias, evacuações e incisões em SCHMITT, J.-C. *Le corps, les rites, les rêves, le temps* – Essais d'anthropologie médiévale. Paris: Gallimard, 2001, p. 329.

93. Cf. tb. SALICET, G. *Chirurgie*. Op. cit., p. 198: "Saisir cette fumée entre deux ligatures..." (Pegar essa fumaça entre duas ligaduras...).

Esse imaginário da água e do ar, dos odres e recipientes, de frouxidão ou firmeza da pele sugere as práticas curativas sem que se indique claramente o perfil exato dos doentes envolvidos. São, em compensação, práticas "simples", que se resumem a deixar escapar o que é excessivo. Isso mostra como o emagrecimento jamais é sentido como um problema: gestos de "evacuação" ou eliminação seriam capazes de resolver tudo. Seu sucesso é garantido, salvo evidentemente quando o mal já avançou demais.

3
O horizonte da culpa

Várias gorduras coexistem no universo medieval. Uma é doença por suas frouxidões líquidas – a hidropisia –, outra por seus extremos inquietantes – a dos "muito gordos". Já uma terceira gordura é saúde, pela força aparente que transmite. Esta é também a mais importante: filha da ascendência, ligada ao prestígio dos acúmulos, tolerante com a comilança desbragada, com o "beber à vontade"[94], ela aumenta poder e segurança.

Mas nada ou quase nada se diz, em compensação, da passagem da condição de gordo para a de muito gordo. Nada ou quase nada se diz de sua franca disparidade. A "ampla e robusta corpulência"[95] de Guilherme, o Conquistador, no século XI, por muito tempo será vista como sinal de vigor, antes de se inverter bruscamente e virar marca de fraqueza. Evocação paralela no caso de Filipe, contemporâneo de Guilherme, que teria passado da elegância corpórea (*elegantis corporis sanitate*[96]) a um total desmoronamento, sem que se distingam formas ou momentos.

Produz-se, no entanto, nos séculos centrais da Idade Média, uma mudança sobre o "gordo", esse rotundo cotidiano que come em excesso. Aumenta a crítica à gordura comum, ainda que im-

---

94. BARBAZAN, É. *Fabliaux et contes*... Op. cit. T. IV, p. 48.

95. Guilherme é descrito na idade de 24 anos como "de estatura superior à média, mas não excessiva, de uma ampla e robusta corpulência". Cf. HENRY, G. *Guillaume le Conquérant*. Op. cit., p. 113.

96. SUGER. *Vie de Louis VI le Gros*. Op. cit., p. 83.

precisa. Surgem pressões. Critérios se defrontam. Várias culturas aguçam seus anátemas: a do clero de início, com pregações para o autocontrole e contenção, logo também a dos médicos, que difundem os perigos da gordura, e por fim a dos cortes medievais, que cultivam o refinamento.

O modelo clerical

O discurso do clero e o seu impacto mudam nos séculos centrais da Idade Média. A austeridade clerical, por muito tempo confinada aos mosteiros e claustros, difunde-se nos séculos XII e XIII no coração das próprias cidades que se transformavam. A "floração urbana"[97] do final do século XII renovou a comunidade. A cidade modificou a sociabilidade. A prece pode desdobrar-se, a "continência" pode tornar-se modelo laico. Os irmãos mendicantes intensificam sua mensagem, simplificando-a para fazê-la mais acessível, tachando os "abusos" do estômago de primícias de outros pecados[98]. Daí as imagens dramatizadas no longo poema sobre a "querela dos membros e do ventre", extraído por João de Salisbury, bispo de Chartres (m. 1180), de uma fábula antiga em que a barriga vira um "suflê cheio de vento infecto", "saco de lixo", "abismo de sujeira", "pança imunda", "vaso inflado" e "muito infame"[99]. A conclusão é a mesma da fábula: o ventre é indispensável aos membros, é ele que os nutre e "sustenta". Mas o bispo é muito mais severo.

---

97. BULST, N. "L'essor: X^{e}-XIXe siècles". In: BARDET, J.-P. & DUPÂQUIER, J. (orgs.). *Histoire des populations de l'Europe* – T. I: Des origines aux prémices de la révolution démographique. Paris: Fayard, 1997, p. 176.

98. Cf. MARTIN, H. *Le métier de prédicateur en France Septentrionale à la fin du Moyen Âge*: 1350-1520. Paris: Cerf, 1988. Cf. as *Ars praedicandi*, p. 28.

99. SALISBURY, J. *La guerre et le débat entre la langue, les membres et le ventre* – C'est assavoir la langue, les yeulx, les oreilles, le nez, les mains, les piedz, qu'ils ne veulent plus rien bailler ne aministrer au ventre [século XII]. Paris: [s.e.], [c. século XVI], [s.p.].

O tema se aguça no século XIII. Os práticos da confissão visam em primeiríssimo lugar o novo público urbano. Eles reorganizam a admissão da culpa, jogam com as simplificações e as concretizações[100]. "Imenso esforço pedagógico", diz Mireille Vincent-Cassy: a voracidade deve ser contextualizada, os excessos "visualizados" com a sugestão de situações e objetos. O que dá à gula e a seus símbolos um destaque que antes não tinham, chegando até o bestialógico pela associação do porco ao glutão, da lama à gordura[101]. A imagem, inédita no início do século XIII, do comedor abusivo cavalgando esse animal denuncia um pecador mais grosseiro, mais passivo, carregado pelo mal de que é vítima. Ao passo que o urso, que logo substituiria o porco nessa mesma imagem, revela seu prestígio contestado: a fera selvagem, outrora símbolo de força, não passa agora de símbolo do excesso – ele leva o glutão e é seu reflexo.

O que também reaviva a evocação das formas corporais nas preces e sermões: a alusão ao volumoso conota gulodice, avidez. O argumentativo dos *exempla* o demonstra, são relatos de um novo tipo, feitos para melhor aplicação da doutrina. É o caso dos monges numa narrativa de Étienne de Bourbon que, incapazes de eleger seu abade, confiam a decisão ao Rei Filipe Augusto por volta de 1220: o rei aceita, percorre as fileiras clericais, faz escrutínio das formas físicas e dá o veredito. O eleito? Aquele cuja "magreza ascética"[102] triunfa sobre a redundante "gordura" dos

---

100. Cf. *Faire croire* – Modalités de la diffusion et de la réception des messages religieux du XIIe au XVe siècles. Roma: École Française de Rome, 1981.

101. Cf. VINCENT-CASY, M. "Les animaux et les péchés capitaux: de la symbolique à l'emblématique". *Le monde animal et ses répresentations au Moyen Âge*: XIe-XVe siècles. Toulouse: Université de Toulouse-le-Mirail, 1985, p. 125 [Atas do XV Congresso da Société des Historiens Médiévistes de l'Enseignement Supérieur Public. Toulouse, 1984].

102. LECOY DE LA MARCHE, A. *La chaire française au Moyen Âge, spécialement au XIIIe siècle, d'après les manuscrits contemporains.* Paris: [s.e.], 1868, p. 76.

outros. A rejeição tem a ver com os contornos corporais e os excessos que denunciam.

Não há nada de estético nessas críticas. A feiura não está no centro do debate. O fundamental, ao contrário, é o vício: a avidez traída pelo desmoronamento do corpo, a gravidade do pecado antes de tudo. Mas é uma oposição com nuances, limitada mesmo, pois o clero sabe compor, ceder aos privilegiados, preservar uma possível normalidade do "gordo". É o que mostra Tomás de Chobbam ao propor no século XIII "penitências de substituição" para aqueles cuja condição tornaria "difícil" a abstinência:

> Aos poderosos e aos ricos, que estão habituados às delícias da mesa, não se pode impor uma penitência, uma dieta forte demais; àqueles também que, por maus hábitos ou talvez ainda por constituição natural, não podem viver sem pratos delicados, é imposta uma penitência de substituição sob a forma de esmola e de preces[103].

São Luís em pessoa cede sem hesitar às "necessidades" das mesas nobres, ainda que sensível à abstinência clerical: impossível escapar às "ocasiões de fasto alimentar"[104].

Resta esse lento trabalho do clero medieval a difundir a abstinência contra a cultura dos lautos festins por meio da multiplicação de textos e sermões. Resta sobretudo a posição dominante do risco moral, aquele que Cristina de Pisa evoca ao condenar a glutoneria no início do século XV, comparando a "carne engordada"[105] a um "cavalo" empacado que o dono não consegue comandar. A trans-

---

103. Cf. CASAGRANDE, C. & VECCHIO, S. *Histoire des péchés capitaux au Moyen Âge*. Paris: Aubier, 2003, p. 223-224 [1. ed. italiana, 2000].

104. LE GOFF, J. *La civilisation de l'Occident Médiéval*. Op. cit., p. 624.

105. PISA, C. "Le livre des trois vertus [século XIV]". *Voix de femmes au Moyen Âge*. Op. cit., p. 567.

gressão medieval seria, antes de mais nada, ardor, empolgação. O gordo era, antes de tudo, paixão. Esse "corpo nutrido voluptuosamente demais"[106] continuaria sendo um objeto "perdido", desencaminhado, insaciável, deslizando rumo a uma dissipação cada vez maior. Não era de estética que se tratava, mas da culpa e seus insuperáveis encadeamentos.

O modelo médico

Outra cultura que se afirma nos séculos centrais da Idade Média e se opõe à prática do acúmulo é a dos médicos. Não que a definição de "gordo" seja para eles mais precisa ou cifrada. Henri de Mondeville, cirurgião pessoal de Filipe o Belo, na passagem para o século XIV, abstém-se de descrever o "gordo" evocando a evidência dessa condição, a convicção que tal estado produz, imposta pela "visão e o tato"[107]. Mas o médico ganha em presença com a civilização medieval. Suas recomendações não mais se dirigem a grandes personagens cercadas de conselheiros, mas se "generalizam" visando um público, apoiadas num ensino universitário melhor construído com o século XIII, orientadas para "regimes de saúde"[108] mais bem difundidos.

A originalidade cabe novamente à retórica: os textos médicos, após o século XIII, não fazem uma mera condenação global do gordo. Apontam desencadeamentos precisos, indicam sinais de alerta. Como diz Aldebrandino de Siena num texto cheio de imagens: o homem deve comer de tal maneira "que não se sinta

---

106. Ibid.

107. MONDEVILLE, H. *La chirurgie*. Op. cit., p. 622.

108. Cf. JACQUART, D. & NICOUD, M. "Les régimes de santé au XIIIe siècle". In: GUICHARD, P. & BIDON, D.A. (org.). *Comprendre le XIIIe siècle* – Études offertes à M.T. Lorcin. Lyon: PUL, 1995.

pesado depois, com a barriga estufada ou barulhenta, sem poder respirar com facilidade"[109]. Ou Bernard Gordon: a quantidade de comida "deve ser tal que a respiração não se altere, nem o pulso [...] nem se sintam ventosidades, contorsões, peso ou fraqueza"[110]. O gordo permanece sem definição, mas a vigilância ataca o mal-estar diretamente percebido. Ser "sóbrio" é o centro da questão, a sensação de "pesado" é que a qualifica.

E quando o médico do século XIV tenta uma definição mais clara do "gordo" algumas décadas depois, a imagem do excesso, das carnes derreadas, é a que sugere em primeiríssimo lugar. Diz-se que um corpo é "gordo", segundo o tratado de Guy de Chauliac (1363), quando "se torna um monte tão grande de carne e gordura que não pode andar sem contrariedade, nem tocar sua base ou calçar os sapatos, por causa do ventre intumescido, nem mesmo respirar sem impedimento"[111]. Texto decisivo que mostra bem a dificuldade, ainda no século XIV, de partilhar nuances acerca do gordo, incluindo detalhes sobre gordura ou carne. Guy de Chauliac, cirurgião dos papas de Avinhão, define de saída o gordo como o "último", objetivando a espessura pelo enorme, o "insuportável", os atos visíveis e entravados, mais do que as formas ou contornos. Todos objetos mais fáceis de descrever evidentemente, como a dificuldade de montar a cavalo já mencionada no século XI para indicar a gordura de Filipe I. Esse procedimento é estendido e sistematizado por Chauliac até o nível dos gestos: o andar, o toque. Ele evoca, por fim, o risco: artérias e veias estreitadas pela massa de carnes, com perda do calor natural por ausência de sangue e de espíritos.

---

109. SIENA, A. *Le régime du corps* [século XIII]. Genebra: Slatkine Reprints, 1978, p. 15.

110. GORDON, B. *Ci commence la pratique de Bernard Gordon...* Op. cit., p. 337.

111. CHAULIAC, G. *La grande chirurgie*. Op. cit., p. 422.

Nesse sentido, é exatamente o "muito" gordo, e apenas ele, que recebe destaque permanente do médico dos papas. O que confirma como nunca a ambiguidade e a dificuldade das definições mais antigas. O que faz também oscilar todo um grupo de gordos para uma aparente "inexistência": faltam sem dúvida os instrumentos mentais que levariam à identificação de etapas e de graus. O gordo "médio" continua ausente das imagens e das palavras. Nenhum volume excessivo, nenhum espaço de "demasia" é nomeado além do que linda com a invalidez. O que pode tornar afinal "aceitáveis" ou mesmo "vantajosos" pesos "notáveis" que a futura invenção de nuances levará à rejeição.

O modelo cortesão

Uma terceira pressão cultural é a das cortes medievais e sua sociabilidade. Antes de mais nada, a própria aparência promete maior finura nos séculos centrais da Idade Média. O lanceiro, o cavaleiro, cronfrontado às crescentes exigências de habilidade e precisão, é inevitavelmente confrontado também às exigências crescentes de finura e leveza corpóreas. Os modelos se curvam às imposições do combate[112]. Espera-se uma aliança maior entre força e leveza, uma associação entre corpulência e finura, ao mesmo tempo em que a ascendência social ainda valoriza o acúmulo alimentar, ou seja, a exibição de força representada por um apetite devorador e a demonstração de flexibilidade de uma silhueta mais robusta. Já no século XII, Tristão, por exemplo, revela um perfil singular: "A vê-lo tão nobre e altaneiro, largo de espáduas, magro de flancos, todos louvavam Rohault [seu pai]". Ou Raynaut, en-

---

112. Cf. CONTAMINE, P. *La guerre au Moyen Âge*. Paris: PUF, 1980, "Le temps des chevaux", p. 241. Cf. tb. BARNIE, J. *War in Medieval English Society* – Social Value and the Hundred Years War: 1337-1399. Nova York: Cornell University Press, 1974.

amorado da "bela Érembourc" na poesia do século XII, "largo de espáduas, o ventre fino"[113]. Donde o limite implícito do volume: o excesso começa quando a atividade, o movimento, o vigor são perturbados.

A arte do cavaleiro converge com essas imagens: a força e mesmo o peso que a justa requer, o assalto lança contra lança. O peso aí é decisivo, permitindo desequilibrar o adversário e derrubá-lo, obrigando-o a "soltar o arção". Vigor e peso aliam-se em Galaad ao resistir ao assalto de três cavaleiros na *Busca do Santo Graal*, "não se soltando da sela mesmo quando a força das lanças parou seu cavalo em plena carreira"[114]. Ao que se soma uma indispensável destreza que só a estreiteza de flancos tornaria possível. Daí essa mistura repetida de largo e estreito, de grande e leve, essa maneira particular de evocar o pesado administrando a vivacidade.

O prestígio do leão pode então concorrer com o do urso antes de substituí-lo: o rei dos animais tem um peitoral possante e basta juba que se projetam de flancos finos e flexíveis. É o apelido que leva Yvain no romance de Chrétien de Troyes, ele cujos golpes chegam a partir as lanças adversárias[115].

De forma mais ampla, as cortes medievais estão comprometidas com uma sociabilidade global: danças, maneiras à mesa, aparência, comportamento. Há matizes paralelos para o corpo feminino, embora com fortes diferenças em relação ao masculino, juntando delicadeza e fragilidade de membros, o olhar voltado para cima e não para baixo: a virgem de Yvain é "alta, magra

---

113. "Belle Érembourc" [século XII]. *Poètes et Romanciers du Moyen Âge*. Op. cit., p. 828.

114. *La quête du Graal* [século XII]. Paris: Seuil, 1965, p. 94 [Points].

115. TROYES, C. "Yvain ou le Chevalier au lion" [século XII]. *Poètes et romanciers du Moyen Âge*. Op. cit., p. 243.

e esguia"[116]. O corpo feminino é descrito como mais vulnerável, mais esbelto, ao mesmo tempo em que se sugere carnudo. Uma mescla de finura e carne tenra, de delicadeza e fartura: "Só lá pelo final do século XIII se começou a considerar em França como beleza a cintura fina com colo razoavelmente amplo"[117]. A amante de Ignauré, num poema do século XIII, promove o amálgama de um pescoço "longo e cheio" e "ancas um pouco largas" associadas a uma "cintura fina" encimada por "seios firmes e pequenos"[118]. Fortem, no *Roman de la Rose*, do século XIII, é apertada na cintura por um laço que ela levanta para segurar os seios[119]. Ao passo que Nicolette faz adivinhar seios firmes com uma cintura tão fina "que se poderia cingi-la com as duas mãos"[120]. A finura, em outras palavras, torna-se critério obrigatório.

---

116. Ibid., p. 174.

117. FRANKLIN, A. *La vie privée au temps des premiers capétiens.* T. I. Paris: [s.e.], 1911, p. 267.

118. "Le lai d'ignauré" [século XIII]. *Le cœur mange.* Op. cit., p. 237.

119. FRANKLIN, A. *La vie privée au temps des premiers capétiens.* Op. cit. T. I, p. 237.

120. "Aucassin et Nicolette" [século XIII]. *Poètes et romanciers du Moyen Âge.* Op. cit., p. 464.

4
O século XV e a finura contrastada

A crítica da gordura “banal” firma-se ainda mais no século XV. O acesso à imagem, os volumes agora identificáveis nas miniaturas ou afrescos do fim da Idade Média, dos quais estavam ausentes até então, é bem o sinal de uma lenta e explícita atenção que se presta aos contornos e também de uma tentativa de identificar e estigmatizar os excessos. O tema fica mais vivo nesse século: o “gordo”, novamente presente na iconografia, revela sem dúvida uma maneira igualmente nova de ser observado.

Ocorre que a gordura permaneceu por muito tempo quase sem imagem no universo medieval. O tema está evidentemente presente nos discursos. Mas é, em compensação, “desprezado” nos desenhos e traços. A tapeçaria de Bayeux que celebrou no final do século XI a conquista da Inglaterra não distingue formas corporais umas das outras em seu interminável desfile de figuras heroicas em barcos, combates, cavalgadas e banquetes. O perfil de Guilherme, “gordo” na realidade, é semelhante aí ao dos companheiros mais esbeltos. As silhuetas são todas idênticas, cotas de malhas visíveis, contornos moldados, justos[121]. Relativa indiferença para com as espessuras? Atenção flutuante?

Um realismo, porém, impõe-se nas imagens do século XV, as da baixa Idade Média, em que o uso inicial da perspectiva dá aos corpos mais espessura e densidade. Inúmeras cenas pitorescas

---

121. Cf. BRIDGEFORD, A. *Histoire secrète de la tapisserie de Bayeux*. Paris: Du Rocher, 2005 [1. ed. inglesa, 2004].

plantam aqui e acolá caracteres ligados aos valores do contorno. O universo das imagens é cada vez mais dividido segundo as diferenças de porte e tamanho. Mostrado de outra forma, o volume corpóreo parece que passa a existir então de outra maneira, impondo seus "defeitos", sugerindo seus excessos.

Restam, no entanto, inegáveis resistências. Os modelos de contenção ou de finura não poderiam simplesmente se impor. A força intuitivamente ligada às quantidades alimentares, a ascendência intuitivamente ligada ao peso físico não cedem de imediato ao vigor das preces ou do sugestionamento. O tema não é livre de conflitos na aurora de nossa Modernidade. A consciência mais aguçada das formas não é absolutamente acompanhada de uma rejeição unânime da gordura.

A ascendência das imagens

O universo iconográfico do século XV faz bruscamente emergir esses contrastes. O abdome pode revelar uma amplitude, a forma geral pode "agravar" contornos. Um personagem de 1460, que acompanha *O rei de Babilônia distribuindo suas terras a seus dois filhos*, mostra uma silhueta cuja curvatura se acentua desmedidamente para a frente[122]. Personagem valorizado, no entanto, efígie abaulada acompanhando cerimoniosamente o príncipe. O Rei René, na *Sarça ardente* de Nicolas Froment (1476), também mostra um rosto balofo em que pesam as papadas duplas[123]. Não se trata aí de denúncia ou ironia – o peso ainda era o da ascendência e da autoridade. Contrastes se acentuam, no entanto, entre as

---

122. "Le Maître de Wavrin". *Le roi de Babylone distribuant ses terres à ses deux fis.* Paris: BNF, ms. fr. 12566, f. 3v. Cf. tb. CHARRON, P. *Le maître du champion des dames.* Paris: CTHS/Inha, 2004, esp. "Le Maître de Wavrin", p. 143ss.

123. FROMENT, N. *Le buisson ardent.* Catedral de Aix-en Provence, 1476.

silhuetas: o desenho confirma uma atenção mais realista com as desordens da carne.

Acompanha essa acentuação dos traços uma crítica mais circunstanciada do gordo, o que confirma por exemplo a imagem do personagem "radiante" acampado no casamento da virgem no *Livre d'heures d'Étienne Chevalier*[124], de meados do século XV. Rosto inchado, olhos fechados, pescoço curto, ombros redondos, ventre amplamente projetado para adiante, ele não passa de uma testemunha ridicularizada da cena, um burguês estúpido que o casamento da virgem com Deus exclui da fileira dos pretendentes. Todo o sentido vem dessa exclusão, como da excepcionalidade do sacramento, uma e outra a depreciar aqueles que até então ambicionavam casar-se com ela e não mais o podem. Daí o efeito desvalorizante associado a esses contornos maciços: estupidez, rusticidade, aspiração grotesca. A referência é idêntica com as silhuetas dos "sacrificadores" que cercam Pilatos na sequência do mesmo *Livro das horas*: rostos pesadamente dilatados, cabeças quase enfiadas em torsos derreados, cada traço confirmando a ausência de inteligência e de sagacidade. A crítica ao gordo é mais evidente ainda no glutão ilustrado em *La cavalcade des vices* [*A cavalgada dos vícios*], do século XV, onde o excesso de volume é destacado. O urso e o burguês que o cavalga são o símbolo disso na miniatura do *Miroir historial* de 1463[125]. A indolência e o empastamento levam aí a melhor, definitivamente assemelhando o urso e o glutão.

A miniatura, em outras palavras, torna-se mais pitoresca no século XV e seus objetos ganham em diferenciação. A crítica ao

---

124. FOUQUET, J. *Le livre d'heures d'Étienne Chevalier* [século XV]. Paris: Draeger, 1971, miniatura XXV.

125. BEAUVAIS, V. *Miroir historial.* Paris: BNF, 1463, ms. fr. 50, f. 25.

gordo, por sua vez, continua em grande parte moral: zomba do comportamento, antes aponta a culpa do que julga esteticamente, embora o juízo estético não esteja totalmente ausente. Gordura, em suma, é pecado.

A anedota cruza com a crítica quando Commynes, no final do século XV, zomba de Eduardo da Inglaterra por ter sido "grande glutão sem medida". O rei morre em 1483, "sufocado" pelo peso:

> Ele gozou seus prazeres mais que antes, não temendo ninguém, tornou-se gordo e estufado e, na flor da idade, vieram roer-lhe os excessos, morrendo subitamente de apoplexia[126].

A gordura é, com efeito, culpa e perigo.

Uma distinção social?

Esses contornos contrastados têm também suas referências sociais. Dois tipos de personagens, por exemplo, são representados na miniatura do século XV que ilustra o repasto coletivo do *Livro de caça* de Gaston Phœbus[127]: primeiro os "ajudantes", homens do povo, valetes, batedores, palafreneiros, assistentes diversos, de gestos animados e usando roupas de lã; depois o senhor e seu séquito, de gestos mais controlados, usando vestimentas de pele ou de veludo. Os primeiros, em geral de espáduas e rostos roliços, por vezes barrigudos, opõem-se por sua postura e suas "linhas" ao senhor e seu séquito, servidos a uma mesa separada, todos de porte mais esguio, rosto alongado, cintura fina. Peso popular de um lado, finura e distinção do outro? As atitudes pare-

126. COMMYNES, P. "Mémoires: 1464-1498". *Historiens et chroniqueurs du Moyen Âge*. Op. cit., p. 1.289.

127. PHŒBUS, G. *Le livre de la chasse* [texto do século XIII, ilustrações do século XV]. Paris: BNF, ms. fr. 616.

cem confirmá-lo, sugerindo certa "voracidade" entre os convivas de segunda ordem: sentados direto no chão, ajudantes e valetes cortam a carne com as mãos, dividem o mesmo prato e bebem de um barrilete com a cabeça bem virada para trás, sinal da abundância que vem do senhor, sem dúvida, mas também de simplicidade popular, de espontaneidade e abandono. A avidez perpassa os gestos, como o peso marcando os traços. Isso enquanto o senhor instalado em uma mesa alta, tendo utensílios e facas à disposição, aborda o alimento com contenção, consome pequenas porções e parece mesmo afastar um prato com a mão para evitar o excesso. Há até um dedo proibidor de outro personagem bem próximo, à direita do senhor, que poderia ser um médico a dispensar conselhos, pregando a sobriedade.

As ilustrações do século XV traçam mesmo o perfil de uma cultura popular específica, evocando certas profissões valorizadas pela gordura de quem as exerce: cozinheiros, padeiros, açougueiros. Todos têm um corpo nitidamente volumoso nessas miniaturas do século XV: as que ilustram o *Decamerão* de Bocaccio, por exemplo. Entre outros, o cozinheiro que serve Guglielmo Rossiglione: rosto enorme, ventre transbordando a cintura, gordura generalizada[128]. Ou o padeiro Cisti, "inteligente e querido de todos"[129], a passear pelas ruas de Florença uma barriga de largas proporções. Banha que o povo apreciava a ponto de apontá-la.

Nada mais cultural, sem dúvida, que essas oposições entre o popular e o distinto. Todas revelam a vontade de distanciamento, sua codificação social, o que se repara nos corpos. Essas disparidades

---

128. Cf. POGNON, E. *Boccace, Le Décaméron* – Manuscrit enluminé du XVe siècle. Paris: Seghers, 1978, p. 54.

129. Ibid., p. 70.

dão sequência, ademais, a alusões já presentes nas fabulações antigas, ainda que raras, qualificando o vilão de "gordo e grosseirão"[130] ou de "mau glutão"[131]. Instauram sobretudo uma referência social em que o baixo popular seria associado ao gordo e o distinto superior, à leveza. O olhar que estigmatiza não é de outra orientação que social. Inúmeras percepções sofreram grande transformação.

Estilos de vida e conflitos

Mas permanecem tensões, inclusive entre os privilegiados. O prestígio da acumulação não cedeu – longe disso – às normas clericais, médicas e cortesãs. Oposições se mantêm no fim do século XIV e no século XV. A troca de correspondência entre o mercador florentino Francesco di Marco Datini e seu médico Lorenzo Sassoli de Prato, por volta de 1380, ilustra tanto resistências sociais quanto culturais. O mercador, grande comerciante de tecidos cujos produtos atravessam os mares, coloca em prática a tradição popular. O que ele espera é a saúde pela acumulação de alimentos e trata o seu séquito com a cura pelas carnes, enviando "três casais" de galináceos d'angola a um empregado doméstico doente, com a recomendação sublinhada: "Cuida bem de comê-los, pois não poderás absorver nada melhor nem mais saudável, e eu continuarei a enviá-los"[132]. O rico Francesco crê na virtude do comer desenfreado: "bom caldo", "queijo bem gordo", "ovos frescos", "carnes", "bons peixes", "figos bem maduros em abundância". A saúde viria de uma nutrição generosa e cuidada. A velha tradição não havia desaparecido.

---

130. BARBAZAN, É. *Fabliaux et contes*... Op. cit. T. IV, p. 168.

131. Ibid. T. II, p. 128.

132. ORIGO, I. *Le Marchand de Prato* – La vie d'un banquier toscan au XIVe siècle. Paris: Albin Michel, 1989, p. 281 [1. ed., 1957].

O médico, em compensação, aplica-se a corrigir essas percepções, a fixar a contenção, a associar "vergonha" e "glutonaria", chegando mesmo a "admoestar" o mercador: "Será digno louvor a um homem de idade dizer-lhe que é vítima de sua gulodice?"[133] Donde as mensagens do prático, transformadas em regras de vida, seu apelo aos "moralistas e teólogos", sua evocação do "maior pecado", mais uma vez referência moral tanto quanto visão médica de um corpo cujos humores é preciso controlar. As percepções do mercador não combinam com as do médico. A troca de cartas torna-se mais acirrada.

A tensão é idêntica em 1457 quando Ludovico Sforza solicita um médico da nobreza milanesa. O príncipe quer impor uma "dieta magra" a seu próprio filho, Gianfrancesco, considerado gordo demais, o que já indica a adesão do pai aos princípios da contenção. O médico aceita fazer o tratamento e o empreende, com o consentimento do filho, mas esbarra num ponto importante e fracassa: impossível conduzir a cura a termo por uma razão claramente social. O que ele analisa da maneira mais simples:

> A propósito da variedade e multiplicidade dos alimentos, todavia, e depois que eu o fiz compreender por vários argumentos como isso poderia prejudicar e como era supérfluo, ontem Sua Excelência prometeu-me renunciar a sua própria mesa, mas me disse que não queria que eu lhe impusesse restrições à mesa dos nobres[134].

O médico deixou clara sua posição. Em parte convenceu o paciente, mas encontrou um obstáculo: o lauto repasto continua dando uma imagem de força no século XV. A "mesa dos nobres"

---

133. Ibid., p. 288.

134. Cf. JACQUARD, D. & NICOUD, M. *Les régimes de santé au XIIIe siècle*. Op. cit., p. 217.

serve a encenação social, a abundância aí está a serviço da ascendência e do poder.

Outros sinais, além disso, lembram a continuidade no século XV de um sonho de absorção alimentar interminável: as bebidas que jorram "aos borbotões", os pratos superdimensionados que se amontoam nas festas da nobreza, como no casamento de Filipe o Bom, com Isabel de Portugal, em Bruges, em 1430, quando o vinho "cai" em cascata "noite e dia" e os patês compõem arquiteturas monumentais dissimulando homens e animais que emergem de suas concavidades, com aparadores de cinco andares "para receber a comida", cada um "com dois pés e meio de altura"[135]. Apenas uma abundância ostensiva passaria a ideia de plenitude, ascendência e saúde[136].

Outros exemplos, em compensação, mostram a realidade da cura e sua aceitação. Conrad Heingarter prescreve, por volta de 1430, um regime de saúde para Jehan da Gota, parente do duque de Bourbon cuja gordura, claramente mencionada (*homo pinguis*[137]), torna-se objeto de cuidados. Heingarter fala de "gordo" (*pinguis*) e não mais de "muito gordo" (*praepinguis*): fronteiras mais discretas, mesmo que não designadas ainda. As precauções propostas confirmam o objetivo de um corpo que estanque seus líquidos: nem beber nem comer demais, não dormir de costas para evitar a estagnação dos humores, não dormir de sapatos no verão para impedir que fumaças e vapores supérfluos permaneçam no corpo, lavar o rosto e as mãos com água quente no inverno para permitir a eliminação de líquidos pelos poros, começar as re-

---

135. LE FÈVRE DE SAINT-RÉMY, J. *Chroniques*. T. II [século XV]. Paris: [s.e.], 1876-1881, p. 158-172.

136. Cf. BIRLOUEZ, É. *À la table des seigneurs, des moines et des paysans du Moyen Âge*. Rennes: Ouest France, 2009, "Festins et banquets médiévaux", p. 71ss.

137. HEINGARTER, H. Paris: BNF, ms. 7446, século XV.

feições com alimentos tenros, senão gordurosos, para facilitar a absorção dos alimentos seguintes e evitar as obstruções... A isso acrescentam-se purgas e sangrias para melhor "aliviar" o organismo (*medicina laxativa frequente*).

São princípios "claros" em que o elemento aquoso domina. A simples prescrição de tirar os sapatos para dormir no verão evoca um modo de vida: o possível uso de sapatos para dormir à noite, ao mesmo tempo em que a crença na eficácia de toda evaporação, ainda que parcial e localizada. Fumaça e vapores supostamente purificariam as carnes – catálogo multifacetado de condutas concebidas segundo uma experiência bem familiar de eliminação de águas internas.

Mas permanece a ambiguidade, e por muito tempo ainda, sobre a fronteira entre o "gordo" e o inaceitável. Onde começa o "excesso"? Essa ambiguidade é mais marcante ainda no homem, no qual a estatura "imponente", de uma autoridade maciça, pode ser carregada de convicção. São inúmeras as imagens do século XV mostrando largos rostos de mandíbulas redondas que se desdobram em queixo duplo, sobretudo no caso dos homens, já não como indicadores de nobreza e sim de avidez: o Nicolas Rolin da *Madona* de Van Eyck, de meados do século XV[138], por exemplo, ou os dignitários que acompanham Lourenço o Magnífico, no *Cortejo dos magos* de Benozzo Gozzoli, de 1459[139], ou ainda o autorretrato do Perugino no Collegio del Cambio, em Peruggia, com seus olhos intensos, seu *rictus* voluntário, seu pescoço curto e empastado[140].

---

138. VAN EYCK, J. *A madona du Chanceler Rolin* [1425]. Londres: National Gallery.
139. GOZZOLI, B. *O cortejo de Lourenço o Magnífico* [1459]. Florença: Cappella Medici.
140. PIETRO DI CRISTOFORO VANNUCCI (O Perugino). *Autoportrait* [fim do século XV]. Perúgia: Collegio del Cambio.

O lugar "trabalhoso" da estética

Mas, é preciso dizer, nenhuma menção explícita da estética se faz nessa vontade de "diminuir" o gordo. Os únicos objetivos claramente indicados são a moral ou a saúde. Esses são os sinais do *Calendário dos pastores*, no finzinho do século XV, para definir o "homem são": "nem gordo demais, nem magro demais"[141]. Os tratados medievais de beleza não abordam o tema do invólucro corporal e de seu possível emagrecimento. *O livro das maneiras* de Étienne de Fougères, de cerca de 1175[142], atém-se a quatro práticas: a aplicação da maquiagem, o cuidado com os olhos, a depilação e os cuidados com a pele – nenhuma menção à silhueta. *L'Amiria*, de Leone-Battista Alberti (1470), e *Gli experimenti*, de Caterina Sforza (1490), limitam-se aos cuidados com o rosto e a pele[143]. O trabalho das formas com finalidade estética não é mencionado.

A prática existe, sem dúvida alguma, mas não explicitada ou então muito limitada. Os banhos a vapor de Isabela da Baviera, por exemplo, no início do século XV, e suas bebidas supostamente mais "depurativas" pela presença de ouro em ebulição visam "a saúde da rainha"[144]. Visam bem provavelmente também a estética, a redução de uma grande obesidade por todos reconhecida. Mas esse último objetivo não é nomeado: são práticas quase domésticas, gestos que não se comentam. O trabalho perseverante sobre a aparência "anatômica" não parece ainda passível de confessar. As saunas e licores dourados de Isabela, é o que dizem todas as alusões, limitavam-se à questão da "saúde".

---

141. *Calendrier des bergers*. Paris: PUF, 2008, [s.p.] [1. ed., 1491).

142. FOUGÈRES, É. *Le livre des manières* [c. 1175]. Genebra: Droz, 1979.

143. Cf. PHAN, M.-P. "Pratiques cosmétiques et idéal féminin dans l'Italie des XVe et XVIe siècles". *Actes du Colloque International*, Grasse, 1985. Nice: Centre d'Études Médiévales de Nice, 1987.

144. Cf. CABANÈS, A. *Remèdes d'autrefois*. Paris: [s.e.], 1901, p. 181.

Exemplos mais indiretos são necessários para captar um trabalho deliberado, mais simples e mais imediato, para "afinar" a silhueta no século XV: o uso de vestimentas muito apertadas, em especial os arreios feitos para conter a profusão de carnes. Ana de França narra, por exemplo, em 1490, o caso da jovem "tão apertada e cerrada nas roupas que seu coração não aguentou"[145]. Ou a vasta cinta que estrangulava a silhueta, usada pelas mulheres de qualidade em fins do século XV, a cinta dupla e reforçada das nobres damas do *Livro dos torneios* de René de Anjou, por volta de 1460[146], e outra idêntica, das suplicantes da *Teseida* de Viena, de cerca de 1480[147]. Não era outra coisa que a aplicação de um "estojo" ou bainha, para usar termos diferentes. Tratava-se de evitar a gordura pela presença de constritores diretos e físicos aplicados sobre a carne. O alvo, antes de mais nada, eram mulheres, mais que homens – e, de novo, aqui, o código parece ser menos dito que praticado.

É preciso ademais lembrar com insistência a relativa indeterminação das nuances entre o "normal" e o "muito gordo". Tema mais sensível, é claro, entre os homens, cujos robes e casacos[148] criam formas "flutuantes" suscetíveis de fazer parecer normais as anatomias assim "embrulhadas". É o que mostra uma cena da *História da Bretanha* no final do século XV: a entrega do manuscrito a Jean de Malestroit cercado pelos seus[149]. Os homens de vestes largas e rostos cheios podem sugerir uma ascendência, ao contrário das mulheres, estranguladas em seus vestidos.

---

145. ANA DE FRANÇA. *Les enseignements d'Anne de France à sa fille Suzanne de Bourbon* [1490]. Marselha: Laffitte, 1978, p. 40-41.

146. *Traité de la forme et devis d'un Tournois* [século XV]. Paris: BNF, ms. fr. 292.

147. *Théséide*. Viena: Staatsbibliothek, ms. 2617. Cf. tb. PIPONNIER, F. *Costume et vie sociale* – La cour d'Anjou, XIVe-XVe siècles. Paris/La Haye: Mouton, 1970.

148. Cf. esp. *Mare historiarum*, de Giovanni Colonna, escrito e pintado por Guillaume Jouvenel em 1448-1449. Paris: BNF, ms. lat. 4915.

149. *Histoire de Bretagne* [fins do século XV]. Paris: BNF, ms. fr. 8266, pr. XXIVb.

PARTE II

O estúpido “moderno”

A crítica ao gordo muda com a Renascença, focando mais a lentidão, a preguiça ou mesmo a incapacidade de compreender as coisas e as pessoas. Os "cuidados" com o gordo também se acentuam, concentrando-se mais em regimes e na contenção física aplicada diretamente sobre a carne por meio de cintas e corpetes.

O horizonte cultural mudou. A gordura corpórea é sinônimo de lerdeza geral. O aumento do peso vira "atraso", inadaptação a um mundo onde a atividade adquire um novo valor. Não que a fraqueza até então tivesse sido desconsiderada ou ignorada a lentidão, mas a vigilância medieval estava atenta sobretudo à gulodice, à glutonaria, voltando-se para os pecados capitais. Já a Modernidade apega-se sobretudo à eficácia, criticando a moleza. A doninha de La Fontaine, que banqueteando-se no sótão ficou "rechonchuda e balofa"[1] a ponto de não conseguir voltar pelo buraco por onde entrou, dá bem a imagem de uma situação sem saída, a incompetência a condenar a gordura: é simplesmente o desmoronamento físico que cada vez mais será estigmatizado e rejeitado.

Pouca mudança, no entanto, na imagem das substâncias, em especial a da gordura. O médico dos séculos XVI e XVII sempre tateia ao tratar de sua composição, ao mesmo tempo em que mantém os métodos mais tradicionais do esvaziamento do corpo, da purga e da sangria. A crítica aumentada não se faz acompanhar de mais conhecimento, ainda que seja maior a partilha entre água e gordura interna.

Um refinamento cultural bem lento, em compensação, enriquece no universo dos séculos XVI e XVII a percepção dos

---

1. LA FONTAINE, J. "La Belette entrée dans un grenier". *Fables* [século XVII]. Paris: Garnier, [s.d.], p. 109.

traços e das linhas corporais. Em especial, inventam-se algumas expressões ou diminutivos para sugerir estados diferentes de gordura. O tema é fundamental nessa época, ainda que permaneça a tendência de imaginar o "gordo" como o "muito gordo", mantendo-se latente e nublada a diferença, antes entrevista que estudada.

1
A praia da preguiça

Os narradores do Renascimento detêm-se na falta de jeito dos lerdos, na desengonçada estupidez do "gordo cônego" cuja lentidão causa o tombo e impede a fuga numa novela do *Heptamerão*[2], ou no "grande e pesado holandês" cuja embriaguez somada ao peso torna impossível qualquer atividade num relato das *Cem novelas novas*[3]. Mais claramente ainda, a recusa de Vauban, no século XVII, de dar emprego aos "gulosos" e "gordos", que julga "incapazes de servir, gente a quem não se pode confiar um negócio importante"[4]. Os polos da atenção deslocaram-se, ressaltando como seu objeto primeiro a falta de jeito, a incapacidade.

Nada denuncia ainda quais são as etapas dessa invasão adiposa, nem seus limites. A estigmatização dos lerdos, por outro lado, os defeitos que se atribuem ao gordo, apesar do silêncio sobre as medidas que o caracterizam, revolucionam no final das contas o horizonte do olhar.

Atividade e passividade "modernas"

É exatamente a crítica do que é "pesado", do "enorme", que muda no século XVI. A indolência torna-se desagradável. A "inuti-

---

2. NAVARRE, M. "L'Heptaméron" [século XVI]. *Conteurs français du XVI*e *siècle.* Paris: Gallimard, 1956, p. 943 [Bibliothèque de la Pléiade].

3. "Les cent nouvelles nouvelles" [fins do século XV]. *Conteurs français du XVI*e *siècle.* Op. cit., p. 43.

4. LE PRESTRE, S. (cavaleiro e Marquês de Vauban). *Moyens d'améliorer nos troupes* [1730]. [s.l.]: [s.e.], [s.d.]. • *Les oisivités de Monsieur de Vauban.* Seyssel: Champ Vallon, 2007, p. 1.020.

lidade", inquietante. A preguiça vira uma "peste do entendimento humano"[5]. À semelhança dos mendigos que fogem do mundo rural, novos indigentes que a desigualdade de crescimento entre as cidades e o campo no século XVI empurra para as zonas urbanas. Ou dos vagabundos evocados por Sisto V em 1587, "espalhados por todas as ruas e todas as praças da cidade em busca de pão"[6]. O alvo aqui é a preguiça, o atraso, a "vagabundagem" – a fraqueza também. Os centros urbanos cresceram muito no Renascimento e se tornaram novos refúgios para aqueles que a fome condenava à miséria.

O anátema sobre a preguiça e a improdutividade teria contribuído para aumentar a denúncia do peso? Nenhuma relação, aparentemente, entre a impotência do gordo e a fragilidade mendicante. Uma certeza, no entanto: a insistência na atividade, no movimento representado por uma ocupação não poderia deixar de ter efeito. É o que mostra o comentário de admiração de Claude Seyssel lembrando como sinal dos novos tempos a multiplicação "por cinquenta" do número de mercadores e ofícios entre a época "do Rei Luís XI"[7] e o início do século XVI. É forçoso constatar a relação crescente que se faz entre preguiça e gordura, peso e lentidão. Até, por vezes, a insinuação de uma relação entre passividade e excesso de peso mesmo nos mendigos. Ambroise Paré, por exemplo, por volta de 1570, ocupa-se longamente em demonstrar a mentira de mulheres que pedem esmola enganando os passantes acerca de uma suposta enfermidade. Todas seriam volumosas e apáticas, pondo o artifício a serviço da inércia: uma "pilantra bun-

---

5. GARZONI, T. *Le Théâtre des divers cerveaux du monde*. Paris: [s.e.], 1586, p. 130 [1. ed. italiana, 1583].

6. Apud ERLANGER, P. *Les idées et les mœurs au temps des róis*. Paris: Flammarion, 1969, p. 63.

7. SEYSSEL, C. *La grant monarchie de France*. Paris: [s.e.], 1557, p. 42 [1. ed., 1519].

duda, corpulenta, gorda e rechonchuda, dizendo-se da Normandia, pedia esmola fingindo ter uma serpente no ventre"[8], outra "grande e gorda trapaceira [...] fingindo um cancro na mama"[9], arriada na porta de uma igreja, mas na verdade sem doença alguma. Ou, ainda, a gravura de Guérard sobre *O preguiçoso*, algumas décadas mais tarde, estigmatizando uma insuficiência fundamental perfeitamente sintetizada na resposta do miserável ante as ameaças do guarda: jamais se cansar nem "fazer das tripas coração"[10].

Paradoxo, claro, numa época de intensa segregação social e desprezo da nobreza pelo trabalho manual, mas é exatamente a "inatividade", o ócio e a moleza que se estigmatiza, mais do que o "trabalho"[11]. É esse conjunto de referências condenando a "lerdeza" que alimenta, por exemplo, a ironia de Jacques-Auguste de Thou, ridicularizando os cortesãos obrigados a recorrer à carruagem, em meados do século XVI, porque a excessiva "corpulência os impede de montar a cavalo"[12]. É a crítica do próprio nobre às "almas voluptuosas e lerdas que não sabem do que se ocupar"[13], como diz Faret no início do século XVII em sua *Arte de agradar na corte*: a necessidade de aparentar ocupação, de se mostrar atarefado.

Modelo importante, aliás, esse da corte. A extensão e a diversificação do séquito do soberano nos estados modernos reforçaram

---

8. PARÉ, A. *Les œuvres divisées en 28 livres*. Paris: [s.e.], 1585, p. 1.055.

9. Ibid., p. 1.051.

10. GUÉRARD. "Le paresseux". *Les Moralités*. Paris: BNF, século XVII.

11. Cf., entre outros: DELUMEAU, J. "Mobilité sociale: riches et pauvres à l'époque de la Renaissance". *Ordres et classes*. Paris: Mouton, 1973 [Colóquio de história social, Saint-Cloud, 24-25 de maio de 1967].

12. THOU, J.A. *Mémoires* [século XVI]. In: MICHAUD, J.-F. & POUJOULAT, J.-J.-F. (orgs.). *Nouvelle collection de mémoires pour servir à l'histoire de France depuis le XIIIe siècle jusqu'à nos jours...* 1ª série. T. XI. Paris: [s.e.], 1836-1839, p. 331.

13. FARET, N. *L'Art de plaire à la cour*. Paris: [s.e.], 1665, p. 19 [1. ed., 1630].

as sociabilidades. Assim se impuseram as "boas maneiras"[14]. A corte dos séculos XVI e XVII aumentou as normas de etiqueta, o cultivo da aparência, impondo corpos mais flexíveis, reforçando o papel da aparência onde antes dominava uma arte mais guerreira. O cortesão não é mais o cavaleiro. A imponência leva a melhor sobre a antiga corpulência, provocando inquietude entre os velhos barões, como Thomas Artus, que zomba do séquito de Henrique III ao ridicularizar as novas tendências: corpos finos, ombros apertados, cintura fortemente "abotoada", a "boa aparência" pretendendo substituir as "carnes boas"[15] e fartas de antigamente. Os exercícios também o confirmam, não visando mais unicamente o treinamento militar, mas promovendo adequação, compostura e adesão às conveniências refinadas. Seu valor é simbólico, social e já está bem estudado hoje, examinado que foi tantas vezes nos trabalhos sobre a vida nas cortes[16].

Não que tivessem desaparecido as refeições "espetaculares", a "abundância" das festas da nobreza e suas imagens fartas visando "os convivas e os relatos escritos ou pictóricos"[17], como o banquete oferecido em Versalhes em 18 de julho de 1668, em que os pratos eram arquiteturas monumentais, amontoados gigantescos servidos aos olhos estupefatos dos cortesãos. É o que diz Félibien à sua maneira, ao se deter apenas na primeira mesa do festim, símbolo de um prestígio rigorosamente orquestrado:

---

14. GARIN, E. *L'Éducation de l'homme modern*: 1400-1600. Paris: Fayard, 1995, p. 139 [Pluriel – 1. ed. italiana, 1957].

15. ARTUS, T. *Les hermaphrodites* [século XVI]. Paris: [s.e.], 1709, p. 22.

16. Cf., entre outros: REVEL, J. "Les usages de la civilité". In: ARIÈS, P. & DUBY, G. (orgs.). *Histoire de la vie privée*. – T. III: *De la Renaissance aux Lumières*. Paris: Seuil, 1986.

17. QUELLER, F. *La table des français*: une histoire culturelle [XVe-XIXe siècles]. Rennes: Presses Universitaires de Rennes, 2007, p. 95.

> [Um prato] representava uma montanha, em cujas inúmeras cavernas se viam diferentes espécies de viandas frias; outro era como a fachada de um palácio feito de marzipã e massa açucarada. Um vinha carregado de pirâmides de frutas cristalizadas; outro, de uma infinidade de jarras com todo tipo de licores; e o último era composto de caramelos[18].

O modelo de esbeltez e magreza se impõe, no entanto, às referências sociais da Modernidade. Ganha destaque especialmente a palavra "leve", repetida como tema central no *Livro do cortesão* de Badassar Castiglione em 1528: "leve e dextro"[19], "forte, esguio e leve"[20], "força e leveza adquiridas com arte"[21] são qualidades que se espera de aprendizagens pacientemente citadas nos tratados. Como resume Nicolas Faret na sua *Arte de agradar na corte*: "antes esquálido que gordo demais, se os membros são bem formados, fortes, flexíveis, decididos"[22]. Leveza que, na verdade, não se define nunca, mas que sugere uma crítica do pesado, uma denúncia do volumoso, como por exemplo no "Gordo Médici"[23], membro da família reinante em Florença, condenado no texto de Castiglione como modelo que não se deve seguir, embora nenhum detalhe indique com precisão o volume do príncipe. Ou ainda a "bota" do Duque de Saxe, seu grande calçado de caça e de guerra, "tão extremamente grande" que é levada "em triunfo" a Carlos V após a vitória contra os príncipes protestantes em 1547, o que provoca a zombaria dos cortesãos para com o duque

18. Apud ibid., p. 95.
19. CASTIGLIONE, B. *Le livre du courtisan* [1528]. Paris: Flammarion, 1991, p. 49.
20. Ibid., p. 47.
21. Ibid., p. 53.
22. FARET, N. *L'Art de plaire à la cour*. Op. cit., p. 16.
23. CASTIGLIONE, B. *Le livre du courtesan*. Op. cit., p. 88.

que julgam "grande, gordo, balofo" demais[24]. Sem dúvida uma imprecisão, mas o gordo é claramente rejeitado.

Da injúria ao social

Novidade mais profunda é que o aumento do desprezo atinge a linguagem, fabrica expressões, desloca o horizonte das palavras. Uma cultura "negativa" do "volume" é cada vez mais declarada, ainda que indiferente às nuances ou à precisão numérica. Os "de porte pesado", evocados desde o século XVI, são agora objeto de uma vingança repetitiva: todos "desprovidos de espírito", "muito pouco sábios", quando não "desagradáveis"[25]. Não que sejam sempre "realmente" gordos, sendo-o antes por alusão, por metáfora: lentos e rudes, confirmando a brusca fecundidade da referência física. A "ofensa" joga com a imagem, sugere o visível, ao passo que a Idade Média a ignorava[26]: o "pesado" cresce em aproximações possíveis, designando os que pouco ou mal compreendem, os que revelam ausência de inteligência ou de sutileza. Os "de porte pesado" são os "grosseiros" das *Cem novelas novas*, os "sem malícia" ou "sem discernimento": por exemplo a esposa do Cavaleiro du Haynau, essa mulher ingênua, escolhida precisamente "um pouco pesada"[27] para ser melhor dirigida e "moldada"[28] pelo marido. Ou os habitantes da Champagne, com a "abundância da gente pesada", pouco refletida ou avisada, como um vendedor dos campos de Reims por muito tempo incapaz de qualquer intimidade física com a esposa por pura ignorância, para não dizer estupidez[29].

---

24. BOURDEILLE, P. (dito Brantôme). *Les grands capitaines étrangers* – Œuvres completes. T. I. Paris: [s.e.], 1854, p. 23.
25. *Les cent nouvelles nouvelles*. Op. cit., p. 86.
26. Cf. p. 27s.
27. *Les cent nouvelles nouvelles*. Op. cit., p. 178.
28. Ibid., p. 179.
29. Ibid., p. 85.

A palavra *lourd*[30] suscita de forma mais ampla, desde o início do século XVI, uma inventividade linguística que estigmatiza a falta de jeito e o torpor. Ela se "desdobra" em *lourderie*, *lourdise*, *lourdeté*[31], *lourdaut*[32] – este designando nas *Novas recreações e alegres divertimentos*, de Bonaventure Des Périers, de meados do século XVI, o mal-educado ou imprudente, o homem sem princípios ou precaução, descuidado[33]. A pessoa qualificada de "pesada, grossa" no recenseamento de Étienne Pasquier em 1560 era assim designada tanto por seu peso físico quanto por sua "grosseria"[34]. Um acúmulo decisivo de expressões aparece no Falstaff de Shakespeare, no final do século XVI, em que o rei projeta em inesgotáveis tiradas os qualificativos para o seu bode expiatório: "Glutão", "Barriga", "Barrigão", "Pasta de Fígado Gordo", "Colchão de Carne", "Grosseirão", "Pança de Espanha", "João Pança", "Bolão", "Pão de Sebo", "Banha Derretida", "Massa Bruta", "Manteigão", "Tonelada", "Doce Balão", "Velho Obsceno", "Porco", "Velho Porco"[35]. A imagem dominante é a do peso, de uma infiltração invasora não apenas do ventre, mas de todo o corpo.

Acrescentemos que também a canção popular se põe a denegrir a gordura desagradável. Uma queixa de 1633, por exemplo, registra as contrariedades da "Bela Alison", cujo corpo desagrada em cada detalhe, pelo excesso mesmo, e desespera o amante:

---

30. *Pesado* em francês [N.T.].

31. Todas com um sentido de *peso* aplicado mais aos movimentos e à atitude mental [N.T.].

32. Pesadão, desajeitado [N.T.].

33. DES PÉRIERS, B. "Les nouvelles récréations et Joyeux Devis" [século XVI]. *Conteurs français du XVI*e *siècle*. Op. cit., p. 549.

34. PASQUIER, É. *Des recherches de la France*. Paris: [s.e.], 1633, p. 787 [1. ed., 1560].

35. SHAKESPEARE, W. *Henri IV* [século XVI] – Œuvres completes – T. III: Histoires. Paris: Gallimard, 2008 [Bibliothèque de la Pléiade].

O braço dela é roliço
Como barril de mostarda,
A barriga é uma geleia
E a coxa, uma alabarda[36].

Cria-se além disso um estilo que mais do que nunca identifica a imbecilidade ao peso, estigmatizando o inútil e fecundando a linguagem, chegando mesmo a ornar diatribes religiosas ou literárias em sua possível exaltação. Sagon não hesita, em 1539, em chamar Marot de "asno preguiçoso, pesado e lasso", de "grande besta", de "bovino ignorante"[37]. Para os católicos de Montauban, algumas décadas mais tarde, a morte do Pastor Daniel Chamier resultou de um "ventre entulhado", de uma "pança podre" que "estourou"[38].

As ilustrações o confirmam. Por exemplo na polêmica religiosa, em que a iconografia católica representa Lutero esmagando suas bíblias sob uma enorme barriga que tem que ser transportada num carrinho de mão[39], ao passo que a iconografia protestante representa o papa "inflado" até o nível do grotesco por um satã também balofo e derruído[40]. Moleza, mas também lascívia e sujeira, o gordo passa a representar definitivamente algo "negativo", incarnando na aparência uma debilidade de gestos e condições. Ainda lidamos com uma oposição entre "magreza" e "gordura" cujos limites permanecem in-

---

36. "Alizon a l'œil charmant" [1633]. In: WERCKELIN, J.B. *L'Ancienne chanson populaire en France*: XVIe et XVIIe siècles. Paris: [s.e.], 1887, p. 15.

37. SAGON, F. *Plusieurs traictez par aucuns nouveaulx poètes du différent de Marot*. Paris: [s.e.], 1539, [s.p.].

38. *Épitaphe anagrammatique de Daniel Chamier, gros et gras Ministre de Montauban*. Montauban: [s.e.], 1621.

39. "Lutero e sua mulher, Bora [século XVI – estampa anônima]. In: GRAND-CARTERET, J. *L'Histoire, la vie, les mœurs et la curiosité*. T. II. Paris: [s.e.], 1927, p. 32. Sobre Lutero, cf. tb. CHRISTIN, O. "La foi comme chope de bière: Luther, les moines, les jeûnes". In: CSERGO, J. (org.). *Trop gros?* – L'obesité et ses representations. Paris: Autrement, 2009, p. 45 [Mutations].

40. "A gênese e o nascimento do anticristo" [1525-1530 – estampa anônima]. In: GRAND-CARTERET, J. *L'Histoire, la vie, les mœurs et la curiosité*. Op. cit., p. 28.

tuitivos. Ela realça os contrastes, mas joga mais com os excessos do que especifica os traços. Tem como alvo sem dúvida o muito gordo e o denuncia com mais força, mas esse muito gordo não ganha melhor definição nem passa a ser diferenciado de uma nova forma.

Resistências e fascínios

A crítica acirrada transforma, em compensação, os gigantes rabelaisianos em símbolos de uma resistência irônica. A figura de Gargantua, sua "carantonha inchada" de "dezoito queixos"[41], o ventre imenso com sua cinta de "trezentos e cinquenta alnas de sarja de seda"[42], a compleição "maravilhosamente fleumática", destaca-se ainda mais na zombaria do contraste com a finura moderna. Realimenta o velho fascínio do "país da cocanha", dos repastos abundantes, do comer sem fim. E incarna sua origem direta no festim: o nascimento mesmo do gigante é provocado quando sua mãe, Gargamel, numa terça-feira "gorda", "dia 3 de fevereiro", devora "grande quantidade de tripas" – as tripas de "trezentos e sessenta e sete mil e quatorze" bois "gordos" – que lhe comprimem o ventre a tal ponto que forçam o parto[43].

Outra imagem zombeteira é a do ventre como "motor" primeiro. Gaster, o "nobre mestre das artes", deus ventripotente dos gastrólatras, servos do estômago, no *Livro quarto*, leva às mais nobres invenções em função das mais banais e massivas exigências alimentares: "todas as artes, todas as máquinas, todos os ofícios, todo

---

41. RABELAIS, F. *Gargantua* [1534] – Œuvres completes. Paris: Gallimard, 1955, p. 47 [Bibliothéque de la Pléiade].

42. Ibid., p. 50. – Antiga medida francesa de comprimento, a alna (*aune*) correspondia a 1,18m [N.T.].

43. Ibid., p. 57.

engenho e sutileza"[44] seriam inspiração do estômago. Em outras palavras, a barriga é a mola mestra da invenção.

Rabelais multiplica as referências a "gordura" e acúmulo, brincando com a ideia até a exaustão. Uma simples refeição associa ao infinito pratos e expressões: "dezenas de presuntos" e línguas de boi defumados, "ovas e chouriços" e "carnes à vontade", regados a um "sem-número e sem-fim" de bebidas e "pazadas de mostarda" enfiadas continuamente na boca do gigante por "quatro dos seus"[45]. É um desejo oral interminável, em forma de farsa, no momento em que se afirmam mais as exigências de "leveza".

Beroaldo de Verville transpõe o tema em teatro cósmico algumas décadas mais tarde, ampliando em *Como chegar lá* um mundo em que tudo seria "gordo", inclusive os "dias magros" da abstinência católica de carne: comida em profusão, personagens "exagerados", até o "Senhor Quaresma", modelo tradicional de magreza, que se torna extremamente gordo, tão gordo "que a gordura lhe saía pelos olhos como pulgas saltitando num forno embaçado de frio"[46]. Verville admite o prazer até a farsa, assim confirmando como a miragem de um empanturrar interminável não desaparece com a Modernidade.

Sancho Pança tem quase o mesmo papel no texto de Cervantes, do começo do século XVII, com suas zombarias, gracejos licenciosos e, claro, grosserias, em que de passagem se mistura a lembrança de alguns valores terrenos e realistas, numa autoconfiança bem "razoável" proporcionada pelo gozo das coisas e a pança cheia. O perfil é de imediato sugestivo – "barriga grande, atarracado, pernas finas e tortas"[47] e um comer constante: "Vamos viver

44. RABELAIS, F. *Quart livre* [1552] .– Œuvres completes. Op. cit., p. 718.

45. RABELAIS, F. *Gargantua*. Op. cit., p. 86.

46. BÉROALDE DE VERVILLE, F. *Le moyen de parvenir* [1610]. Paris: [s.e.], 1841, p. 166 [1. ed., 1610].

47. CERVANTES, M. *Don Quichotte de la Manche*. T. I. Genebra: Rencontre, 1962, p. 97 [1. ed. espanhola, 1605].

e comer todos em paz"[48]. Por fim, o argumento é terapêutico sobre a comida, que julga "confortar o coração e o cérebro"[49]. Governando sua ilha imaginária, Sancho chega a pôr na prisão o médico considerado "reticente" demais quanto aos comes e bebes[50]. Era uma forma de inverter as prescrições médicas da época.

Temos que nos deter, porém, nessa imagem que mostra como nunca a ambivalência possível do gordo[51]. O tema torna-se explícito com essa primeira grande narrativa literária. A figura do campônio "pesado de talhe", promovido a "escudeiro" do "cavaleiro", mostra ao mesmo tempo um espírito "obtuso"[52] e "maldoso". É também astucioso, realista, definindo-se como "um pouco malicioso" e com "uma pitadinha de malandragem"[53]. São inúmeras as cenas em que Sancho opõe um banal pragmatismo aos estranhos delírios do seu senhor, tornando-se o homem das "simplicidades sempre naturais"[54], dos prazeres imediatos, aquele que come em vez de sonhar. Ele é o "redondo" confrontado ao "fino" até ao nível do caricato, contrapondo verdades terra a terra às escapadas da imaginação:

> De modo algum estou em condições de me meter em contas e historietas [...], minha patroa me espera; quando tiver terminado a janta, aqui voltarei, pronto para satisfazer Vossa Mercê e todo mundo[55].

---

48. Ibid. T. II, p. 418.

49. Ibid. T. I, p. 15.

50. Ibid. T. II, p. 401.

51. Cf. FISCHER, C. *L'Homnivore* [1990]. Paris: Odile Jacob, 1993. O tema é aí analisado com a maior justeza, lembrando "a simpatia aparentemente despertada com frequência pelo gordo", assim como "a rejeição quase fóbica" que ele pode provocar, sobretudo hoje (p. 337).

52. CERVANTES, M. *Don Quichotte de la Manche*. T. I. Op. cit., p. 269.

53. Ibid.. T. II, p. 75.

54. Ibid.

55. Ibid., p. 42.

A referência ao *bon vivant*, intuitiva e imprecisa, mescla-se então à referência ambígua e persistente ao gordo, que atravessa os tempos, ainda que claramente superada pela crítica da gordura.

A imagem ridícula do gordo frequenta, enfim, inúmeras ilustrações e relatos de ficção no início da nossa Modernidade. O erótico, por exemplo, com essa vontade de perfilar uma infinidade de carnes para transpor a um espaço sempre revisitado um absoluto tátil e sensual. Brantôme sabe evocar essas mulheres "grandes, gordas, carnudas lameiras e grossas tripeiras", cuja vasta plenitude é uma sedução total[56], carnes a saltar para melhor materializar o sensível, imaginar a força e intensificar a intimidade. Os narradores do século XVI sabem também mesclar a gordura à licenciosidade jocosa: o "charreteiro" da sétima das *Cem novelas novas*, por exemplo, partilha o leito dos patrões durante uma viagem movimentada e fica "animado como um potro" ao contato do "grande traseiro"[57] de madame. E também o povo comum, como ilustram melhor que tudo os aldeões de Brueghel, dançando ou fazendo a colheita, homens e mulheres de carnes abundantes, grandes carcaças vestidas com mantas enormes[58]. Ou, mais ainda, a aldeã de Dürer, no tratado sobre proporções do início do século XVI[59], que opõe fortes traços arredondados aos cânones esguios das efígies refinadas.

Os modelos, no entanto, definitivamente mudaram. O gordo não passa agora de contraste nostálgico, divertido ou popular, às modas e maneiras elegantes. O próprio Brantôme dá como exem-

---

56. BRANTÔME. *Les dames galantes* [século XVI]. Paris: Gallimard, 1981, p. 250 [Folio].

57. *Les cent nouvelles nouvelles*. Op. cit., p. 47.

58. BRUEGEL, P. *Os ceifeiros* [1565]. Nova York: Metropolitan Museum of Art.

59. DÜRER, A. *Les quatre livres de la proportion des parties et pourtraict des corps humains*. Paris: [s.e.], 1613 [1. ed., 1515].

plo acabado de beleza a "grande finura" do "talhe, da cintura"[60]. A "finura" é igualmente a primeira qualidade destacada por um velho médico apaixonado por uma criada de 15 anos numa novela de Giraldi Cinzio[61]. E as narrativas do século XVI muitas vezes marcam claramente as oposições, como o faz Gianfranco Straparola numa de suas novelas de 1553. Castorio, jovem sem malícia, admira Sandro, camponês rubicundo de Carignano, "tão gordo que sua carne parece toucinho"[62]. Enciumado, Castorio pergunta ao campônio o que ele fez "para se tornar tão gordo". A resposta é uma terrível proposição aceita de cara pelo jovem boboca: a extração dos testículos por um hábil cirurgião. A operação é bem-sucedida, após dores monstruosas. Castorio engorda "como desejava"[63]. Mas o sentido da história é que o "pobre rapaz" é ludibriado[64]. E o é duplamente: de um lado, pela abominável dor que sofre e, de outro, pelo efeito ridículo da operação. Comiseração é o que ganha o jovem desmiolado.

De modo mais profundo, é exatamente um modelo social que liga mais que antes o gordo ao grosseiro. Esse modelo "desvaloriza" o que é enorme, tornando-o uma coisa vulgar. Deficiência que o Classicismo levará ao cúmulo, mas cujos traços são já delineados no século XVI: "ingestões" gulosas e o hábito de beber em "desmedida" são, para Pietro Aretino, atitudes de "lavradores" ou "condutores de mulas"[65], passos e gestos pesados são, para Pierre de L'Étoile, típicos de camponeses e tolos. É a aparência que dão

---

60. BRANTÔME. *Les dames galantes*. Op. cit., p. 243.

61. CINZIO, G. "Nigella et le docteur" [século XVI). *Conteurs italiens de la Renaissance*. Paris: Gallimard, 1993, p. 1.036 [Bibliothèque de la Pléiade].

62. STRAPAROLA, G. "Les facétieuses nuits" [1550]. *Conteurs italiens de la Renaissance*. Op. cit., p. 407.

63. Ibid., p. 410.

64. Ibid.

65. ARETINO, P. *Lettres*. Paris: Scola, 1988, carta de 15 de junho de 1538, p. 95.

alguns guardas suíços do rei, ainda não "educados", para o olhar divertido dos cortesãos em 1602:

> Vendo passar a gente estranha
> Tão rubicunda e grande a bunda,
> Pensei ver Baco em barafunda
> Multiplicado na vindima[66].

A desconfiança crescente em relação à gordura marca em definitivo a Modernidade, ainda que limites e fronteiras não sejam ainda evocados.

A rejeição de toda magreza

Impossível, de qualquer foma, entender o objeto dessa estigmatização do "gordo" sem medir a visão igualmente temida que se tinha do "magro". A obrigação era de um "equilíbrio". "A obesidade assenta mais com o belo que a magreza"[67], observa Jean Liébault em 1572. O perigo da magreza era fazer sumir o que uma gordura "normal" supostamente promoveria, ou seja, o volume e modulação das formas. Donde a descrição fortemente alarmista da magreza: "extenuação extrema" do corpo, que se podia reconhecer pela "pele frouxa ao ser puxada com a ponta dos dedos, separando-se facilmente da carne"[68]. Daí também a sanção social possível: a demissão brusca de Josse Clichtove do posto de "confessor real" em 1517 por "excesso de magreza"[69], ou a ironia de Brantôme sobre essas mulheres "tão descarnadas que o prazer e a tentação

---

66. L'ÉTOILE, P. *Mémoires, journaux.* T. II [séculos XVI-XVII]. Paris: [s.e.], 1875-1896, p. 340.

67. LIÉBAULT, J. *Trois livres de l'embellissement et ornement du corps humain, pris du latin de M. Jean Liébaut... et faict français.* Paris: [s.e.], 1582, p. 556.

68. Ibid., p. 564.

69. Cf. carta de Erasmo a Thomas Morus, de 10 de julho de 1517 (NAUWELAERTS, A. (org.). *Correspondance.* T. III. Bruxelas: Presses Académiques Européennes, 1974, p. 9.

delas logo passa"[70] e, ainda, a do Aretino sobre a "megera do convento", mulher "de maus bofes e sem graça", cuja magreza transformava na "figura de uma possessa"[71].

Um medo difuso envolve a imagem da magreza como "máscara da morte"[72], evocada tanto nos relatos de ficção como nos tratados. A magreza assusta, lembra a fome, a peste, a desencarnação. Ela é secura, aspereza, fraqueza, aquilo que no imaginário antigo se opõe às forças vitais. Seu perfil é o do inevitável, o envelhecimento e a morte: "Não há nada que resseque como a idade, ainda que lentamente"[73]. A pele de pergaminho do velho é assim o oposto da pele umectada da criança.

A magreza concorre também para a impotência: é, por exemplo, obstáculo à gestação, como o foi na década de 1560 para a Rainha Luísa de Vaudemont, considerada pelos embaixadores italianos "de compleição muito fraca, antes magra que outra coisa"[74]. Por vezes chega mesmo a ser loucura, como constata João Indagine ao evocar cortesãos de Carlos V, homens exangues, de "pescoço comprido como cegonha", que o fisiognomonista alemão julga totalmente "insensatos e bobos"[75].

A magreza incarna, por fim, a ambiguidade dos melancólicos cujo humor terroso e compleição seca levariam tanto à fraqueza quanto à reflexão atormentada. O grande século da melancolia,

---

70. BRANTÔME. *Recueil des dames* [século XVI]. Paris: Gallimard, 1991, p. 409 [Bibliothèque de la Pléiade].

71. ARETINO, P. "Les six journées" [século XVI]. *Conteurs italiens de la Renaissance.* Op. cit., p. 801.

72. NAVARRE, M. *L'Heptaméron.* Op. cit., p. 749.

73. BACON, F. *Histoire de la vie et de la mort.* Paris: [s.e.], 1647, p. 30 [1. ed. inglesa, 1626].

74. *Relations des ambassadeurs italiens sur les affaires de France au XVIe siècle, recueillies par M.N. Tommaseo.* T. II. Paris: [s.e.], 1838, p. 631.

75. INDAGINE, J. *La chiromancie et phisionomie par le regard des membres de l'homme* [1543]. [s.l.]: [s.e.], 1585, p. 78.

aquele que introduz a gravura meditativa de Dürer[76], o das guerras renascentistas desencadeadas em nome de Deus, o dos "males do tempo"[77], calamidades tanto mais insuportáveis porque os flagelos medievais pareciam ter-se abrandado, é também aquele em que nasce o tema do gênio e da grandeza do artista, do homem visionário e dividido: os letrados "oprimidos pela bile negra separam o pensamento do corpo e das coisas corporais para uni-lo às incorpóreas"[78]. Mas a bile negra é também a que resseca o corpo, produzindo fraqueza e emagrecimento, comprometendo a vida. Daí florescerem no século XVI os livros sobre a melancolia, a insistência nos perigos da magreza excessiva e as sugestões para que se limitem os seus efeitos com regimes "supervisionados" por homens de letras. Daí os conselhos de André du Laurens para que o homem se cerque de luzes vivas e agradáveis, vermelhas, amarelas, verdes, para evitar as perturbações causadas por "espíritos e vapores negros que passam continuamente pelos nervos, as veias e as artérias, do cérebro ao olho"[79], e os de Timothy Bright para que se acumulem alimentos líquidos a fim de "modificar a secura e o humor do corpo"[80].

A descrição do magro se enriquece com La Bruyère, ilustrando claramente esse ressecamento até o caráter "moral", com os "olhos

---

76. DÜRER, A. *A melancolia* [1514]. Paris: Petit Palais, [s.d.]. Cf. tb. HERSANT, Y. (org.). *Mélancolies*: de l'Antiquité au XXe siècle. Paris: Robert Laffont, 2005, esp. "Inquiétudes renaissantes", p. 64ss. [Bouquins].

77. Cf. DELUMEAU, J. & LERQUIN, Y. *Les malheurs du temps* – Histoire des fléaux et des calamités en France. Paris: Hachette, [s.d.], esp. "Un monde qui se dérègle", p. 253.

78. Marsile Ficin, apud MINOIS, G. *Histoire du mal vivre*: de la mélancolie à la dépression. Paris: Fayard, 2003, p. 117.

79. Cf. ibid., p. 127.

80. BRIGHT, T. *Traité de la mélancolie* [1596]. Grenoble: Jérôme Millon, 1996, p. 252.

cavos", a "tez afogueada"[81], uma possível "estupidez" também, que seriam acompanhadas pela baixeza e a timidez. A essa imagem se opõe Giton, o homem de "rosto cheio", o homem "rico", cujo andar "firme e decidido" se deve aos "ombros largos" e ao "estômago alto"[82], aquele cuja confiança supõe espessura e densidade. La Bruyère acentua os contrastes: a força contra a fragilidade, a plenitude contra a pobreza e infelicidade do magro, sua vulnerabilidade em oposição à segurança e serenidade do rico. Tudo parece lembrar a antiga ascendência do "gordo", mas com originalidade, uma vez que o moralista traz nuances. Antes de mais nada, ele faz a crítica incisiva de uma possível pretensão. Giton é a inauguração de um personagem, aquele cuja discreta gordura assinala um poder "inaceitável", o corpo transformado em redundância, o *status* em abuso. Sua disposição ou "alegria" também é "presunção"[83]. Não mais a grosseria popular, sem dúvida, mas a massa imperiosa, a exuberância dos poderosos. Daí a crítica de orientação nova. Ao mesmo tempo, uma outra razão torna o tema original: ele sugere toda a ambiguidade dos limites. Giton é espesso, mas não explicitamente gordo, impositivo sem ser rígido. É "forte" sem dúvida, mas sem resvalar para o pesado. Traduz abuso no entanto, um excesso discreto, impossível de avaliar com clareza, uma vez que nem mensuração nem palavra específica indicam-lhe o aspecto. Nasce um estúpido novo, ainda não totalmente definido.

Outra forma de espessura por fim, melhor aceita, ainda que raramente citada, está presente em algumas das inesgotáveis des-

---

81. LA BRUYÈRE, J. *Les caractères ou les mœurs de ce siècle*. Paris: Garnier, [s.d.], p. 179 [1. ed., 1688].

82. Ibid.

83. Ibid.

crições de Saint-Simon, sugerindo a existência de uma possível nobreza na gordura "comedida". Não a do príncipe de Mônaco, por exemplo, "gordo feito uma caçamba e não vendo até a ponta do ventre"[84], como igualmente evoca o memorialista, mas a de Monsenhor, o homem de sangue real, "mais que pequeno, bem gordo, mas não massudo demais, de ar altivo e bem nobre, sem nada de rude". A altivez permite-lhe sem dúvida manter-se "esguio", o que confirma a cavalo, em que "ficava muito bem e fazia grande figura"[85]. Densidade impalpável, característica prioritariamente do homem e não da mulher, em que se podiam eventualmente impor contenção e porte. A aproximação das fronteiras revela aqui toda a sua ambiguidade: é uma maneira de adotar, no caso do homem, um ar marcial que mescla uma relativa gordura a inconteste grandiosidade. O que revela uma insistente tendência nas referências mitológicas aos corpos possantes: é um jogo de espessuras – não a triste moleza dos inflados, mas a inabarcável amplidão dos "fortes". Todas essas distinções são antes mostradas que comentadas, mais "praticadas" que explicitadas.

Para compreender, por fim, no limiar da Modernidade, a presença necessária, mas imprecisa da gordura, que achavam dar forma ao corpo, é preciso compreender a realidade bem concreta, ameaçadora, mas igualmente imprecisa, da magreza.

---

84. ROUVROY, L. (Duque de Saint-Simon). *Mémoires*. T. III. Op. cit., p. 72.
85. Ibid. T. X, p. 177.

2

A gordura plural

É em torno do gordo, o que quer que isso fosse, que os médicos dos séculos XVI e XVII confirmam o reforço da norma. Os exemplos que dão são mais aguçados. E a sintomatologia diversifica-se. As observações tornam-se mais numerosas, sem que ainda se interroguem os "estágios" possíveis de gordura e o seu possível escalonamento.

Nenhuma transformação profunda sofre a imagem da gordura, estritamente limitada às impressões intuitivas, mas fazem-se novas tentativas para discernir suas origens, seus estados e particularidades. São reflexões, proposições e especulações que confirmam uma preocupação crescente com o tema – distinguem-se hidropisia e adiposidade, pletora e apoplexia ganham mais precisão. Aumentam os saberes, embora nada revele sua eficácia e a visão e tratamento tradicionais do gordo não se tenham de modo algum alterado.

"Dramatizando" a ameaça

Os médicos do século XVI recorrem às descrições alarmantes – peso insuportável, gestos travados – para evocar o "gordo" até o nível do ridículo e assim atingir melhor os espíritos e justificar a "sobriedade", ao mesmo tempo em que se confirma a relativa indiferença em traçar limites. O fleumático ilustrado por Ambroise Paré, por exemplo, ser transbordante de líquidos, espesso e catarrento, só existe engordado ao extremo: “cara plúmbea e inchada”, espírito “pesado, grosseiro, estúpido”, a barriga emitindo “ruídos coaxantes”, indivíduo “vomitador” e “cuspidor” que “lança excrementos pelo nariz”, com “um apetite canino” e doenças que o cobrem de “edemas e tumores”[86]. O fleumático seria aquele cujo catarro se infiltra pela cabeça, pelos órgãos e a pele, fluindo por todo o corpo. O que mantém a ambiguidade entre fleugma e gordura. Nada senão a tristeza do peso excessivo. Mais fundo ainda, o tema comporta uma imagem “temperamental” do gordo, a do “excesso” que vem das profundezas do ser, com sua aquosidade e substâncias turvas, ao mesmo tempo em que evoca a “incapacidade” do *gourmand* ou guloso, a gordura gerada por seu comportamento cotidiano, por suas paixões e “comer sem conta”. Difícil distinção entre o que é nato e o que é lentamente moldado.

A referência aos extremos é ainda maior em Joseph Du Chesne, médico de Henrique IV, polígrafo e amante de anedotas históricas, ao declinar em 1604, numa galeria de “modelos” escolhidos do passado, o fim que aguarda os demasiadamente gordos: Pomponius condenado a carregar a própria barriga num carrinho de mão; Adelberto, bispo de Worms, sufocado até a morte num corpo que se tornara “grotesco”; Dênis de Heracleia, filósofo hedonista, entregue às sanguessugas noite e dia para reerguer as carnes desabadas[87]. A argumentação é nova: invocar o “monstruoso” para melhor inquietar, transformar “abusos” físicos do passado em lições “indiscutíveis” do presente. O médico “vitupera”, intimida, impõe-se alarmando, faz pregação com ameaças, sem meios-tons ou limites.

---

86. PARÉ, A. *Les œuvres*.... Op. cit., p. XVI.

87. DU CHESNE, J. *Le pourtraict de la santé, où est au vif représentée la reigle universelle et particulière de bien sainement et longuement vivre*... Paris: [s.e.], 1620 [1. ed., 1606]. Cf. os exemplos de "alguns tão gulosos, comilões e beberrões que eram mais monstros que homens" (p. 253).

É uma evocação quase pedagógica, uma transposição desmedida do muito gordo para fazer de todo excesso um perigo. A paixão da gula é mesmo descrita por vezes como um penoso suplício: o da contínua ingestão em um repasto interminável, loucura do Barão de Montfort, tão empolgado que se proíbe dormir para poder melhor comer, como conta Louis Guyon em 1614[88]. Como se a gordura aumentasse tudo: alimentação febril, acúmulo sem fim. É uma maneira que o médico encontra de instrumentalizar o medo: não se trata mais do pecado ou da desordem da gula, mas de derrota física e ruína do glutão; não mais a culpa, mas a deterioração, ainda que o médico conserve antes o tom de pregador que de explicador.

Imagem bem específica ademais, focada no extremo, por julgar-se que correspondia ao mais visível e impactante, ela tende a ignorar qualquer fase intermediária. Nada mais difícil que explicitar gradações. É o que mostram os médicos de Catarina de Médici, evocados pelos embaixadores italianos: práticos que só expressam sua inquietude quando a rainha atinge uma "corpulência enorme"[89]. Donde o silêncio possível e duradouro sobre o "medianamente" gordo, sobre o desencadeamento e as etapas do processo de engorda, sobre o aumento lento da gordura.

O medo da apoplexia

Inúmeros sintomas ligados à gordura são, no entanto, melhor objetivados pelos médicos "modernos": o excesso, a apoplexia, a hidropisia. Estreita-se uma série de laços entre volume e sintomas, sem que tal volume seja ainda definido. Laurent Joubert,

---

88. Cf. GUYON, L. *Le cours de médecine en français contenant miroir de beauté et santé corporelle.* T. I. Lyon: [s.e.], 1664, p. 252 [1. ed., 1612].

89. *Relations des ambassadeurs italiens....* Op. cit. T. I, p. 429.

entre outros, teoriza sobre a observação dos sintomas em 1578, dizendo que ela reserva ao médico "a inteligência de várias coisas que o povo faz e diz sem saber por quê"[90]. Essa atitude já foi largamente estudada pelos historiadores, revelando o advento da ciência moderna e a tentativa de afastar o saber popular para melhor especificar os modos de conhecimento[91], embora ainda formais: aprofundar o caráter sensível e fazer observação dos objetos para melhor precisá-los.

É a forma repleta que de imediato ganha a atenção, o acúmulo por "abundância de todos os humores"[92]. Não mais, por exemplo, a simples dor de barriga, invocada por Aldebrandino de Siena ou Bernard Gordon no século XIII[93], mas um conjunto de sinais interligados, como a "vermelhidão dos olhos", o "latejar das artérias", as "dores no corpo", a "lentidão de movimentos", o "sono pesado", a "sufocação de calor", referidos na década de 1550 por Jean Fernel ao privilegiar a observação concreta em detrimento das certezas antigas[94]. Aguça-se e diversifica-se a sensação de "demasia", embora a investigação do excesso ainda não distinga claramente se o que há demais são humores, sangue ou gordura. Uma ameaça também é identificada em "um sintoma violento e premente"[95]: a apoplexia.

---

90. JOUBERT, L. *Des erreurs populaires touchant la médecine et le régime de santé* – Seconde partie. Paris: [s.e.], 1587, [s.p.] [Épistre Apologitique].

91. Cf. HARRIS, E.E. *Nature, Mind and Modern Science.* Londres: George Allen and Unwin, 1968, "The problem of knowledge", p. 43.

92. FUSCH, L. *Méthode ou briève introduction pour parvenir à la cognoissance de la vraye et solide medicine.* Lyon: [s.e.], 1552, p. 174 [1. ed. latina, 1542].

93. Cf. p. 47.

94. Cf. FERNEL, J. *Les sept livres de la thérapeutique universelle* [século XVI]. Paris: [s.e.], 1655. • FERNEL, J. *La pathologie ou discours des maladies* [século XVI]. Paris: [s.e.], 1655. Cf. tb. ROGER, J. *Jean Fernel et les problèmes de la médecine de la Renaissance.* Paris: Palais de la Découverte, 1960.

95. FERNEL, J. *Les sept livres...* Op. cit., p. 71.

Acidente mortal, brusca perda de consciência e de sentidos, esse mal não é evidentemente "descoberto" pela medicina do século XVI. Já no século XIII, Bernard Gordon o mencionava, atribuindo aos excessos sua "causa antecedente"[96]. O risco já fora amplamente reconhecido muito antes[97]. Tudo muda, no entanto, entre o comentário que acompanha os mortos medievais e o que se faz sobre os mesmos "acidentes" no início dos tempos modernos. Froissart, como vimos, registra o efeito instantâneo, a surpresa total do "drama" de 1391, quando Gaston de Foix desaba subitamente ao voltar de uma caçada, e o esforço para reanimá-lo com "coisas fortificantes"[98]. Nenhum sinal precursor aqui, exceto os grandes repastos mencionados por Froissart de passagem e sem maior seriedade. Uma atitude, sobretudo, impõe-se após o acidente: a tentativa de "fortalecer" o "doente" durante a perda de consciência, recorrendo-se a alimentos para recuperar as suas forças.

É um outro olhar, uma outra resposta, uma inversão mesmo de atitude, em comparação com a morte do Senhor na França Clássica de Saint-Simon. Os sinais precursores estão todos lá: a gordura do príncipe, "gasto pelo deboche, gordo, de pescoço curto"[99], a séria altercação com o rei, seu irmão, algumas horas antes do acidente fatal e o "rosto inflamado" que daí resultou, assim como a refeição em que o Senhor "comeu excessivamente" e a quantidade de "doces e guloseimas engolidos o dia inteiro, dos quais seus bolsos e mesas estavam sempre cheios"[100]. Os sinais fazem referência

---

96. GORDON, B. *Ci commence la pratique de Bernard Gordon...* Op. cit., o excesso como "causa antecedente" da apoplexia, p. 175.

97. Cf. p. 26.

98. FROISSART, J. *Chroniques.* Op. cit., p. 832.

99. ROUVROY, L. (Duque de Saint-Simon). *Mémoires.* T. III. Op. cit., p. 153.

100. Ibid., p. 157.

ao comportamento, aos traços, à pele. Isso supõe uma representação mais mecânica e mais familiar dos vasos com sua possível saturação, tensão e bloqueio, o destino do sangue "rolando como nos encanamentos de um chafariz"[101]. A apoplexia é então associada mais ao universo do gordo, a ponto de o confessor advertir o Senhor alguns meses antes de sua morte[102]. A única precaução em tais casos é a sangria, a eliminação do "excesso", em vez do "fortalecimento".

A descoberta da circulação do sangue em 1628 desempenhou sem dúvida um papel nesse efeito de temor. O afluxo maciço, a ruptura de canais agora mais facilmente localizáveis levariam a uma crise bem diferente da que descrevemos anteriormente[103]. A primeira está ligada a uma falta de força, a segunda a uma pressão visível. Sobretudo, é uma nova maneira de observar, a partir do século XVI, muito antes da descoberta da circulação sanguínea, que dá outra importância à apoplexia: vermelhidão do rosto, espessamento das veias, sensações variadas de peso e dores lancinantes. A visão do médico muda. É com convicção que Jacodomus Lommius, por exemplo, médico dos príncipes de Orange por volta de 1550, aponta dentre a "gente" mais suscetível aqueles que têm "pescoço curto e estreito", além de uma "vida ociosa, passando o tempo a beber e a comer"[104]. Também Nicolas Abraham de la Framboisière fala com convicção ao designar, bem no começo do século XVII, "os fleumáticos e beber-

---

101. FLAMANT, G. *L'Art de se conserver en santé ou le médecin de soi-même.* Paris: [s.e.], 1692, p. 48-49.

102. Cf. DE ROUVROY, L. (Duque de Saint-Simon). *Mémoires.* T. III. Op. cit., p. 153.

103. Cf. p. 26.

104. LOMMIUS, J. *Tableau des maladies ou description exacte de toutes les maladies qui attaquent le corps humain* [século XVI]. Paris: [s.e.], 1760, p. 108.

rões de pescoço curto"[105]. A imagem do "pescoço curto" reaparece regularmente entre os sinais mencionados, indicando um estado de compressão, de pressão interna, uma dificuldade de viver ou de respirar. A imagem da bebida joga também com seus efeitos intuitivos e tradicionais de "enchimento". Jean Riolan avança na explicação ao mencionar a "gordura" e o "encolhimento do pescoço" (*collum breve*), que comprimem as "passagens" e tendem a "privar o cérebro" de sangue, obstruindo as carótidas e "veias cefálicas"[106]: obstáculo à alimentação da cabeça e perda súbita de consciência provocada pela pressão das carnes.

A apoplexia passa a ser citada com mais frequência em memórias e narrativas ficcionais. Pierre de l'Étoile menciona em seu *Diário*, que esboça uma crônica das mortes súbitas no final do século XVI e início do XVII, os grandes comedores, e lista minuciosamente o clima úmido, o "ar úmido e malsão" e as estações "de chuvas e aguaceiros" como condições que tornam o humor mais pesado e aumentam o risco de "apoplexias"[107]. As cartas de Guy Patin, algumas décadas mais tarde, multiplicam os exemplos de "bons camaradas rechonchudos, bem cheios e vermelhos" mortos "de apoplexia ou catarro sufocante"[108]. Não que a gordura já se defina melhor, mas os sintomas que podem acompanhá-la são melhor observados.

---

105. FRAMBOISIÈRE, N.A. *Œuvres*. Lyon: [s.e.], 1669, p. 261 [1. ed., 1613].

106. RIOLAN, J. *Artis bene medendi methodus generalis*. Paris: [s.e.], 1638, p. 75-76.

107. L'ÉTOILE, P. "Registre-Journal d'un curieux" [séculos XVI-XVII]. In: MICHAUD, J.-F. & POUJOULAT, J.-J.-F. (orgs.). *Nouvelle collection des mémoires pour servir à l'histoire de France*.... Op. cit. 2ª série. T. I, 1ª parte, p. 529.

108. PATIN, G. *Lettres*. T. II. [século XVII]. Paris: [s.e.], 1846, p. 208.

A gordura, discurso abstrato

Isso de modo algum significa um melhor conhecimento do gordo. Permanecem confusões, faz-se ainda relação entre abundância de gordura e de sangue, de fleugma e humores. Tudo resultaria de "alimentação gorda junto com ócio"[109], garante Henri de Monteux em 1559, ou de "intemperança e ócio"[110], afirma Michael Ettmüller no século XVII. Mas esse "tudo" permanece indistinto, engendrado por uma causa comum. Sangue e gordura, distintos nas palavras, seriam então insensivelmente confundidos nos fatos, o acúmulo pesando tanto na carne quanto nos vasos. Jean Devaux, autor do *Médico de si mesmo*, no fim do século XVII, atém-se apenas, por exemplo, à "quantidade de sangue"[111] gerada pelos "deboches" e práticas imoderadas para designar as matérias excessivas.

É que a gordura ainda é matéria obscura na medicina clássica – uma substância que, à revelia de toda química, sugere referências intuitivas, senão opostas, mesclando divergências e obscuridades. Multiplicam-se as polêmicas a respeito, que por si só provam o novo interesse pelas desmedidas espessuras. Sobre a localização da gordura, por exemplo, Jean Riolan pretende em 1661 que ela é unida por uma membrana que se estende sob a pele como uma "túnica" que permite agregar suas partículas, recobrindo o corpo "como um hábito"[112], ao passo que Diemerbroeck insiste em 1672

---

109. MONTEUX, H. *Conservation de santé et prolongation de vie, livre fort utile et nécessaire...* Paris: [s.e.], 1572, p. 108 [1. ed. latina, 1556].

110. ETTMÜLLER, M. *Pratique spéciale de médecine sur les maladies propres des hommes, des femmes et des petits enfants.* Lyon: 1693, p. 331 [1. ed., 1691].

111. DEVAUX, J. *Le médecin de soi-même...* Op. cit., p. 56.

112. RIOLAN, J. *Manuel anatomique et pathologique ou Abrégé de toute l'anatomie et des usages que l'on en peut tirer pour... la guérison des maladies.* Paris: [s.e.], 1661, p. 114 [1. ed., 1648].

no aspecto difuso desse "óleo" infiltrado, sem limite preciso[113], e Fabrício Haldan sugere ao contrário, em 1682, a existência de bolas de gordura que flutuam livres no abdômen e acentuam o volume do ventre, como objetos "autônomos" suscetíveis de serem expelidos como dejetos. É o que revelaria uma paciente de Haldan cuja corpulência desapareceu subitamente após a expulsão pelo ânus de três bolas de gordura recobertas de pele. Nenhuma surpresa, porém, quando essas bolas foram seccionadas ao meio: sob o invólucro epidérmico surgiu uma polpa gelatinosa e quase prateada, a gordura, em sua versão compacta e leitosa[114]. Polêmica também sobre a origem de tal matéria: viria essa gordura diretamente do sangue, constituindo sua parte pesada mal diluída pelo fígado, como supunha a tradição? Ou viria do quilo, líquido branco e leitoso produzido no estômago, conversão aquosa do alimento antes de sua transformação em sangue pelo fígado, como pensava Michael Ettmüller?[115] Sanctorius ainda vê aí, no início do século XVII, o efeito de um resfriamento relativo do humor (*ex frigiditate*[116]) que causaria certa petrificação da matéria. Polêmica igualmente sobre semelhanças: o "suco alimentício" da gordura é parecido com o dos nervos, como pensa o anatomista inglês Walter Charleton[117], ou com o do leite, como pensa o físico francês Claude Perrault?[118] Polêmica, por fim, sobre a estabilidade dessa

---

113. Cf. DE DIEMERBROECK, I. *L'Anatomie du corps humain.* Paris: [s.e.], 1723 [1. ed. latina, 1688].

114. HALDAN, F. *Opera observationum et curationum medico-chirurgicarum, quae exstant omnia.* Frankfurt: [s.e.], 1682, p. 321.

115. ETTMÜLLER, M. *Pratique spéciale de médecine...* Op. cit., p. 648.

116. SANCTORI, S. *Methodi vitandorum errorum omnium qui in arte medica contingunt.* Veneza: [s.e.], 1630, p. 593 [1. ed., 1603].

117. CHARLETON, W. *Exercitationes de œconomia animali novis in medicina hypothesibus superstructa... Editio novíssima.* Londres: [s.e.], 1685.

118. PERRAULT, C. *Essais de physique ou recueil de plusieurs traités touchant les choses naturelles.* T. III. Paris: [s.e.], 1680-1688, p. 295.

matéria: a gordura pareceria móvel, por exemplo, com a descoberta da circulação do sangue por Harvey em 1628 e a da circulação linfática por Aselli em 1647. Malpighi pretende mesmo revelar uma gordura ambulante, deslizante, distribuída do abdômen para outras partes do corpo por meio de "canais adiposos"[119] de improváveis percursos: novelos oleosos que fornecem alimento em caso de necessidade, como sugere ainda Claude Perrault referindo-se às marmotas e aos ursos que absorvem em seu retiro hibernal o próprio "toucinho"[120]. Ou ainda a visão do microscópio, levando na segunda metade do século XVII a descrições inesperadas, recortando pontos gordurosos, desenhando sacos, bolsas e glândulas, opacidades minúsculas que a ampliação proporcionada pela lupa revelava saturando os músculos e a carne.

Eram indicações muito formais, esotéricas mesmo, senão ridículas. Confinadas ao hipotético, limitadas ao círculo estreito de alguns hierarcas da medicina, seu efeito na prática médica é quase inexistente. Dizem apenas do interesse crescente dos médicos na Europa classicista pela substância gordurosa, assim como de sua relativa impotência para descrever-lhe a formação e composição. Resta a indiscutível curiosidade desses médicos, uma exigência maior, mas ainda sem efeitos práticos nem científicos.

Identificando a hidropisia

É sobretudo com relação à hidropisia que se afirma mais, nos séculos XVI e XVII, uma nova visão, uma oposição mais nítida entre o inchaço das águas errantes e a densidade das carnes gor-

---

119. Cf. MALPIGHI, M. *Discours anatomique sur la structure des viscères, sçavoir du foye, du cerveau, des reins, de la ratte, du polype du cœur et des poulmons.* Paris: [s.e.], 1683 [1. ed., latina, 1669].

120. Cf. PERRAULT, C. *Essais de physique.* Op. cit. T. III, p. 294.

das. “Bolsas”, de um lado, e, de outro, “consistência”, definem-se melhor as diferenças entre o hidrópico e o adiposo.

A atenção volta-se mais para os efeitos da dispersão aquosa. Sua observação ganha em agudeza: o olho aprecia a modificação possível dos volumes com a ação da gravidade, o corpo curvado ou ereto e seu equilíbrio diferente, o dedo medindo o “afundamento” da pele, o ouvido escutando o afloramento das águas. Um exemplo dentre outros é o boletim médico de Ambroise Paré por volta de 1570: “Com o doente deitado de bruços, o tumor é menos visível, porque a água se dispersa aqui e acolá”[121]. Donde as diferenças na flacidez dos contornos. Um sintoma ganha destaque nas descrições do século XVI, o da ascite ou barriga d’água com sua excepcional expansão abdominal e suas ressonâncias aquosas. Jacodomus Lommius mostra como o inchaço se limita nesses casos às partes inferiores do corpo, começando pelas pernas e atingindo depois o abdômen, mas deixando “magro o resto do corpo”[122]. O que o distinguiria do inchaço global dos adiposos.

Os anatomistas detêm-se na descrição dessas bolsas inchadas: as 180 libras de “água podre”[123] encontradas no útero de uma mulher dissecada por Vésale, em meados do século XVI, ou a “grande quantidade de água avermelhada” extraída, algumas décadas mais tarde, do cadáver de uma “pobre moça de Utrecht” cujo ventre havia chegado a um “tamanho inacreditável” enquanto todo o resto do corpo permanecera “bem emaciado”[124]. Tudo isso eram acessos líquidos, considerados bem diferentes da “consistência” dos gordos.

---

121. PARÉ, A. *Les œuvres...* Op. cit., p. 307.

122. LOMMIUS, J. *Tableau des maladies.* Op. cit., p. 250.

123. Cf. "Hydropisie extraordinaire". *Journal de Médecine,* 1679, p. 247-248.

124. Cf. ibid., p. 241.

Os médicos clássicos também se estendem em algumas explicações mecânicas: por exemplo, a pressão exercida pelos "humores supérfluos" sobre o fígado, órgão que "fabrica" o sangue, apertando e estreitando seus canais a ponto de só permitir a passagem de líquidos fluidos e "serosos"[125], assim perturbando os interstícios e generalizando as difusões. Ou as bebidas frias demais que paralisam esse órgão nos pacientes mencionados por Ettmüller, consumindo a noite, acumulando excessos e friezas hepáticas, antes de constatar-lhes o desmedido inchaço do ventre[126]. O hidrópico daí extrai um perfil específico, que mescla magreza por falta de "nutrientes" e obstrução por excesso aquoso. É com efeito a descrição que Jean Lhermite faz, em 1598, de Filipe II consumido pela "hidropisia": "Ele tinha então as pernas, coxas e ventre muito inchados, não obstante tão magro em outras partes do corpo que era só pele e osso"[127]. Outras causas mais pareceriam possíveis: urina, hemorroidas ou mênstruo retidos, todos fontes de mobilização dos mais diferentes humores.

A abertura artificial da barriga, em compensação, faz-se mais prudente. Ambroise Paré pode ainda achar "normal", por volta de 1580, a história do carregador de fardos parisiense apelidado de "Vai se puderes", cuja enorme barriga perfurada pela faca de um camarada, aparentemente numa rixa, verte boa "quantidade de água podre"[128] antes de ele recobrar suas forças e voltar ao trabalho. O perigo da incisão impõe-se, no entanto, inexoravelmente. Nicolas Abraham de la Framboisière insiste, em 1613, na necessidade de prevenir "os amigos do paciente que esse remé-

---

125. Cf. DEVAUX, J. *Le médecin de soi-même...* Op. cit., p. 83.
126. ETTMÜLLER, M. *Pratique spéciale de médecine...* Op. cit. T. I, 1691, p. 669.
127. LHERMITE, J. *Le passetemps* [século XVI]. Genebra: Slatkine, 1971, p. 141.
128. PARÉ, A. *Les œuvres...* Op. cit., p. 310.

dio é acompanhado de um grande perigo"[129]. E Lazare Rivière, em meados do século XVII, conta o caso de um homem "aberto" sem sentir grande dor, mas que morre "sem forças" algumas horas mais tarde. A constatação é inapelável: "Jamais qualquer operado escapou"[130]. O tratado de Thomas Sydenham sobre a hidropisia, de 1683, confirma enfim o fracasso inevitável: lesão vital, carne gangrenada[131].

Mas estranhas crenças se mantêm: Lazare Rivière, por exemplo, afirma na década de 1680 que os hidrópicos com pernas inchadas podem conseguir "certa destilação de serosidade"[132] se cortarem bem rentes as unhas dos pés, "até sangrar". Mantém-se a imagem do odre aprisionando líquidos. Também persistem estranhas certezas, como a descrição de um mal curioso que afeta uma princesa alemã, mencionado no início do século XVIII pelo margrave de Bayreuth: "Seu corpo inchava prodigiosamente toda manhã, mas o inchaço passava quando anoitecia"[133]. Ou os casos, igualmente barrocos, descritos por Marco Severini no século XVII: anatomias deformadas por imensas infiltrações que transformavam as costas em outras "barrigas" invertidas, de curvas imensas[134]. Sintomas misteriosos, secretos, registrados sem maiores comentários ou explicações. A novidade, se necessário repetir, está alhures: definir melhor a hidropisia, melhor descrever seus acidentes, melhor sugerir suas "aquosidades".

---

129. FRAMBOISIÈRE, N.A. *Œuvres*. Op. cit., p. 407.

130. RIVIÈRE, L. *Observations de médecine*. Lyon: [s.e.], 1724, p. 490 [1. ed. latina, 1659].

131. SYDENHAM, T. *De podagra et hydrope*. Londres: [s.e.], 1683.

132. RIVIÈRE, L. *Observations*... Op. cit., p. 623.

133. BAYREUTH, F.S.W. *Mémoires*: 1706-1742. Paris: Mercure de France, 1967, p. 64.

134. SEVERINI, M.A. *De abscessuum recondita natura*. Lyon: [s.e.], 1724, p. 207 [1. ed., 1632].

Novidade limitada, no entanto. Os obstáculos a uma definição clara devem-se às dúvidas sobre a origem da excrescência, assim como à "diversidade" atribuída a esse mal – desordem de início associada apenas a seus volumes. A ponto de Tommaso Campanella, em 1613, citar de cara a hidropisia entre as principais doenças contra as quais quer preservar os habitantes da sua "Cidade do Sol"[135].

Identificando o excesso gotoso

À multiplicação de intermináveis debates sobre a origem das matérias gordurosas ou aquosas somam-se intermináveis discussões sobre a origem da gota, também associada a certa "superfluidez de humores"[136].

Jean Fernel, em 1550, sugere uma explicação que rompe com as observações tradicionais[137]: o depósito em nível cerebral de humores que em seguida descem por gravidade, infiltrando as articulações amolecidas ou "relaxadas" demais. O cérebro agiria como uma "ventosa"[138], por sua frieza atraindo para cima os humores, antes de largá-los para baixo carregados de fleugma "duro" e frio. Daí a engrenagem do mal: o licor, muito espremido dentro da caixa craniana, escorreria pelas estreitas "juntas", irritando-as e travando-as. É também a imagem global de um corpo atravessado por humores, num ciclo em que os vapores elevados e condensados na cabeça desceriam novamente para os membros, pa-

---

135. CAMPANELLA, T. "La cité du soleil ou idée d'une république philosophique" [1613]. *Voyages aux pays de nulle part.* Paris: Robert Laffont, 1990 [Bouquins]. Os habitantes da cidade do sol "jamais têm gota nem reumatismo, catarro ou ciática, nem cólicas, nem hidropisia ou flatulência" (p. 261).

136. FURETIÈRE, A. "Goutte". *Dictionnaire Universel Contenant Généralement tous les Mots Français...* Paris: [s.e.], 1701.

137. Cf. FERNEL, J. *Chirurgie.* Toulouse: [s.e.], 1667, p. 39 [1. ed. latina, 1550].

138. Cf. LAURENS, A. *Œuvres.* Op. cit., p. 352.

rando no nível mais baixo. Nicolas Abraham de la Framboisière, retomando Fernel, pretende mesmo confirmar essa "queda" com a identificação de uma dor ambulante que caracteriza o gotoso: "Sente-se então a dor pouco a pouco descer do colo ou pelos ombros para os cotovelos e as mãos, ou ao longo das costas..."[139] Esse mal não seria outra coisa que uma destilação perturbada: o "defluxo" seria aliás tanto mais catarrento quanto mais atestada a debilidade cerebral, provocando "excrementos e superfluidez"[140]. A descrição do gotoso torna-se mais complexa, ele ganha "catarros", é obstruído por muco, fica pesado de matérias condensadas.

Há ainda muito desacordo sobre a origem desses tormentos articulares, todos associados no entanto a algum excesso de humor e a algum excesso alimentar. Nenhuma dúvida sobre a superfluidez, sobretudo descendo da cabeça, como "fonte de todos os catarros"[141], mas há uma multiplicidade de hipóteses sobre a presença de outras desordens, como perturbações digestivas, a combinação inacabada de alimentos, falta ou insuficiência de "cozimento"[142]. Aí se juntam todos os fluxos impedidos: "mênstruos ou hemorroidas"[143], suores ou abscessos, substâncias diversas retidas por tempo demasiado. Sugere-se até que o vinho tem um papel específico, como imagina Thomas Sydenham em 1683 a partir de sua própria experiência:

> Embora a gulodice e a quantidade excessiva de alimentos produzam com bastante frequência a gota, ela resulta com muito mais frequência ainda

---

139. FRAMBOISIÈRE, N.A. *Œuvres*. Op. cit., p. 677.

140. Ibid., p. 352.

141. Ibid., p. 354.

142. SYDENHAM, T. "Traité de la goutte" [1683]. *Œuvres de médecine pratique*. T. II. Paris: [s.e.], 1816, p. 139.

143. FRAMBOISIÈRE, N.A. *Œuvres*. Op. cit., p. 679.

> de um excesso de vinho, cujos vapores nocivos corrompem os fermentos digestivos, precipitando as cocções, sobrecarregando o sangue de uma abundância excessiva de humores, enfraquecendo e abatendo os espíritos animais[144].

As causas das "gotas" só vieram a se diversificar, ainda que o mal apareça prioritariamente como "filho da riqueza", a ponto de Paul Dubé revelar, em 1640, ter longamente hesitado em colocá-lo na sua lista de "doenças dos pobres"[145]. Os médicos de Luís XIV acusam, além disso, segundo a ocasião, o "vinho de Rivesaltes" de provocar em 1697 uma crise de gota tão forte que o rei não podia dormir mais de "duas ou três horas"[146] ou, em 1698, os "grandes repastos de Fontainebleau" que supostamente produziram um "inchaço no peito do pé direito"[147] e, mesmo, o "cozido muito condimentado" consumido em 1699, que teria desencadeado uma dor tão forte e tão persistente que o rei "não pôde sequer apoiar o pé"[148] ou, ainda, o "grande vento frio de sudoeste" que pegou Luís em dezembro do mesmo ano e teria feito "a gota durar mais tempo"[149]. É um mal sério, pois o rei sente "calafrios", "dores agudas", "fraquezas", "distrações". E também "desequilíbrio" que impede o andar, exigindo apoio constante, ajuda de máquinas e meios de transporte, como o uso de uma cadeira com "rodinhas"[150] na qual o príncipe é regularmente empurrado nos anos 1700.

---

144. SYDENHAM, T. *Traité de la goutte*. Op. cit., p. 141.

145. DUBÉ, P. *Maladies des pauvres*. Paris: [s.e.], 1680, p. 209 [1. ed., 1640].

146. PEREZ, S. (org.). *Journal de santé de Louis XIV, écrit par Vallot, Daquin et Fagon [XVIIe et XVIIIe siècles]*. Grenoble: Jérôme Millon, 2004, p. 297.

147. Ibid., p. 301.

148. Ibid., p. 304.

149. Ibid., p. 305.

150. Ibid., p. 304.

Para além dos debates sobre as causas, o *Diário de saúde de Luís XIV* mostra mais ainda a impossibilidade de identificar um humor gotoso. Móvel demais: afetando o pé, pode atacar o calcanhar, estender-se à "barriga da perna", ser "levado ao ombro", transformar-se em coriza ou simplesmente "se instalar na cabeça"[151]. Também obscuro demais: "Parece que ninguém descobriu ainda perfeitamente de onde e por quais vias ele flui"[152]. Nada menos controlável que esse humor, uma vez que corresponde a "um mau regime de vida e a uma ociosidade excessiva"[153]. Nada de menos identificável, uma vez que sua mecânica seria semelhante à do gordo.

Único paralelo sugestivo é a descrição do gotoso proposta por Sydenham no final do século XVII: "cabeça grande" e uma "corpulência plena, mole e úmida", com uma "constituição forte, enfim, e robusta"[154]. O excesso alimentar é considerado central, sem dúvida, no mecanismo de desencadeamento, mas as consequências conservam o lado obscuro.

Apesar dessas imagens confusas de humores em excesso, sua eliminação obedece sempre a uma única referência: evacuar, esvaziar, drenar. O emagrecimento não poderia ainda existir como problema complexo e singular.

---

151. Ibid., p. 320.

152. FRAMBOISIÈRE, N.A. *Œuvres*. Op. cit., p. 675.

153. PIGRAY, P. *Épitome des préceptes de médecine et de chirurgie*. Rouen: [s.e.], 1653, p. 457 [1. ed., 1608].

154. SYDENHAM, T. *Traité de la goutte*. Op. cit., p. 133.

3

Explorando as imagens, ajustando as palavras

Muito além da medicina, a nova curiosidade afirma-se também, nos séculos XVI e XVII, no aprofundamento das iconografias e no enriquecimento das palavras sobre o gordo e o magro.

Gravuras e quadros tentam mais do que antes figurar o homem pesado, detalhando o aparente encurtamento de membros e o resultante pescoço enterrado, o queixo e as bochechas caídos. As palavras, por seu lado, tentam captar nuances na ausência de medidas em números. Tentam mostrar graus, para além dos insultos já mencionados, mas ainda são gradações obscuras, difusas e com frequência limitadas. Já são mais numerosas as palavras, de qualquer forma, para designar a gordura nos séculos XVI e XVII, quando eram raríssimas no mundo medieval. Ainda que persistam estranhos amálgamas, como por exemplo a maneira com que Louis Guyon, em 1604, associa em suas *Diversas lições* espessura e grande porte ao definir "corpulência" ou finura e pequeno porte ao definir "magreza". Aqui e a seus olhos, o gordo e o grande se confundem[155].

As imagens e o realismo dos traços

O universo das imagens confirma a atenção maior ao sujeito. A iconografia sofreu uma metamorfose no Renascimento[156].

155. GUYON, L. *Les diverses leçons.* Lyon: [s.e.], 1604, p. 133.

156. Cf. LAYNERIE DAGEN, N. *L'Invention du corps.* Paris: Flammarion, 1997, livro

As linhas do corpo "real", tanto quanto as "extravagâncias da natureza"[157], mobilizam mais pintores e gravuristas. Os contornos físicos adornam figuras e quadros. Coisas e pessoas ganham em espessura e mesmo em estranheza. O espaço passa a existir de outra forma. Impõe-se um realismo, mil vezes comentado, mil vezes ilustrado pelos historiadores da arte, que reorienta o olhar e o interesse[158]. O que ademais renova, no fim do século XVI, uma "ciência dos monstros"[159], embora fascinada por certa intervenção divina. O que confirma sobretudo quanto o inesperado, o espantoso e o excesso se tornaram dominantes[160]. Donde a curiosidade pelas formas excessivas e mesmo dissonantes.

Mas é exatamente o muito gordo, e apenas ele, que ganha em características. Persiste uma indistinção para as fases situadas entre o "enorme" e o "normal". O monge de Jeronimus Bosch[161] é um exemplo típico, com sua cuidadosa concepção: uma bola sem pescoço, rosto e tronco redondos ao extremo, a posição sentada revelando-se mesmo precária a tal ponto incontrolável o volume do corpo. Os retratos de Lucas Cranach, por volta de 1520-1530[162], são uma multiplicidade de rostos massivos encimando troncos sem pescoço, com tórax desmedido e ombros cobertos pela gor-

---

essencial para compreender o surgimento de um novo "corpo" com a pintura do Renascimento.

157. HALE, J. *La civilisation de l'Europe à la Renaissance*. Paris: Perrin, 1998, p. 549 [1. ed. inglesa, 1993].

158. Cf. FRANCASTEL, P. *La figure et le lieu* – L'ordre visuel du Quatrocento. Paris: Gallimard, 1967, "Les voies de la mutation", p. 178ss.

159. Cf. CÉARD, J. *La nature et les prodiges*. Genebra: Droz, 1996, p. 437.

160. Cf. "Deus permite que crianças imperfeitas e monstruosas como essas sejam geradas para castigar os crimes ou como sinal de uma punição próxima" (ibid., p. 440). Cf. tb. COURTINE, J.-J. "Le corps inhumain". In: COURTINE, J.-J.; CORBIN, A. & VIGARELLO, G. (org.). *Histoire du corps*. T. I. Paris: Seuil, 2005.

161. BOSCH, J. *A carroça de feno* [1485-1490]. Madri: Museu do Prado.

162. CRANACH, L. *Herzog Johanns des Beständigen* [1525]; *Johann Friedrichs des Grosmütigen* [1533].

dura, ao passo que as bruxas de Urs Graf[163] revelam os excessos do consumo de carne nos corpos totalmente derreados. O foco no "anormal" traduz a curiosidade e a interrogação sobre o "natural". O gordíssimo esgota todos os detalhes, sem qualquer graduação ou preliminar. E, mais, apenas uma de suas possibilidades formais parece pensada, a da forma redonda generalizada, com o desaparecimento das articulações no inchaço global de uma bola compacta e quase fundida. A expansão da barriga especificamente, a rotundidade abdominal e localizada, por exemplo, só será estudada em detalhe mais tarde: o que subsiste é um embrulho geral, a visão arcaica do gordo. Ainda que os fisiognomonistas do século XVI adiantem prudentemente dois perfis, o do "ventre grande" exibido por orgulhosos e amantes do luxo e o da barriga "mole, caída"[164] dos que vivem na bebedeira e na intemperança.

A originalidade dessas imagens no século XVI não é, em compensação, apenas descritiva: as formas do gordíssimo não são apenas representadas, mas exploradas. Seu estudo torna-se essencial, com a tentativa de restituir formas e aspectos. É o que mostra Lucas Cranach em cenas religiosas nas quais o academicismo das atitudes e posições deveria ter ditado todos os traços, mas onde um realismo abrupto domina. Sua gravura de 1533 sobre a crucificação[165] mostra à esquerda do Cristo um personagem que é um monte de banha transbordando gordura a confessar seus pecados pelo desmoronamento intenso das carnes moles, a barriga pendente, coxas curtas e inchadas, cheias de dobras. Cranach busca

---

163. GRAF, U. *Le sabbat des sorcières* [1514]. Viena: Academia Albertina.

164. DELLA PORTA, G. *La physionomie humaine.* Rouen: [s.e.], 1655, p. 329-330 [1. ed. latina, 1586].

165. CRANACH, L. *Dem Klavarienberg* [1510]. Cf. tb. JAHN, J. 1472-1553: *Lucas Cranach D.Ä.* – Das gesamte graphische Werk. Munique: Rogner Bernhard, 1972, p. 317.

o que traduz a "ruína" total do corpo: barriga, lombo e coxas em dobras, a espessura da carne entre o tronco e os braços, o encurtamento aparente dos membros provocado pelo acúmulo do que é "demasiado". Apenas um estudo iconográfico do excesso: de um lado, o monte de banha; de outro, o corpo esquelético do Cristo. Albrecht Dürer confirma essa exploração em várias representações concisas: o desenho a bico de pena do "homem gordo ao espelho"[166] insiste, por exemplo, no afundamento do pescoço, nas dobras intermináveis da carne, na forma redonda dos traços acentuada nas pernas e braços. O desenho de mulheres a banhar-se mostra uma delas imóvel, corpo derreado, sem pescoço, tronco alto e largo[167]. Cada traço parece realçar a demasia, mas em compensação só uma possibilidade formal é explorada: a esfera com dobras intermináveis.

Dürer quis ainda sistematizar o estudo do muito gordo explorando em seu livro sobre as proporções as diferenças entre o gordo e o magro: aquele tem queixo duplo, barriga curva, pernas inchadas, pendendo para a frente na tentativa infrutífera de compensar uma amplitude de nádegas bastante acentuada. Não que sejam estudadas aí a estática ou as forças físicas que contribuem para essa postura: a descrição limita-se ainda às formas, aos traços simplesmente "vistos". A física corporal do Renascimento não é de início a das alavancas. Resta uma primeira tentativa explícita de transformar as linhas do gordo "excessivo" em objeto de estudo pictórico, um conjunto de traços globais e totalizados.

---

166. DÜRER, A. *Homem gordo ao espelho* [s.d., bico de pena]. Gdansk: Museu do Estado. Cf. tb. *Handzeichnungen em Das gesamte graphische Werk*. T. I. Munique: Rogner Bernhard, 1971, p. 721.

167. DÜRER, A. *Frauenbad* [1496, desenho a bico de pena]. Museu de Bremen.

As opções de Rubens

O tema adquire nova dimensão no século XVII, em meados do qual Charles Mellin não hesita em "retratar" o general toscano Alessandro del Borro[168] entre duas colunas monumentais para melhor destacar a amplitude extrema dos contornos de seu corpo[169]: a barriga "imensa" ultrapassa bastante uma dessas linhas verticais, tornando-se o signo quase geométrico da sua gordura...

Rubens é daqueles que no século XVII levaram mais longe essa exploração do transbordamento das carnes. *A queda dos condenados*, obra que se encontra na Pinacoteca de Munique, ilustra isso da maneira mais simples nos seus *Estudos preparatórios*, sobretudo de 1617, acumulando corpos desmedidos, deformando cabeças e pescoços, inchando barrigas e membros, cada dimensão enfiada em dobras e mais dobras[170]. René de Piles, o biógrafo quase contemporâneo de Rubens, vê aí apenas "condenados", vítimas de "vil preguiça e insaciável gulodice", abandonados às "picadas cruéis das bestas infernais"[171] e caindo às pencas no fogo de satã. Também não vê mais que "a expressão deplorável a que é reduzida a maior parte dos que fazem mal uso do vinho"[172] no *Sileno bêbado*[173] pintado em 1615 que mostra o velho mitológico titubeando, pesado, sob o efeito da bebedeira.

---

168. MELLIN, C. *Alessandro del Borro* [1630]. Berlim: Gemäldegalerie. – Agradeço a Geneviève e Serge Koster por me apresentarem esse quadro particularmente revelador.

169. Cf. o comentário de BEARDSLEY, M.C. *Aesthetics, Problems in the Philosophy of Criticism*. Nova York: Harcourt Brace, 1958, p. 300, ressalta essa utilização do espaço pictórico.

170. RUBENS, P. *A queda dos condenados* [1618-1620] e *Estudos preparatórios para A queda dos condenados* [1617]. Pinacoteca de Munique.

171. PILES, R. *Dissertation sur les ouvrages des plus fameux peintres*. Paris: [s.e.], 1681, p. 82.

172. Ibid., p. 101.

173. RUBENS, P. *Sileno bêbado* [1615-1619]. Pinacoteca de Munique.

Mas é necessário sublinhar ainda a exploração sistemática da ruína da carne. Rubens lança-se ao estudo minucioso dos invólucros desfeitos: a pele esponjosa e a carne pendente dos silenos[174] e bacos[175]. O inchaço geral também, a forma esférica, arcaica, de bola, é a única explorada, com os traços desmedidos. Rubens indaga-se, investiga, joga com as descrições. O gordo está bem no centro de uma pesquisa iconográfica, confirmando a curiosidade de que é objeto. Sem dúvida é também exemplo de uma profusão extrema de vida[176], assim como de uma associação mitológica: a ambivalência do tema, o fascínio secreto pela embriaguez, a "liberdade e o abandono"[177] que a imagem órfica de um sileno cambaleante pode sugerir a um Rubens, desde sempre adepto confesso da contenção, recusando a bebida e afirmando a vontade de seguir o lema gravado na parede de sua casa em Anvers: *Mens sana in corpore sano*[178].

A originalidade de Rubens está, pois, nessa exploração anatômica do derreamento das carnes e no registro em imagem de uma gordura paralisante à força de infiltração generalizada. Trata-se de uma gordura invasora, que fende as carnes e é intensamente observada, minuciosamente estudada. O que torna mais anedótica a amplitude dada pelo pintor às formas ditas "normais", a acentuada espessura dos flancos, das ancas e dos braços. Rubens tem a tendência de fazer "tudo maior que a natureza"[179], sem dúvida. Torna tudo mais denso. Acentua as carcaças nodosas variando-as,

---

174. Ibid.

175. RUBENS, P. *Baco* [1635]. Museu de Petrogrado.

176. Cf. LAYNERIE DAGEN, N. *Rubens*. Paris: Hazan, 2003, p. 120.

177. Cf. ALPERS, S. *La création de Rubens*. Paris: Gallimard, 1996, p. 84 [1 ed. americana, 1995].

178. Cf. BAUDOIN, F. *Rubens House* – A Summary Guide. Anvers: [s.e.], 1967.

179. NERET, G. *Peter Paul Rubens*: Homère de la peinture. Paris: Le Monde, 2008, p. 14.

acusando suas dobras e curvas. Pinta a "golpes de vasodilatação"[180], dirá mesmo Philippe Murray. Como mostram, melhor que tudo, as náiades dos grandes quadros da galeria Médici[181]. O que provoca também polêmica entre os contemporâneos. André Félibien, entre outros, em seus *Diálogos* muito difundidos, não vê nessas formas redondas senão uma "maneira pouco estudada"[182].

Mas, além de afirmar aí um gosto todo pessoal, o pintor recusa a mesma dilatação de formas em seus retratos "reais": a Helena Fourment do *Jardim do amor* (1630)[183] conserva uma finura de traços, de punhos e de tornozelos, e a moça do museu de Roterdam[184], desenhada no mesmo ano, é fortementemente apertada na cintura por um corpete, silhueta que confirma ainda Isabela Brant, sua primeira esposa, pintada por volta de 1609[185]. Rubens revela um gosto obscuro pelas carnes luxuriantes[186], ao mesmo tempo em que relembra – precisamos dizer? – o apelo clássico à finura. Mas os seus estudos do gordo, em compensação, os seus Bacos e Silenos, testemunham mais que todos os outros a nova curiosidade, ainda que exclusivamente orientada para a esfericidade geral, a que se volta específica e detalhadamente para as expansões excessivas e redundantes da carne derruída, desfigurando os corpos até a deformidade. O que ignora qualquer estudo de gradações, etapas e níveis de gordura.

---

180. MURRAY, P. *La gloire de Rubens.* Paris: Grasset, 1991, p. 35.

181. Cf. FOUCART, J. & THUILLIER, J. *Rubens* – La galerie de Médicis. Paris: Robert Laffont, 1969.

182. FÉLIBIEN, A. *Entretien sur les vies et sur les ouvrages des plus excellents peintres anciens et modernes.* T. III. Paris: [s.e.], 1725, p. 429 [1. ed., 1705].

183. RUBENS, P. *O jardim do amor* [1630]. Madri: Museu do Prado.

184. RUBENS, P. *Estudo de mulher* [1630]. Roterdam: Museu Boymans van Beuningen.

185. RUBENS, P. *Caramanchão de madressilvas* [1609]. Pinacoteca de Munique.

186. Cf. LAYNERIE DAGEN, N. *Rubens.* Op. cit. Cf. "símbolo da energia da vida", p. 120.

Os grupos de personagens orquestrados pelos gravuristas clássicos confirmam igualmente essa aparente "negligência". O mundo de Abraham Bosse, por exemplo, por volta de 1650-1670, com suas inúmeras cenas de gênero – o "casamento no campo", o "casamento na cidade", o "sapateiro", a "confeitaria", o "gabinete do procurador", a "galeria do palácio" –, não revela qualquer atenção ao possível espectro dos volumes físicos, a sua extensão e diversidade[187]. As espessuras e sua gradação permanecem na sombra, excetuando-se o muito gordo, por vezes representado[188]. Donde a relativa inexistência de precisão sobre os excessos de volume que apenas se esboçam.

Poder e impotência das palavras

O universo das imagens confirma, pois, a nova curiosidade da cultura moderna, a partir do século XVI, pelas formas mais maciças. O interesse é pelo "mais gordo", exatamente como as observações médicas detêm-se nos sinais mais marcantes.

Opera-se, no entanto, um trabalho de linguagem. Esboçam-se tentativas, nascem algumas palavras, sugerindo ligeiras gradações para além das imagens que permanecem "silenciosas": fronteiras sempre imprecisas, alusivas, entre "um pouco gordo" e "muito gordo". É nessas aproximações que as narrativas do Renascimento inventam termos: "roliça", em meados do século XVI, para designar uma forma redonda "natural"[189], como a de uma jovem da Basileia "cheia de gentileza" mencionada por Platter na década

---

187. Cf. BOSSE, A. *Savant graveur*. Paris: BNF, 2004 [Catálogo de exposição].

188. Cf. a efígie do gordo Guillaume na gravura *L'Hôtel de Bourgogne* [1633-1634]. Ibid., p. 135.

189. *Felix et Thomas Platter à Montpellier* [1552-1559 e 1595-1599]. Montpellier: [s.e.], 1892, p. 87.

de 1530 ou a de uma "virgenzinha"[190], mais sensual, mencionada por Ronsard em 1584; "gordinho" e "gordote" aparecem demais nas cantigas de amor do século XVI, com intenção "diminutiva"; "gorducho" também, ao mesmo tempo acompanhando referências ao molenga; e ainda "ventripotente"[191], invenção de Rabelais para barrigudo; e mesmo "encorpado", que depois de 1550 tornou-se usual para designar a "corpulência nem gorda demais nem magra demais"[192]. Antoine Furetière acrescenta ainda, no seu *Dicionário* do século XVII, as palavras "gordão", "pançudo" e "barrigudo", que enriquecem a panóplia intuitiva na matéria. Tentativa, portanto, inédita de sugerir os graus de gordura pela ideia de "pouco" ou "menos", "muito" ou "mais" inscrita nas palavras, ainda que, na ausência de números, sempre de forma alusiva e hesitante.

O enfoque na mudança e na "passagem" está igualmente presente nos séculos XVI e XVII. São as novas linhas do corpo, principalmente dos seios, que melhor denunciam o início da engorda da senhora de Champré na *Historietas* de Tallemant de Réaux: "Ela tinha boa aparência nessa época e não era muito gorda, com exceção só dos peitões"[193]. A comparação pode também ajudar no propósito descritivo: "O príncipe de Soubise é um pouco maior e um pouco mais gordo que o Senhor de Coëtquin"[194], garante Madame de Maintenon ao mencionar o casamento do primeiro em uma carta a Madame des Ursins. Ou seja, um universo de palavras

---

190. RONSARD, P. *Gayetés* [1584]. *Œuvres completes.* T. I. Paris: Gallimard, 1993, p. 539 [Bibliothèque de la Pléiade].

191. RABELAIS, F. *Quart livre.* Op. cit., p. 721.

192. LIÉBAULT, J. *Trois Livres de l'embellissement...* Op. cit., p. 556.

193. TALLEMANT DES RÉAUX, G. *Historiettes.* T. II [século XVII]. Paris: Gallimard, 1960, p. 274 [Bibliothèque de la Pléiade].

194. *Lettres inédites de Mme de Maintenon et de Mme des Ursins.* T. III. Paris: [s.e.], 1826, carta de 12 de agosto de 1714, p. 98.

e sugestões tenta pela primeira vez captar gradações e alterações, ainda que com evidentes e inevitáveis aproximações.

O tema visa ainda os grupos, os coletivos, os contornos corpóreos das populações. Martin Lister, médico londrino em visita a Paris na segunda metade do século XVII, observa que em alguns anos os parisienses engordaram: "De magros, finos, eles se tornaram gordos e corpulentos". As "bebidas fortes"[195] seriam a causa disso. Mesma constatação de Guy Patin em meados do século, mas atribuindo o fato a outras causas: "Nossos parisienses fazem geralmente pouco exercício, bebem e comem demais e se tornam muito cheios"[196]. É a mesma observação, enfim, de René de Piles, bem no início do século XVIII, sobre esses corpos que se distanciaram das antigas "finuras" pela adesão à "bebida e à boa mesa"[197]. A explicação toca no consumo "demasiado". Mas pela primeira vez se faz constatação designando grupos humanos, ainda que mantendo uma abordagem sumária, aproximativa.

A constatação poderia ser bem "real" sem dúvida. Uma presença maior da manteiga na cozinha do mundo neoclássico[198] e também a do açúcar, mais diversificada, mas com brusco aumento de oferta devido às importações da América, além da invenção dos licores e bebidas destiladas, podem ter alterado as silhuetas, favorecendo a engorda. Sobretudo o emprego cada vez maior do açúcar revoluciona as referências antigas. Moyse Charas, sensível à crescente diversidade das compotas e xaropes, admite em sua *Farmacopeia real* de 1670 "que se quisessem sujeitar-se a tê-los todos preparados, as lojas não poderiam ser grandes o bastante

---

195. LISTER, M. *Voyage de lister à Paris en 1698.* Paris: [s.e.], 1873, p. 151.

196. PATIN, G. *Lettres.* Op. cit., p. 253.

197. PILES, R. *Cours de Peinture par Príncipes.* Paris: [s.e.], 1708, p. 146.

198. Cf. RAMBOURG, P. "Manger gras, lard, saindoux, beurre et huile dans les traités de cuisine, du Moyen Âge au XXe siècle". In: CSERGO, J. (org.). *Trop gros?* Op. cit.

para comportar"[199] esses artigos. Jean Delumeau pôde falar de uma "silhueta espessa entre 1450 e 1600"[200] e Jean-Louis Flandrin menciona igualmente um encorpamento inédito que surge no final do Renascimento. Atribui o fenômeno às revoluções introduzidas pelo açúcar, que considera suficientemente marcantes para modificar os critérios de beleza[201]. Mas, ainda que provável, é um fenômeno difícil de verificar, na ausência de qualquer índice físico numérico. Mais notável é a atenção nova dada pelos contemporâneos às mudanças que adivinham nas silhuetas e sua possível progressão. A observação é tão acentuada que talvez chegue mesmo a aumentar os graus de mudança. É apenas um momento de destaque no afinamento do olhar ocidental sobre as formas corpóreas.

As palavras, mesmo assim, são imprecisas e as nuances, difíceis também de captar. O termo "encorpado", novo no século XVI, é o melhor exemplo disso. Como defini-lo sem a precisão numérica ou uma referência implícita a ela? Ele traduz a imagem do "equilíbrio", o meio-termo entre gordura e magreza: por exemplo, a gordura de uma jovem freira de Saint-Omer, Calais, descrita nas *Cem Novelas Novas* como toda "amável e bela"[202] pelo próprio aspecto "encorpado", ou a da mulher de um lavrador no condado de Saint-Pol, considerada tão bela e tão "cheia de corpo"[203] que o padre da aldeia dela se enamora. Os adjetivos fazem sutilezas, mas não objetivam, como ocorre com a amiga de um procurador, cumulada de presentes e favores nas *Alegres Es-*

---

199. CHARAS, M. *Pharmacopée royale*. Paris: [s.e.], 1670, p. 115.

200. DELUMEAU, J. "Mobilité sociale: riches et pauvres à l'époque de la Renaissance". Op. cit., p. 132.

201. FLANDRIN, J.-L. & PHAN, M.-C. "Les métamorphoses de la beauté féminine". *L'Histoire*, jun./1984.

202. *Cent nouvelles nouvelles*. Op. cit., p. 90.

203. Ibid., p. 174.

timativas[204] de Bonaventure Des Périers e que se torna "a cada dia mais no ponto". Dificuldade idêntica ocorre com as expressões "bem feito" ou "mal feito", de que abusam as descrições "clássicas": o Conde de Montalban, por exemplo, é "pessoa muito bem feita" em uma novela de Regnault de Segrais de 1656, ao passo que seu rival Érignac é "bastante mal feito" e um concorrente deles, Orton, não é "tão mal feito"[205]. Nuances indecisas, devemos repetir, por sugerirem bem mais do que definem, embora ao mesmo tempo impliquem uma renovação do olhar.

A ambiguidade continua quando Madame de Sévigné, algumas décadas mais tarde, lamenta em uma série de cartas a magreza da filha: "Sua magreza me mata"[206], "Só de pensar na sua magreza, o meu coração não suporta"[207], "Meu Deus, como eu odeio a sua magreza"[208], "Fico aflita que você tenha emagrecido"[209]. A marquesa inquieta-se, mexe-se, consulta o médico do rei, Fagon, alerta os amigos Corbinelli, Jean-Baptiste Grignan, esperando da filha um ganho de corpo que não define. Faz ameaças: "Você deve temer a secura, sempre"[210]. Quer a filha "cheia"[211], mas não "gorda", grávida ou corpulenta. Repete conselhos para "engordar". Mas o quadro se inverte ao falar de si própria, recusando com a mesma persistência uma temida "gordura": "Todo o meu medo

---

204. DES PÉRIERS, B. "Les nouvelles récréations et Joyeux Devis" [1558]. *Conteurs français du XVIe siècle.* Op. cit., p. 389.

205. REGNAULT DE SEGRAIS, J. "Honorine" [1656]. *Nouvelles du XVIIe siècle.* Paris: Gallimard, 1997, p. 279-281 [Bibliothèque de la Pléiade].

206. RABUTIN-CHANTAL, M. (Marquesa de Sévigné). *Correspondance.* Op. cit. T. I, carta de 6 de janeiro de 1672, p. 411.

207. Ibid. T. II, carta de 11 de junho de 1677, p. 462.

208. Ibid., carta de 6 de agosto de 1677, p. 517.

209. Ibid. T. III, carta de 18 de outubro de 1688, p. 370.

210. Ibid. T. II, carta de 3 de agosto de 1677, p. 512.

211. Ibid., carta de 3 de julho de 1677, p. 482.

é engordar de novo"[212], "Não estou mais estourando de gorda"[213], "Temo reengordar, eis a minha inquietação"[214], "Sou magra e me sinto bem contente"[215]. Certos indícios sugerem o que a marquesa, referindo-se à filha, entende por magreza: "essa fraqueza de voz, esse rosto abatido, esse belo colo irreconhecível"[216], ao passo que para si mesma reivindica e aprecia a magreza. Dessa forma, as palavras se embaralham. O encorpamento, sinal de equilíbrio entre magreza e gordura, é estabelecido mais pela experiência imediata, com seus traços convencionados de cara, do que através de termos e expressões. As palavras revelam seu próprio limite em matéria de precisão, ao mesmo tempo em que enriquecem as nuances da gordura nos séculos XVI e XVII.

Resta esse ganho de "gordura" que a marquesa julga desejável para a filha, esse encorpamento a meio-caminho entre o magro e o gordo. Ou seja, uma maneira bastante paradoxal de conciliar o "fino". Ganhar corpo é expressão decisiva, que designa os contornos, define uma densidade, sugere uma forma redonda, mas não que a pessoa é "gorda". Tudo, menos "gordo". Mais ainda, ter gorduras qualifica uma "espessura" mínima cuja presença nada deve aos músculos, mas sim à "carne": a "oleosidade" da pele, por exemplo, garantiria formas e relevos por uma untuosidade específica. Daí resulta inevitável ambiguidade: nessas representações antigas o esbelto não pode ir sem "gordura" ou, mais precisamente, o equilíbrio não pode se dar sem um toque luxuriante discreto feito de consistência e aquosidade. Aqui, não se recorre a nenhum músculo para designar o "normal" ou o "belo".

---

212. Ibid., carta de 22 de julho de 1676, p. 345.
213. Ibid., carta de 8 de julho de 1676, p. 339.
214. Ibid., carta de 12 de junho de 1676, p. 317.
215. Ibid., carta de 22 de março de 1676, p. 256.
216. Ibid., carta de 11 de junho de 1677, p. 462.

Os braços, por exemplo, devem ser "brancos, delicados e gentis nas mulheres", ao contrário dos homens, cujos braços devem ser "fortes, possantes, nervosos e musculosos"[217].

Um tema formal ganha, no entanto, na designação do gordo, ou melhor, do muito gordo, e está presente tanto na linguagem quanto nas imagens: é o da "esfera", da bola, indefinidamente repetida e reproduzida em cada parte do corpo, numa assimilação da lógica circular a cada traço. O que amplia as sugestões figurativas. As curvas juntam-se e separam, ilustrando pelo próprio acúmulo uma univocidade da excessiva circunferência: o "redondo" é pensado em inevitável uniformidade com a gordura atestada. Como as palavras de Cyrano de Bergerac zombando de Montfleury:

> Vossas pernas e cabeça uniram-se de tal modo por sua extensão a vossa circunferência global que já não sois mais que um balão[218].

Ou as palavras de Furetière designando o aspecto "esférico" de um gordo burguês, dizendo que a natureza "lhe havia subtraído em altura o que lhe havia dado em largura"[219]. A esfericidade geral, a proximidade e rotundidade dos membros, o pescoço curto compõem um consenso quase mental, desenho simplificado em torno do qual por muito tempo se aliam imagens de carnes transbordantes. É, aliás, o traço zombeteiro de Molière no *Improviso de Versalhes*: a "circunferência" tão "vasta" quanto totalmente "entripalhada"[220] sugerindo o inverso mesmo do que deve ser o rei.

---

217. LIÉBAULT, J. *Trois livres de l'embellissement...* Op. cit., p. 415.

218. CYRANO DE BERGERAC, S. "Contre un gros homme" [c. 1665]. *Œuvres comiques, galantes et littéraires.* Paris: [s.e.], 1858, p. 143.

219. FURETIÈRE, A. "Le Roman bourgeois, ouvrage comique" [1666]. *Romanciers du XVIIe siècle.* Paris: Gallimard, 1958, p. 1.022 [Bibliothèque de la Pléiade].

220. POQUELIN, J.-B. (dito Molière). *L'Impromptu de Versailles* [1663] – Théâtre complet. Paris: Garnier, 1955, p. 522.

4
Apertando a cinta

As práticas também apresentam originalidade nos séculos XVI e XVII, orquestrando gestos mais sistemáticos, melhor categorizados. De início uma avaliação hesitante, fundada no sensível: aperto das roupas por causa da engorda, estreiteza dos anéis, tensões variadas. A "sensação" de gordura, sua percepção quase interna se enriquecem de um empirismo por vezes mencionado, embora ao mesmo tempo faltem palavras. Os regimes também, citados com mais frequência, presentes nas cartas, nos rituais, nos relatos, com o recurso bem simples a quantidades menores de alimentos ou a produtos ressecantes que supostamente limitariam a gordura, cujo causa primeira ainda é atribuída à água. Até mesmo ressecamentos imaginários, aliás: recorre-se a vinagre, limão, calcário para adstringir a pele dissolvendo a umidade. E, por fim, as práticas para "comprimir" a carne com cintas, corpetes, aros e outros dispositivos que se tornam sistemáticos nos séculos XVI e XVII. A certeza é bem específica: trata-se de exercer uma constrição física direta para melhor "moldar" as formas e as linhas, esperando que se dobrem aos volumes impostos.

Uma avaliação que engatinha

Afirmam-se de todo modo, para além de números e palavras, algumas objetivações concretas da gordura nos séculos XVI e XVII. Jérôme Cardan, matemático e polígrafo, dá em suas Memórias, em meados do século XVI, uma longa descrição de sua própria aparência. Registra sua “estatura medíocre”, o “peito um pouco estreito”, o “pescoço longo e fino”. Observa as linhas do rosto[221]. Mas em compensação não menciona nunca a parte central do corpo, a barriga e as pernas resistem à descrição. Olha, porém, para si mesmo, encontra indícios e os aponta. Testemunho excepcional, que revela pela primeira vez um sujeito avaliando as próprias formas, examinando o próprio perfil. Cardan diz vigiar seu volume: não engorda nem emagrece. Avaliação, aliás, bem indireta, baseada na estreiteza dos anéis, na pressão que exercem nos dedos, na sensação de que “não houve mudança”[222]. Cardan não se pesa, não recorre a números. Não observa sua imagem refletida, pois os espelhos à “altura” do homem eram impensáveis no século XVI. Não avalia a engorda nem pelo aperto das roupas nem por sua silhueta. Atém-se à pressão dos anéis, associados ao “volume”. O que confirma uma preocupação quanto ao perfil e também uma aproximação: a vigilância ao mesmo tempo em que a indeterminação, uma relativa imprecisão se compararmos aos critérios de hoje. Observação fundamental, porém mal equipada.

Outros indícios se impõem inevitavelmente, como o aperto das roupas, de que fala Baldassar Castiglione em 1528 dirigindo-se a uma “dama do palácio”. Um “cálculo” perceptivo em que o empirismo mantém a precedência: examinar “se ela está um pouco mais gorda ou um pouco mais magra que o razoável” e “recorrer às roupas”[223] para contrabalançar os excessos para mais ou para menos. A avaliação está ligada à vestimenta. A resposta joga com o tecido. É, aliás, o sinal utilizado pelos bufões de Tallemant des Réaux no século XVII. Malícia para fazer crer a um “pesadão”

---

221. CARDAN, J. *Ma vie* [século XVI]. Paris: Belin, 1991, p. 41-42.
222. Ibid., p. 45.
223. CASTIGLIONE, B. *Le livre du courtisan*. Op. cit., p. 240.

que ele engordou bruscamente após uma magnífica refeição com cogumelos e gêneros que incham e produzem gases: o homem inquieta-se, julga-se subitamente "inflado", sente aperto nas entranhas quando um valete brincalhão apenas havia previamente "ajustado" sua bata[224]. Exemplo irrisório se não confirmasse o papel da vestimenta nas avaliações espontâneas. É ainda a mesma percepção quando Isabel de Valois, que se tornara rainha de Espanha aos 15 anos de idade, é obrigada em 1560 a renovar o guarda-roupa por ter engordado: "Precisa de vestidos quatro dedos mais largos do que quando chegou aqui"[225]. Mesma percepção, enfim, quando Madame de Sévigné fala de suas tentativas de emagrecimento aos 50 anos de idade: "Não me permito abusos e estou tão longe de rebentar [de gorda] que fiz encolher uma saia meio dedo de cada lado"[226]. Medida absolutamente intuitiva sem dúvida alguma, mas medida efetiva: um dedo, meio dedo etc.

A Princesa Palatina chega a mencionar, no final do século XVII, sensações quase internas de inchação: "Meu corpo infla, tenho cólicas e preciso que me sangrem"[227]. Localiza o fenômeno, atribui-o à bile e tenta definir um grau para ele: "Meu lado esquerdo incha qual [o tamanho de] uma cabeça de criança"[228]. Indicações novas, ainda que raras, a demonstrar uma "escuta" de si mesmo. São, no entanto, parciais: revelam alterações quase locais, mais que uma avaliação contínua de volumes e densidades.

---

224. TALLEMANT DES RÉAUX, G. *Historiettes*. Op. cit. T. I, p. 447.

225. PARIS, L. *Négociations, lettres et pièces diverses relatives au règne de François II*. Paris: [s.e.], 1841, p. 718. Cf. tb. ÉDOUARD, S. *Le corps d'une reine* – Histoire singulière d'Élisabeth de Valois, 1546-1568. Rennes: Presses Universitaires de Rennes, 2009, p. 179.

226. RABUTIN-CHANTAL, M. (Marquesa de Sévigné). *Correspondance*. Op. cit. T. II, carta de 17 de novembro de 1675, p. 164.

227. D'ORLÉANS, C.É. (Princesa Palatina). *Correspondance complète*. Op. cit. T. II, p. 341.

228. Ibid. T. II, p. 217.

Raríssimas, em compensação, as indicações numéricas das condições mesmas. A única alusão de Pierre du Moulin, em 1638, dando à medida da cintura o dobro do valor da medida do pescoço, é ainda tão artificial quanto pouco prática:

> Duas vezes a volta do pescoço dá a volta do corpo na altura do diafragma. Entendo por tal um corpo bem composto e proporcionado e não um corpo inflado, rebentando de gordo[229].

Raríssimas, também, as indicações de peso corporal no dia a dia. As revelações de Samuel Pepys sobre apostas de bêbados londrinos em meados do século XVII são uma exceção: "Na conversa acabamos falando do peso das pessoas, o que levou a umas apostas"[230]. O procedimento no caso era primeiro a afirmação "teórica" do peso e, depois, a verificação "objetiva" em uma balança. Vale dizer um ato cuja banalidade as memórias ou relatos não confirmam. É que no século XVII a percepção se volta menos para o peso que para os contornos intuitivos do corpo, em geral não havendo menção à balança. O visível continua a importar mais, guiando a percepção: mudanças de forma têm precedência sobre alterações no peso.

O que mostra, de passagem, no século XVI, o testemunho também absolutamente excepcional de Matthäus Schwarz, rico banqueiro de Augsburgo, amigo dos Fugger, tomado de tamanha paixão autobiográfica que encomenda todos os anos um retrato pintado de si mesmo para "representar minhas próprias vestimentas" e "ver o que seria feito delas depois de cinco, dez anos ou

---

229. DU MOULIN, P. *La philosophie divisée en trois parties, sçavoir, éléments de la logique, la physique ou science naturelle, l'éthique ou science de morale.* Rouen: [s.e.], 166, "Physique ou Science Naturelle", p. 170 [1. ed., 1638].

230. PEPYS, S. *Journal.* Op. cit. T. I, p. 322.

mais"[231]. A paramenta está no coração da imagem, o luxo no coração do gesto. Resta uma particularidade, igualmente preciosa, senão notável: Matthäus, supondo ter-se "tornado cheio e gordo" em 1526, faz-se representar nu, de frente e de costas, "aos 29 anos, 4 meses e 8 dias", sugerindo um quadro duplo que testemunharia o aumento de espessura do seu corpo. Em contrapartida, não há qualquer indício comentado, nenhum número, além desses contornos pesados, "mudos", congelados, por si sós testemunho de uma atenção inédita, mas "limitada".

Mais amplamente, o ato de "pesar" o corpo não se impõe na tradição, incluindo o de "pesar" animais para venda. Os preços, aí, são estabelecidos por cabeça, pela cor da pele, do pelo, por idade ou filiação e estado procriativo (por exemplo, no caso de uma vaca, se deu cria ou não). Daí a apresentação bem específica dos animais, objeto de transação: "vaca preta que deu cria, dois anos e meio de idade", vendida por 30 libras na exposição de Orléans em 1606; outra "de pelo ruço, com bezerro", vendida por 54 libras na exposição de 1640 na mesma cidade[232]. O volume tem um papel sem dúvida, impondo sua presença imediata, mas continua sendo um valor intuitivo e regateado.

Restam verificações novas e originais sobre o corpo humano, surgidas no século XVII, todas limitadas aos únicos casos considerados claramente insólitos e extremos. Conta apenas aqui, também, o muito gordo. Daniel Sennert detém-se em 1635 em dois exemplos característicos: uma mulher de Strasburgo, de 36

---

231. BRAUNSTEIN, P. *Un banquier mis à nu* – Autobiographie de Matthäus Schwarz banquier d'Augsbourg [século XVI]. Paris: Gallimard, 1992, p. 114 [Découvertes Gallimard Album].

232. Cf. MANTELLIER, P. "Mémoire sur la valeur des principales denrées et marchandises qui se vendent ou se consomment em la Ville d'Orléans, au cours des XIVe, XVe, XVIe, XVIIe et XVIIIe siècles". *Mémoire de la Société d'Archéologie de l'Orléanais.* T. V. [s.l.]: [s.e.], 1862 (?), p. 206-207.

anos, pesando 480 libras (240kg), incapaz de se deslocar e mesmo de se mexer, e um homem com mais de 400 libras (200kg) que, apesar de enormes dificuldades de movimento, ainda "aparece em público". Uma particularidade extra neste último: a "natureza" pressionada pela massa e o peso teria tentado, garante o médico, "evacuar o humor seroso pelo umbigo"[233]. O que, de passagem, confirma a ambiguidade existente sobre excessos de líquidos, gorduras e serosidades. Alguns números também se impõem, aqui e ali, na clínica médica do século XVII, sempre "extremos": as 200 libras (100kg) de um menino de 10 anos que Thomas Bartolin menciona em 1648, as 30 libras (15kg) de gordura "caindo sobre os joelhos" de uma mulher que Domenico Panarolo registra em 1647[234], as 600 libras (300kg) de um homem incapaz de movimento que Michael Ettmüller refere em 1691[235]. São números no "limite", claro, que mostram a entrada bem lenta do excesso de gordura na categoria das doenças. Mais ainda, mostram como a literatura médica se ateve por muito tempo a casos bastante particulares, cujo "gigantismo" ou derreamento "fora do comum" conduzem às mais insuportáveis deformidades.

A avaliação corriqueira, no entanto, é preciso que se diga mais uma vez, não é a do peso.

Apenas a gordura de "cima"

Os tratados práticos renovam no entanto algumas vigilâncias. Os livros de beleza do Renascimento são os primeiros a desenvolver o tema das linhas do corpo, contrariamente a seus precedentes

---

233. SENNERT, D. *Medicina practica* – Tomus primus. Lyon: [s.e.], 1629, p. 21.

234. PANAROLO, D. *Polycarpoponia, seu Variorum fructum labores... opus philosophis, iatris, aliisque philoponis admodum utile.* Roma: [s.e.], 1647.

235. ETTMÜLLER, M. *Pratique espéciale de médecine...* Op. cit., p. 634.

medievais, até então concentrados unicamente no tratamento facial[236]. Testemunho disso, por exemplo, é a preocupação com a forma do ventre feminino após a gravidez. Trata-se, claro, do tema da parturiente, uma visão "anatomicamente" direcionada apesar da percepção geral da esfericidade corporal. André Le Fournier, em sua *Décoration d'humaine nature*, interroga-se em 1542 sobre a maneira de evitar a queda da barriga após o parto[237], como o faz também Jean Liébault, em 1582, em seu *Embellissement et ornement du corps humain*[238]. Louis Guyon estende a interrogação, bem no início do século XVII, às "deformidades" várias do ventre, à flacidez e gordura, à "ingestão" e magreza, às fissuras, ao "quadril deslocado", à "pele frouxa", para melhor sugerir correções[239].

Tema igualmente direcionado, enfim, é o das pernas, sua grossura e deformidade pouco ou nunca mencionadas, uma vez que se trata de objetos dissimulados, "cobertos pelas roupas"[240], portanto pouco dignos de "correção". O que ressalta nessa observação de um diálogo entre mãe e filha no final do século XVI: "Por que se preocupar com as pernas, se não devemos mostrá-las?"[241] Mesmo que o princípio de um corpo feito de humores, sobretudo o corpo feminino, em que o fleugma multiplica a aquosidade, favoreça o aumento de peso na parte de baixo, das coxas e quadris, e seu inevitável ocultamento. Mas como, precisamente, preocupar-se demais com o que está escondido? É exatamente a imagem do nu

---

236. Cf. p. 61.

237. LE FOURNIER, A. *La décoration d'humaine nature et ornement des dames*. Paris: [s.e.], 1542.

238. LIÉBAULT, J. *Trois livres de l'embellissement...* Op. cit., p. 445.

239. GUYON, L. *Cours de médecine...* Op. cit. T. I, p. 243.

240. LIÉBAULT, J. *Trois livres de l'embellissement...* Op. cit., p. 444.

241. ROMIEU, M. *Instructions pour les jeunes filles par la mère et fille d'alliance* [1597]. Paris: Nizet, 1992, p. 71.

feminino ilustrando a fisiognomonia de Giambattista della Porta em 1586, com a forma oval acentuando a espessura das coxas e a estreiteza dos ombros, a leveza do busto e do pescoço, as nádegas caídas e as meias até os joelhos[242]. A tradução italiana desse texto e sua gravura, de 1644, são ainda mais impressionantes: as coxas da moça, de formato cônico acentuado, contrastam com as coxas discretamente cilíndricas do homem, concebido como um Mercúrio alado[243]. A estética feminina será por muito tempo uma estética da parte superior do corpo, privilegiando a cabeça, o busto reto, a cintura fina, enquanto a parte inferior não se deixa distinguir e desaparece sob a amplidão dos vestidos pregueados. É o pudor que se concretiza, sem dúvida, mas também um mascaramento das massas, além do desejo de acentuar a espiritualidade[244].

Essa visão melindrada em evocar o ventre ou os membros é, enfim, social, como mostra Olivier de Serres no seu *Théâtre d'agriculture*, de 1600, ao sugerir fórmulas que embelezariam as mulheres do campo[245], restritas precisamente a unguentos e maquiagem para o rosto, os lábios, as mãos. Ventre e silhueta estão ausentes entre os habitantes das aldeias, mas presentes nos conselhos mais sofisticados de Jean Liébault. As *Receitas* anônimas de segredos de beleza também o mostram à sua maneira: fórmulas de inspiração popular limitam-se exclusivamente a cuidados com o rosto[246], enquanto os conselhos mais "distintos" podem aventurar-se a outras partes do corpo.

---

242. DELLA PORTA, G. *De humania physionomia*. Nápoles: [s.e.], 1686, p. 19.

243. DELLA PORTA, G. *Della fisionomia dell'huomo*. Veneza: [s.e.], 1644, p. 38-39.

244. Tema amplamente desenvolvido numa obra precedente e não aprofundado aqui. Cf. VIGARELLO, G. *Histoire de la beauté*. Paris: Seuil, 2004.

245. SERRES, O. *Le théâtre d'agriculture et mesnage des champs*. Paris: [s.e.], 1600 [Como "Proteger o rosto do sol" ou "Branquear as mãos", capítulo VIII].

246. Cf., entre outros, GESNER, C. *Trésor de Evonime Philatre des remèdes secrets*. Lyon: [s.e.], 1555 [1. ed. latina, 1552].

Regimes e contenção "modernos"

As práticas de emagrecimento, prestigiadas socialmente, são pensadas e efetuadas também, evidentemente, sem recomendação médica. As "técnicas" são mencionadas. Montaigne fala concretamente de sua vontade de conservar a própria aparência, evitando engordar. Confessa "escapar por vezes a alguma refeição" para curar o estômago, não ficar cheio demais e evitar sobretudo um perfil de Baco, "esse pequeno Deus indigesto e arrotador, todo inflado dos vapores licorosos"[247]. Trata-se de limitar o alimento para melhor afastar a imagem depreciada do deus do vinho e seus acólitos. Daí a "vigilância", por exemplo, de fazer uma estimativa, inevitavelmente aproximada, de volumes e linhas do corpo. Também com certa avidez Montaigne confessa por vezes uma precipitação gulosa, ao ponto de morder a própria língua e os dedos. E, por fim, uma percepção aproximativa dos contornos, que o leva a mencionar, para justificar seu comportamento, não a gordura que se esboça, mas sim a gordura redundante do clássico deus ébrio.

Algumas cartas do Renascimento confirmam a busca de contenção. Aretino, por exemplo, diz querer emagrecer em 1537 e fazer um "meio-regime", ao mesmo tempo em que confessa sua decepção. Não porque seu corpo "resistiria" ou se oporia a tal – o tema dos possíveis "fracassos" de regime não surgiu no Renascimento – mas porque a vida na sua cidade, Roma, o condenava a fazer pouco exercício. Donde a "engorda" que lamenta e um "estado de raiva permanente"[248] provocado pelo fracasso. É necessária uma dor profunda, o sofrimento moral da "perda de uma

---

247. MONTAIGNE, M. *Essais* [1595]. Paris: Gallimard, 1958, p. 417 [Bibliothèque de la Pléiade].

248. ARETINO, P. *Lettres*. Op. cit., carta de 24 de junho de 1537, p. 153.

mulher, minha outrora e hoje de outro"[249], para que se produza a verdadeira magreza, aquela que homens e mulheres da Europa Antiga associam às "garras da peste e da fome"[250]. Surge então outra raiva: a da magreza e seus excessos.

O emagrecimento, ademais, nem sempre é o objetivo dessas restrições. Luigi Cornaro, nobre veneziano que divulga suas reflexões acerca da sobriedade em meados do século XVI, lança-se à "escuta" das reações do próprio corpo aos gêneros que consome. O objetivo seria simples: repensar esses gêneros, selecioná-los para melhor eliminar as "enfermidades" que uma "vida desordenada"[251] teria, segundo ele, provocado. Regime, aliás, totalmente empírico, em que Cornaro busca de início os alimentos que julga convenientes para não sofrer distúrbios ou tensão. Nada aí diz respeito à aparência. Projeto idêntico tem Léonard Lessius algumas décadas mais tarde, com seus "conselhos para viver muito". Melhor, visando um acesso mais direto às "funções espirituais" é que esse jesuíta elabora mui doutamente, em 1613, "uma medida conveniente do beber e do comer"[252].

Que dizer então da interminável empresa a que se lança o médico veneziano Sanctorius no começo do século XVII, instalando-se durante horas numa "cadeira-balança" em que come, trabalha e faz tudo o mais? Instrumento monumental tão complexo que toma uma parte do teto. O objetivo é preciso: verificar as perdas e ganhos de peso do corpo ao longo do dia, durante um período. Nada de banal, no entanto: o cálculo não visa a magreza

---

249. Ibid., p. 153.

250. Ibid.

251. CORNARO, L. *De la sobriété* – Conseils pour vivre longtemps [1558]. Grenoble: Jérôme Millon, 1991, p. 43.

252. LESSIUS, L. *Conseils pour vivre longtemps* [1613]. Grenoble: Jérôme Millon, 1991, p. 119.

ou gordura dos volumes. Visa descobrir a perda temporária de peso produzida pela "transpiração imperceptível", esse suor invisível evaporado hora após hora e que Sanctorius é o primeiro a transformar em objeto científico. Visa também manter um peso idêntico como sinal de saúde: afastamento de todo humor supérfluo suscetível de, corrompendo-se, viciar o corpo. Uma prova, talvez, tanto da aproximação quanto da diferença dessas representações com as de hoje: o recurso à balança não explora aí nem a aparência nem as linhas do corpo. A gordura, aliás, não é mencionada. Só importa o humor, líquido infiltrado e impalpável. De qualquer modo, a presença da balança é absolutamente inédita e decisiva também nesse caso, ainda que seu uso não seja colocado ainda a serviço da silhueta.

Seja como for, o regime proposto nos séculos XVI e XVII ocupa-se de início de reduções alimentares: por exemplo, as "carnes leves"[253] que um bispo pede ao cura anfitrião, confessando-lhe seu regime, ou a "supressão habitual da janta"[254] por uma moça de Toulouse, em novelas quinhentistas de Bonaventure Des Périers. Volta-se também para o cálculo do peso dos objetos consumidos. Jacopo de Pontormo, aluno de Leonardo da Vinci, é um dos primeiros a avaliar em onças cada um dos seus alimentos na Florença do início do século XVI[255]. Luigi Cornaro aplica-se a cálculos idênticos, especificando o número de onças retidas e sua insensível diminuição[256], ao passo que Héroard, médico do futuro Luís XIII, anota escrupulosamente, dia após dia, o peso de cada

---

253. DES PÉRIERS, B. *Récréations...* Op. cit., p. 450.

254. Ibid., p. 483.

255. Cf. WITTKOWER, R. & WITTKOWER, M. *Les Enfants de Saturne* – Psychologie et comportement des artistes, de l'Antiquité à la Révolution Française. Paris: Macula, 1985, p. 93 [1. ed. americana, 1963].

256. CORNARO, L. *De la sobriété.* Op. cit., p. 52.

gênero consumido pelo delfim bem no começo do século XVII[257]. O número baseia a avaliação do alimento bem antes de sustentar a do peso corporal.

O regime volta-se ainda para a qualidade dos gêneros: a necessidade, entre outras, de recorrer às carnes "dessecantes"[258], consideradas "não excrementais", "dessecativas" ou "abstergentes"[259], purgativas, segundo as expressões da época. Impõe-se o imaginário do seco. A origem da gordura continua ligada aos líquidos e as qualidades do corpo têm a ver com as dos humores. O saber dos séculos XVI e XVII apenas aprofunda as convicções antigas, detalhando princípios inalterados. Donde o perigo que se atribui aos animais vindos das "brumas", de climas fétidos, de águas paradas, como patos e marrecos que vivem em lagos barrentos, os considerados velhos e de humores espessos, os "furiosos", os que se alimentam de porcarias, em especial os suínos criados soltos, que comem qualquer coisa, e os fogosos demais também, os lascivos, como os bodes "de cheiro forte e desagradável"[260]. Daí também a tendência de ligar ao perigo a menor "impressão" de viscosidade ou gordura. Os cordeiros, por exemplo, "sobretudo os mais jovens, ainda apegados à mãe, são pegajosos e úmidos demais para uma digestão fácil"[261]. Ou vários peixes de carne "gorda, viscosa, pesada"[262], especialmente os que vivem em águas sem a agitação de ondas ou correnteza[263]. Também legumes, cítricos e fru-

---

257. HÉROARD, J. *Journal* [século XVII]. Paris: Fayard, 1989, entre outras, p. 632ss.

258. GUYON, L. *Cours de Médecine...* Op. cit. T. II, p. 253.

259. FRAMBOISIÈRE, N.A. *Œuvres.* Op. cit., p. 69.

260. LA MARE, N. *Traité de la police où l'on trouvera l'histoire de son établissement, les fonctions et les prérogatives de ses magistrats, toutes les lois et tous les règlements qui la concernent...* T. II. Paris: [s.e.], 1722, p. 721 [1. ed., 1705].

261. Ibid. T. II, p. 704.

262. Ibid. T. III, p. 17.

263. Cf. MONTEUX, H. *Conservation de la santé...* Op. cit., p. 41.

tos muito sumosos inquietam pelo excesso de água[264]. E, por fim, há o perigo dos alimentos que produzem muitos "gases", como "castanhas, tubérculos, ervilhas, favas e coisas semelhantes"[265], que desenvolvem no organismo suas substâncias turgescentes e dilatadas, ao passo que seriam saudáveis "todos os tipos de aves pequenas das montanhas"[266], as carnes "aéreas", de bom odor, "sem muita água"[267]. Os limites entre o líquido e o seco, com seus equilíbrios, desordens e transbordamentos, são os limites entre o saudável e o insalubre, o digestivo e o indigesto, o magro e o gordo.

A isso soma-se, para além do regime, a importância das sangrias e purgas, abundantemente citadas nas farmacopeias: a "rosa moscada" ou roseira selvagem para "purgar as serosidades e outros humores", a "raiz de espinheira", o "ruibarbo", a "semente de açafrão" para "lavar as obstruções e purgar suavemente os humores viscosos"[268]. Uma convicção domina o conjunto dessas práticas: o "gordo" não apresenta um problema terapêutico maior, os volumes têm apenas que ser diluídos, liberados, orientados para as vias de escoamento mais banais. De modo que a gordura, além da estupidez que testemunha, pode ser ainda sinal de má-vontade ou teimosia, limitando-se a evacuação ao ato propriamente técnico de evacuar, tanto mais "legítimo e benéfico" por "eliminar do corpo o que o prejudica qualitativa ou quantitativamente"[269].

---

264. Ponto de vista partilhado em bloco pelos médicos europeus. Cf. EARLE, P. *The Making of the English Middle Class* – Business, Society and Family Life in London: 1600-1730. Berkeley: University of California Press, 1989, p. 272 [Diet].

265. GUYON, L. *Cours de Médecine...* Op. cit. T. I, p. 208.

266. PIGRAY, P. *Épitome des recettes...* Op. cit., p. 147.

267. Ibid.

268. LEMERY, N. *Pharmacopée universelle contenant toutes les compositions de pharmacie qui sont en usage dans la medicine.* Amsterdã: [s.e.], 1748, p. 115, 127, 140, 141 [1. ed., 1697].

269. FRAMBOISIÈRE, N.A. *Œuvres.* Op. cit., p. 93.

"Secar"

O regime, por fim, tem a ver com exercício físico: secar aquecendo. Como confirmam ilustrações bem precisas, ainda que os exercícios sejam raramente mencionados, aparecendo menos nos relatos do cotidiano que nos tratados. É notável, no entanto, o caso de Catarina de Médici rejeitando sua gordura, relatado pelos embaixadores italianos:

> A rainha-mãe ama bastante as comodidades da vida: é desordenada na sua maneira de viver e come muito, mas depois de comer procura o remédio dos grandes exercícios corporais. Caminha, monta a cavalo, não para no lugar. O mais estranho é que vai até mesmo à caça[270].

Os jogadores de *paume*[271] no Thélème[272] de Rabelais, do mesmo modo, postam-se diante de uma grande fogueira e se esfregam vigorosamente com enormes guardanapos para eliminar os humores em excesso[273]. A Princesa Palatina, no século XVII, também fala das suas caminhadas "de meia hora no quarto para fazer a digestão"[274].

Imagem sumária, enfim, o exercício se define sobretudo a partir de um contrário. É um "reverso": o inverso da imobilidade, a reversão, a derrubada do par preguiça/peso. Tudo aí se liga ao movimento, à efervescência, ainda que de formas diversas e pou-

---

270. *Relations des ambassadeurs italiens.* Op. cit. T. I, p. 429.

271. *Jeu de paume,* antigo jogo de raquete que se disseminou pela Europa no século XV. Primitivamente usava-se a palma da mão (*paume,* em francês) para impulsionar a bola [N.T.].

272. Mosteiro inventado por François Rabelais na sua sátira *Gargantua,* no qual homens e mulheres vivem segundo os próprios desejos e não de acordo com normas [N.T.].

273. RABELAIS, F. *Gargantua.* Op. cit., p. 186.

274. D'ORLÉANS, C.É (Princesa Palatina). *Correspondance complète.* Op. cit., p. 154.

co sistematizadas. Nenhuma alusão a qualquer tipo de ginástica: a eliminação se deveria unicamente à esfregação das partes provocada pelo movimento, ao seu aquecimento, aos vapores assim desprendidos. Daí a importância toda especial que Antoine de Bandole dá em seu longo panegírico dedicado a Henrique IV, em 1609, ao princípio de "jamais se comprazer no repouso"[275], ou a insistência crescente no século XVII sobre os efeitos "emagrecedores" de toda atividade laboriosa: "As pessoas que têm um ofício raramente são carnudas ou barrigudas [...]. Elas mostram como os exercícios vigorosos e frequentes servem para afinar o corpo"[276]. Prática pouco comentada, o exercício seria menos um sistema que simples agitação: o "atrito mútuo das partes"[277] favoreceria a eliminação de supérfluos. A reação, por exemplo, da futura delfina, a duquesa de Borgonha, mencionada por volta de 1680 por Madame de Caylus, ao constatar desde os 12 anos sua "tendência a engordar"[278] e passar deliberadamente a multiplicar sua agitação e movimentos.

Alimentos e exercícios estão no centro da questão, sem dúvida, mas ela tem a ver também com o ar que se respira, com a atmosfera que envolve o corpo, com os corpúsculos que o penetram – é o que diz Próspero Alpino para explicar a gordura dos egípcios em suas viagens no final do século XVI[279]. Por exemplo, tudo na situação dos habitantes do Cairo deveria torná-los magros, emaciados pela secura do clima. Mas, ao contrário, tudo em seus

---

275. BANDOLE, A. *Les parallèles de César et de Henri IV.* Paris: [s.e.], 1609, p. 32.
276. ETTMÜLLER, M. *Pratique espéciale de Médecine...* Op. cit., p. 672.
277. FRAMBOISIÈRE, N.A. *Œuvres.* Op. cit., p. 90.
278. DE CAYLUS, M.-M. *Souvenirs de Mme de Caylus* [século XVIII]. Paris: Mercure de France, 1986, p. 120.
279. ALPINO, P. *Histoire naturelle de l'Égypte:* 1581-1584. T. I. Cairo: Institut Français d'Archéologie Orientale, 1979, p. 60.

hábitos os torna gordos, pelos transbordamentos e "excessos" de humores múltiplos. Alpino enumera as causas dos inchaços: a constante lascívia, abandonos diversos, alimentos aquosos, bebidas frequentes, banhos repetidos, a inalação contínua de vapores das saunas fechadas. O médico veneziano insiste na influência das águas e dos ares densos a infiltrar as anatomias. O corpo, nos séculos XVI e XVII, continua sendo um corpo trespassado pelos "lugares": é um invólucro poroso oferecendo sua vulnerabilidade aos quatro ventos. Os banhos femininos, em especial, com seu calor a distender a pele, invadem o corpo com excesso de umidade. Apenas o clima seco favoreceria o emagrecimento nesse caso. É o que também reconhece Madame de Sévigné no século XVII ao opor o ar de Grignan, cuja secura faria emagrecer, ao de Bourbilly, cuja umidade faria engordar: "Basta respirar o ar daqui [Bourbilly] para ficar gorda"[280].

Vinagre e cal

É preciso ressaltar ainda o lugar cada vez maior ocupado na percepção ocidental pelo emagrecimento feminino. Veja-se, por exemplo, a observação bem "natural" de Fabio Glissenti, em 1609, confrontando a maneira de venezianas e napolitanas emagrecerem:

> As primeiras adquirem nozes da Índia, amêndoas, pistache, pinhões, sementes de melão, carne de perdizes e capões. Espremem tudo isso e adicionam açúcar para fazer uma espécie de massapão; toda manhã comem uma certa quantidade e depois bebem um grande copo de Chipre[281].

---

280. RABUTIN-CHANTAL, M. (Marquesa de Sévigné). *Correspondance*. Op. cit. T. I, carta de 21 de outubro de 1673, p. 603.

281. RODOCANACHI, E. *La femme italienne à l'époque de la Renaissance:* sa vie privée et mondaine, son influence sociale. Paris: Hachette, 1907, p. 110.

Já as napolitanas utilizariam arroz, cevada, sésamo e favas, plantas todas elas meridionais que arejariam os humores. Mais simples ainda e também aparentemente comum é a receita de um "tratado de segredos" do século XVII "para evitar engordar": "Parta caroços de cereja e os misture com açúcar em drágeas para consumir de manhã e à noite"[282].

As anedotas de Jean Liébault na segunda metade do século XVI mostram, em compensação, o tipo de "rigidez" a que tais hábitos podem por vezes levar: "abster-se de comer" ou misturar à comida "cal ou gesso pulverizado"[283], recorrer a materiais rudes, ásperos, para reduzir pela secura a umidade temida. Liébault demora-se nisso, evocando "diversas damas e senhoritas bem-nascidas" que esperavam um resultado preciso de tais práticas: "ter o corpo fino"[284]. E também o vinagre, o limão, os ácidos são considerados emagrecedores por sua ação "adstringente"[285]. Como mostra o gesto do conde de Lude, por volta de 1660, mencionado por Bussy-Rabutin: "nascido para ser bem gordo"[286], o conde teria conservado uma "bela silhueta" com "dieta e vinagre", com isso, porém, "comprometendo" o estômago. Evocada por Tallemant des Réaux por volta de 1650, Madame de Gondram, filha de um fiscal-mor do imposto sobre o sal, estava "já bem gorda" quando decidiu bruscamente emagrecer. Bebe "vinho puro" e consegue uma mudança: adquire uma silhueta "mais bela do que tinha"[287].

---

282. ÉMERY. *Nouveau recueil de curiosités rares et nouvelles des plus admirables effets de la nature et de l'art.* Paris: [s.e.], 1685, p. 83.

283. LIÉBAULT, J. *Trois livres de l'embellissement...* Op. cit., p. 37.

284. Ibid.

285. Cf. sobre o limão em LASZLO, P. *Citrus:* A History. Chicago: The Chicago University Press, 2007.

286. BUSSY-RABUTIN, R. *Histoire amoureuse des Gaules.* Paris: Garnier, 1967, p. 153 [1. ed., 1663].

287. TALLEMANT DES RÉAUX, G. *Historiettes.* Op. cit. T. II, p. 427.

Ao se tornar viúva, vítima do seu antigo perfil, engorda de novo e recorre ao mesmo procedimento, agora reforçado: consome bem mais "vinagre, limão e outras coisas vis", recupera a magreza, mas "quase não tem mais saúde"[288]. Tallemant des Réaux ironiza, claro, zomba desses excessos, embora ele mesmo convencido da eficácia dos ácidos, considerando sua ação decisiva para o estado do General Saint-Germain, que, entre outros, passou de gordo a magro "à força de beber vinagre"[289]. O que também confirmam os farmacêuticos da França Clássica, que atribuem ao vinagre o poder de "partir e afinar as matérias graxas"[290].

De forma mais profunda, uma mudança imperceptível da condição da mulher conduz a uma nova vigilância no Ocidente moderno. De início a da "dama da corte", votada pelo desenvolvimento do ambiente cortesão a um papel estético mais estruturado: "Não há corte, por maior que seja, que possa ter ornamento, esplendor ou alegria sem as mulheres"[291], ressalta Baldassar Castiglione. Ou como diz Brantôme de maneira mais direta: "Toda a decoração de uma corte eram as damas"[292]. Catarina de Médici dá um exemplo marcante disso em meados do século XVI: a casa da rainha aumenta, faz-se opção explícita pela beleza, a vigilância da aparência e das maneiras é constante. Com uma consequência maior: a sanção de toda negligência estética. A corte de Catarina tem quase um regulamento: "Exigência expressa às damas e moças para se adornarem [...]. Que pareçam deusas [...]. Do

---

288. Ibid., p. 435.

289. Ibid., p. 633.

290. CHARAS, M. *Pharmacopée royale...* Op. cit., p. 98.

291. CASTIGLIONE, B. *Le livre du courtisan.* Op. cit., p. 233.

292. Apud DELUMEAU, J. *La civilisation de la Renaissance.* Paris: Arthaud, 1967, p. 437.

contrário eram admoestadas por ela e objeto de reprimenda"[293]. Isso reforça sem dúvida alguma o cultivo das maneiras, a necessidade de refinar hábitos e atitudes.

O processo é simbólico, sublinhando o papel cada vez mais específico de uma beleza feminina "decorativa", assim como o igualmente específico das sanções que ela pode provocar, enfim a orientação da aparência feminina no sentido do acolhimento, do "interior", da "ornamentação" da residência e dos aposentos, ao passo que a aparência masculina estaria voltada para o "exterior", para o enfrentamento das coisas e das gentes. As diferenças são realçadas sem ambiguidade nos tratados de beleza do Renascimento: a força para o homem, a beleza para a mulher; para um "o trabalho da cidade e dos campos"[294], para outra "o serviço da casa"[295]. Ao que se soma, evidentemente, o critério da silhueta "fina", do "ventre firme e rijo, sem dobras ou rugas"[296]. Os tratados de moda dizem o mesmo, nem que seja pela insistência nas roupas justas, nos tecidos apertados: as moças de Ferrara, por exemplo, exaltadas pela "silhueta esbelta", ou as mulheres de Anvers, cujo "corpete redondo e bem ajustado dá a todo o busto uma forma graciosa e esbelta"[297].

Cintas, faixas e espartilhos

O estrangulamento das roupas, o jogo constante com as vestimentas torna-se, aliás, central nos séculos XVI e XVII: não mais

---

293. BRANTÔME. *Recueil des dames.* Op. cit., 1991, p. 58.

294. LIÉBAULT, J. *Trois livres de l'embellissement...* Op. cit., p. 15.

295. Cf. tb. CROIX, A. "De la différence à l'intolérance". In: RIOUX, J.-P. & SIRINELLI, J.-F. (org.). *Histoire culturelle de la France* – T. II: De la Renaissance à l'aube des Lumières. Paris: Seuil, 1997, p. 139.

296. MINUT, G. *De la beauté* – Discours divers avec la Paulegraphie ou Description des beautez d'une dame tholosaine, nommée la belle Paule. Toulouse: [s.e.], p. 259.

297. VERCELLIO, C. *Costumes anciens et modernes* [1590]. Paris: [s.e.], 1840 [T. I, p. 213. T. II, p. 246].

a mera cinta de tecido, por exemplo, que no século XV exibiam as mulheres nos torneios do rei René[298], mas um aperto intenso em caso de gordura excessiva. Faixas de linho[299], segundo André Le Fournier, faixas de couro "com tiras" ou cadarços[300], diz Jean Liébault: em outras palavras, é a força constritiva em resposta à abundância do ventre. Técnica decisiva, essa constrição confirma um duplo olhar: por um lado, a tentativa de limitar a gordura e, por outro, a crença nos efeitos do aperto mecânico. Uma nova era se abre, impondo a esperança de agir diretamente sobre as formas pela "força". Esses arreios de novo tipo podem, ademais, ser aplicados também aos homens em caso de gordura extrema. Novo prestígio mecânico, sem dúvida, o dos artefatos articulados e ajustáveis.

Pierre de L'Étoile não se espanta em 1592 com a história do legado espanhol "enfaixado como uma tainha"[301], arreado com uma armadura de correias e cinturões após as refeições para obstar as possíveis deformações do ventre. Os exemplos de enfaixamento desse tipo banalizam-se nos decênios seguintes. Montfleury, o "Gordo René", ator que interpreta as peças de Corneille na década de 1650, objeto da zombaria de Cyrano por sua gordura, usa uma cinta toda especial, uma "barrigueira" de ferro larga e rígida que esmaga o abdome[302]. O Gordo Guillaume, ator do hotel de Borgonha por volta de 1630, segura a barriga com duas potentes cintas, uma abaixo do peito, outra sob o umbigo, o que transforma

298. Cf. p. 62.

299. LE FOURNIER, A. *La décoration d'humaine nature...* Op. cit., p, 31.

300. LIÉBAULT, J. *Thrésor des remèdes secrets pour les maladies des femmes.* Paris: [s.e.], 1685, p. 729.

301. L'ÉTOILE, P. "Registre-journal de Henri IV et de Louis XIII" [século XVII]. In: MICHAUD, J.-F. & POUJOULAT, J.-J.-F. (orgs.). *Nouvelle collection des mémoires pour servir à l'histoire de France...* Op. cit. 2ª série. T. I, parte II, p. 92.

302. Cf. MOLIÈRE. *Théâtre complet.* Op. cit., p. 1.397. Sobre Montfleury, cf. p. 115.

sua gordura em espetáculo e suas faixas em "contenção"[303] fortemente realçada.

Mais importante é que o procedimento se diversifica, visando outras partes do corpo, ainda na sua metade superior. Jean Liébault propõe, no final do século XVI, um aparelho concebido para evitar às mulheres durante e após a gestação o aumento excessivo das "mamas"[304]. O metal faz as vezes de molde: uma lâmina de aço suspensa do pescoço suporta os seios, enquanto dois "pedaços de cortiça" sob as axilas exercem pressão lateral. Ninguém fala do uso regular de tal dispositivo, nem de sua extensão social. O livro de Liébault, em compensação, ao qual acresce um *Tesouro dos remédios secretos para as enfermidades das mulheres*[305], que repete essas proposições, é amplamente difundido e recebe várias edições. A ideia é canônica: aparelho "elementar" imposto como tutor dos corpos "enfraquecidos", a máquina pretende esculpir as formas e anatomias. O desenvolvimento da gordura seria a partir daí concretamente impedido ou corrigido pela rigidez das placas de aço.

A invenção do espartilho não é, efetivamente, senão o prolongamento de tais iniciativas. O molde transformado em estojo, processo reservado às mulheres, confirma a expectativa específica de emagrecimento. A Rainha Margarida de Navarra, que se "tornara horrivelmente gorda"[306], mostra o que se passa no fim do século XVI, ao recorrer a chapas de lata para conter as carnes: "mandava

---

303. Cf. BLANC, A. (org.). *Théâtre du XVIIe siècle*. T. III. Paris: Gallimard, 1986, p. 1.268 [Bibliothèque de la Pléiade].

304. LIÉBAULT, J. *Quatre livres des maladies et infirmitez des femmes* [século XVI]. Rouen: [s.e.], p. 726.

305. LIÉBAULT, J. *Thrésor...* Op. cit., p. 726.

306. TALLEMANT DES RÉAUX, G. *Historiettes*. Op. cit. T. I, p. 60.

colocar folhas de flandres dos dois lados do corpo"[307]. A prática é disseminada nas últimas décadas do século XVI, banalizada pelas mulheres de posição, todas buscando uma "cintura fina"[308]. O apetrecho mais habitual utiliza lâminas ou barbas de baleia perpassadas na trama do tecido, placas rijas "espetadas" em seu interior. Daí a expressão "corpinho espetado", objeto compressor mencionado por Lippomano, embaixador veneziano que atravessa a França em 1577 e revela a difusão dessa peça: "Elas usam um espartilho ou camisola que chamam de 'corpinho espetado' para tornar a silhueta mais leve e esbelta. É fechado com grampos por trás, o que torna ainda mais bela a forma do seio"[309]. É o triunfo do instrumental, do mecânico.

Tudo foi dito: silhueta aparentemente mais fina, maior leveza aparente do corpo. Variam os dispositivos da armadura, mas apertar é fundamental. Montaigne dá um dos exemplos mais cabais disso: sólidos fechos garantem a estreiteza. Mas a constrição é extrema: "Para fazer um corpo bem espanholado [afilado], por quantas agruras não passam, espremidas, enfaixadas, com grandes marcas fundas até a carne viva por toda a parte nos flancos! Sim, por vezes é mortal"[310]. Cesare Vercellio cita também uma versão espanhola em 1590: "O corpete é tão estreito dos lados que não se sabe como pode conter o corpo"[311]. O uso do dispositivo amplia-se mais no século XVII, a ponto de se criar a

307. Ibid., p. 60.

308. *Félix e Thomas Platter à Montpellier*. Op. cit., p. 408. Cf. tb. o livro que continua sendo o mais bem informado sobre o tema: LIBRON, F. & CLOUZOT, H. *Le Corset dans l'art et les mœurs du XIII*e *au XX*e *siècles*. Paris: [s.e.], 1933. Os autores ressaltam com justeza que os procedimentos, antes do século XVI, limitavam-se quase que exclusivamente à cinta.

309. *Relations des ambassadeurs vénitiens...* Op. cit. T. II, p. 559.

310. MONTAIGNE, M. *Essais*. Op. cit., p. 81.

311. VERCELLIO, C. *Costumes anciens et modernes*. Op. cit. T. II, p. 266.

corporação dos costureiros de mulheres e crianças, cujos mestres chegam a oitocentos na Paris de final do século[312], com regras de fabricação bem precisas para prevenir qualquer "escapamento" abdominal, como colocar barbas de baleia "mais fortes, mais grossas nos rins, [mais] no meio da parte frontal que dos lados"[313]. É a barriga que se tem que "segurar". As palavras de Madame de Maintenon dirigidas às alunas de Saint-Cyr são simbólicas: "Não estejam jamais sem o corpinho [espartilho] e fujam a todos os excessos atualmente corriqueiros"[314]. A gordura teria encontrado recursos, e a modelagem, instrumentos.

Mesmo que não se possa esquecer o fatalismo de que dá provas Coulanges, amigo de Madame de Sévigné, constatando o próprio excesso de gordura ao voltar de uma viagem: "Senhoras, temo muito que me acheis de uma gordura enorme, mas o que fazer?"[315]

---

312. Cf. *Livre comode contenant les adresses*. T. II. Paris: [s.e.], 1692, p. 61.

313. JAUBERT. *Dictionnaire Raisonné et Universel des Arts et Métiers*. T. IV, Paris: [s.e.], 1773, p. 176.

314. Madame de Maintenon, apud por LIBRON, F. & CLOUZOT, H. *Le Corset dans l'art et les mœurs...* Op. cit., p. 32.

315. Cf. DE RABUTIN-CHANTAL, M. (Marquesa de Sévigné). *Correspondance*. T. III. Op. cit., carta de 14 de março de 1696, p. 1.148.

PARTE III

DA ESTUPIDEZ À IMPOTÊNCIA

O Iluminismo e a sensibilidade

Os volumes se individualizam com o Iluminismo. Abre-se um turbilhão de possibilidades. A gordura supõe múltiplas gorduras, uma vez que a diversidade é também a dos graus, ainda que esboçados mais que estudados. Surgem procedimentos de medição, modestos, mas reais.

O que permite distinções até então latentes, como uma diferença entre a silhueta masculina e a feminina, tolerando-se lá certa rotundidade que se recusa aqui, e também uma diferença social, podendo uma amplitude ponderada encontrar algum valor. Esse trabalho do olhar transforma a percepção, criando-se alertas e níveis de gordura que não existiam, com um deslocamento da inquietude e um aguçamento da visão.

Outra mudança afeta mais diretamente a representação do excesso. O velho tema da invasão das matérias aquosas se complica. O acentuado desabamento das carnes não é mais apenas uma questão de peso, significando agora perda de reatividade, ruína nervosa. Às velhas interrogações sobre um corpo semelhante aos objetos do dia a dia, com seus "sacos" e "canais", sucedem interrogações sobre um corpo dotado de uma energia específica, a energia orgânica do ser vivo, a da irritabilidade, da sensibilidade. A crítica do gordo, consequentemente, reorienta-se, passando a ressaltar a impotência, a esterilidade, focando a carência vital até estigmatizar pela primeira vez um "supérfluo" da civilização, um excesso de artifício e de agitação que se tornou redundância, inutilidade. Denúncia centrada naquilo que a época tende a depreciar com mais força, que é a perda de sensibilidade. O gordo torna-se impotente – estigmatização inseparável de seu tempo.

Práticas inéditas podem então ser inventadas, favorecendo o tônico, o estimulante, o banho frio, e mesmo, em certos casos, o uso trabalhoso da eletricidade. Processos que têm a certeza do sucesso pelo aumento da atividade.

1

A invenção dos graus

É de início a apreciação dos contornos que muda com o Iluminismo. Um "número" para o peso aparece aqui e acolá nas referências médicas, um escalonamento dos volumes nas ilustrações mais banais. O social representado nas gravuras e nos quadros colore-se de "espessuras" físicas diferentes, inclusive hierarquizadas, ainda que as palavras não sejam mais bem definidas e a explicitação tarde a deixar os traços nítidos. A história do gordo é também essa lenta tomada de consciência da variedade das formas e de suas possíveis progressões, ao mesmo tempo em que a vontade de emagrecimento ainda não se aguçou necessariamente. A cultura iluminista, mais atenta para o indivíduo, também o é com a individualização do gordo.

Medidas "incansáveis" e "infrutíferas"

Le Spectateur, um dos inventores do jornalismo de costumes, menciona em 1711 um estranho exemplo de peso. Uma longa carta de leitor dá os detalhes. O homem explica ter querido superar um "estado mórbido" recorrendo à velha prática de Sanctorius[1]: manter um equilíbrio entre o peso de seus alimentos e o de seus excrementos. Mandou construir um imenso instrumento para melhor registrar toda oscilação de peso: gigantesca balança romana com assento e mesa incorporados, semelhante ao apa-

---

1. Cf. p. 125.

relho utilizado um século antes pelo médico de Pádua. E usou-o com rigor, pesando-se durante três anos, anotando e comparando dia após dia o peso do que ingeriu e do que eliminou, vigiando todo excesso de humor que a seu ver comprometia o corpo. No final se diz decepcionado, com estado físico inalterado, espírito ainda "inquieto" e forças "depauperadas"[2]. Mais, a atenção com as constantes medições quase o exauriu. *Le Spectateur* concorda, comentando os dados com ironia, que tentar "governar a própria saúde onça por onça, escrupulosamente"[3], não teria qualquer eficácia.

O que fica é o testemunho pessoal, ainda que limitado apenas a aspectos quantitativos do alimento, e a presença do cálculo, da balança, a insistência nas repetidas anotações. Procedimento tanto mais revelador porquanto inúmeros médicos tentam esses registros de longo prazo, nos anos 1720-1730, em especial na Inglaterra[4]. Entre eles, Bryan Robinson[5] e John Lining[6], cujos textos são acompanhados de uma série de tabelas de pesos: dos corpos, dos alimentos, dos dejetos. Ou John Floyer, que compara seu índice de transpiração insensível em Londres com o que é fornecido por Sanctorius para concluir que a intensidade dela é maior no clima londrino, mais fresco ou brumoso, que na Itália[7]. São os

---

2. *Le Spectateur ou le Socrate moderne.* T. I. Paris: [s.e.], 1754, p. 143, XIXe discours [1. ed. inglesa, 1711].

3. Ibid., p. 145.

4. Cf. DACOME, L. "Living with the chair: provate excreta, collective health and medical authority in the eighteenth century". *Science History Publications*, 2001. – Agradeço a Rafael Mandressi por ter me indicado esse texto.

5. ROBINSON, B. *A Dissertation on the Food and Discharges of Human Bodies.* Dublim: [s.e.], 1747.

6. LINING, J. "Extract of the letters from Dr. John Lining..." *Philosophical Transactions of the Royal Society of London.* [s.l.], [s.e.], 1744-1745, p. 318.

7. FLOYER, J. *A Treatise of the Asthma.* Londres: [s.e.], 1698, p. 238.

mesmos cálculos de Thomas Secker em Leyde[8] e de George Rye em Dublim[9]. Conquista do número, aparentemente a prática torna-se tão comum no universo médico que Jacob Leopold em 1726 pretende renovar a balança de Sanctorius e sugere um aparelho sutilmente reduzido para ser transportável e mais difundido[10].

Mas, sem dúvida, no cerne dessa prática não está nem uma visão do gordo nem uma visão de emagrecimento. É antes de tudo uma visão de saúde: não se trata da gordura em particular, mas da transpiração; não do volume, mas dos vapores de humor e de água. Além disso, uma visão masculina e médica, que visa a funcionalidade. O que importa é o cuidado diário do corpo: o equilíbrio numerado entre ingestão e excreção. Não o controle da silhueta, mas o da evaporação insensível, excreção julgada necessária para escapar a qualquer "viciação" interna. O objeto não é, evidentemente, o estudo da perda de peso, como será bem mais tarde. Ao que se soma uma instrumentalização tão complexa que desencoraja qualquer iniciativa banal.

A presença do número deve ser, porém, fortemente ressaltada, ainda que bem distante de qualquer avaliação de gordura. É o marco inicial de um princípio ainda hesitante, o de pesar e repesar as "coisas" do corpo e comparar os resultados. Marco tanto mais importante porquanto está em jogo o cuidado com o peso corporal.

Peso ou cintura?

É uma lenta conscientização, no entanto. Como mostra a curta resposta que o chefe de polícia de Paris dá em 1725 a uma so-

---

8. SECKER, T. *Disputatio medica inauguralis de medicina static*. Leyde: [s.e.], 1721.
9. RYE, G. *Medicina statica Hibernica* – Or Statical Experiments to Examine and Discover the Insensible Transpiration of the Human Body... Dublim: [s.e.], 1734.
10. LEUPOLD, J. *Theatrum machanicorum*. Leipzig: [s.e.], 1726.

licitação de um tal "Senhor Desbordes", que propõe instalar em locais públicos um instrumento de sua invenção para pesar as pessoas: uma cadeira suspensa munida de um flagelo romano. Desbordes vê nisso uma "diversão inocente", uma brincadeira que já se coloca conscientemente no âmbito do "superficial". A reação do chefe de polícia é ainda mais típica, incisiva, cortante: "Não vemos qualquer utilidade ou necessidade de instalar balanças para pesar as pessoas..." Ao desinteresse pelo peso soma-se o temor a ajuntamentos desordenados, a tumultos provocados por "apostas ou desafios" exóticos[11]. A autoridade pública, em 1725, continua indiferente ao peso: registrá-lo não seria mais que um passatempo ridículo, vã curiosidade.

É pela medição das cinturas, de sua circunferência, que se introduz mais amplamente; no entanto, com a cultura iluminista, uma nova precisão. Voltaire não ignora em 1752 as medidas do seu Micrômegas: 120 mil pés reais de altura, 50 mil pés reais de cintura[12], ao passo que em 1722 Jonathan Swift não dava qualquer indicação desse tipo para o seu Gulliver e os estranhos povos de Lilliput e Laputa[13]. Da mesma forma, os redatores do *Journal de Médecine*, em seu levantamento de casos extremos em meados do século, não se furtam a indicar os "perímetros" de certos gordos espantosos: os 6 pés de cintura (182,88cm) do cura de Saint-Eusèbe, mencionado em 1757, os 8 pés (243,84cm) do chefe dos meirinhos de Sens, citado em 1760, ou a estimativa em uma aposta sobre a cintura de Edward Bright, habitante de Essex cujo prodigioso volume transforma em curiosidade – sete homens

11. BURGUBURU, P. "Balances publiques". *Revue de Métrologie Pratique et Légale*, jul./1941, p. 224.
12. AROUET DE VOLTAIRE, F.M. "Micromégas" [1752]. *Romans et contes*. Paris: [s.e.], 1931, p. 165.
13. SWIFT, J. *Les voyages de Gulliver*. Paris: [s.e.], 1845 [1. ed. inglesa, 1722].

teriam conseguido entrar juntos no seu casaco sem fazer saltar os botões[14]. Nenhuma preocupação cotidiana nessa instrumentação, é preciso que se diga mais uma vez: a curiosidade medida em números é com o excepcional, embora introduzindo uma nova percepção.

O testemunho de Élie de Beaumont, na segunda metade do século XVIII, totalmente revelador pela autoavaliação que comporta, confirma essa sensibilidade mais acentuada. Advogado em Paris desde 1752, amigo de Voltaire e defensor de causas notáveis[15], Jean-Baptiste Élie de Beaumont consulta nas décadas de 1760 e 1770 os médicos Antoine Petit e Samuel Tissot por um distúrbio que qualifica como "imensa gordura"[16]. Todas as suas cartas revelam a aflição do advogado. Mostram também a maneira bem especial de se dar conta do problema: o modo "moderno" e ao mesmo tempo "ultrapassado" de avaliar as formas do corpo e suas alterações, de novo a circunferência da cintura em vez do peso, a gordura extrema e não os níveis de gordura. A medida é obtida com a ajuda de um "cordão" enviado ao médico para melhor atestar o "mal" e que vai crescendo com o tempo, passando de "3 pés" em 1767 a "3 pés, 11 polegadas e 8 linhas" em 1776 (ou seja, de 97,45cm a 129,02cm), números porém não confrontados com a altura da medição, o que mantém sua imprecisão[17]. Um cuidado inédito, porém, está presente, que é a atenção às medições de perímetro em polegadas e linhas, que aumentam inexoravelmente

14. Cf. *Journal de Médecine*, 1757, 1760, 1762.

15. Cf. esp. suas intervenções no Caso Calas. ÉLIE DE BEAUMONT, J.-B. *Choix de plaidoyers et mémoires*. Paris: [s.e.], 1824.

16. TEYSSEIRE, D. (org.). *Obèse et impuissant* – Le dossier médical d'*Élie de Beaumont*. 1765-1776. Grenoble: Jérôme Million, 1995.

17. Apenas a altura, sem o número da cintura, tornou-se atualmente a medida reveladora de indicações patológicas, mas para a cultura do século XVIII há ainda uma relativa indiferença pela relação estatura/cintura.

com o passar dos meses e dos anos. Uma vontade de precisão suplementar leva Élie de Beaumont, além disso, a fazer a medição antes de todas as refeições: "de manhã, em jejum, depois de ter ido duas vezes ao guarda-roupa"[18], para jamais "falsear" o resultado. Acresce uma última novidade: a medida, pela primeira vez, é fornecida a fim de orientar a consulta médica.

Invenção das médias

Longe de toda visão intuitiva, o cordão transformou o volume em "objeto", ao passo que a percepção do peso se impõe mais lentamente. O caso de George Cheyne, centrado diretamente no peso, permanece excepcional por muito tempo. O médico inglês indica o resultado de uma medição de peso bem no início do século XVIII, alguns anos após a interrupção de um regime que diz lamentar. Constata o peso de 32 *stones* (180kg)[19]. Percebe essa "enormidade", alarma-se e retoma o regime com rigor. Não indica, porém, o peso que perdeu ou ganhou, revelando assim indiretamente a importância bastante relativa desse registro.

Alguns exemplos, ainda raros, adquirem precisão após as décadas de 1760-1770. São contemporâneos de um novo instrumento, aparelho com flagelo romano inventado em meados do século por John Wyatt, com uma grande plataforma horizontal capaz de suportar uma pessoa ou um animal[20]. Seguem algumas indicações mais circunstanciadas: a de Malcolm Flemyng, por exemplo, em 1760, sobre a perda de 28 libras-peso em um mês

---

18. *Obèse et impuissant...* Op. cit., p. 58.

19. Cf. GUERRINI, A. *Obesity and Depression in the Enlightenment* – The Life and Times of George Cheyne. Oklahoma: University of Oklahoma Press, 2000, p. 8.

20. Cf. KISCH, B. *Scales and Weights* – A Historical Outline. Yale: Yale University Press, 1965, p. 76.

(cerca de 14kg), após uma cura com diuréticos e água de sabão, de um paciente que pesava 291 libras (130-140kg)[21]. Medições muito ocasionais, porém, que além disso não dão conta da progressão escalonada. Mais importante, por fim, e também mais sugestiva é a proposição de Buffon num suplemento de sua *História natural* de 1777: a referência a uma correspondência numérica entre estatura e peso. Buffon não confirma o aumento da prática de medição do peso, mas explora uma relação que desde muito se percebia intuitivamente sem que fosse calculada: a gordura de um homem grande não é a mesma de um homem pequeno, o peso de um gigante não poderia ser o mesmo de um anão. Daí a apresentação totalmente original de ligações reguladas: o peso "normal" e o peso "excessivo" o são em função de uma mesma percepção, o de estaturas idênticas. A novidade é exatamente sugerir diversas gradações para uma mesma estatura, a de fases intermediárias, com números indicando os níveis máximo e mínimo. A novidade, ainda, é tentar nomeá-las. Buffon estabelece uma série de quatro patamares e só dá um exemplo: o peso de um homem com altura de 5 pés e 6 polegadas (1,8m) deve ser de 160 a 180 libras (80 a 90kg). Ele é "já gordo" se pesar 200 libras (100kg), "gordo demais" se pesar 230 libras (115kg) e "muitíssimo espesso, enfim, se pesar 250 libras (125kg) ou mais"[22]. São números também "estatísticos" pela primeira vez, pois indicam uma "média", ainda que Buffon não refira como calculou isso. Ou seja, uma total originalidade de projeto, embora pouco aplicado.

---

21. FLEMYNG, M. *A Discourse on the Nature, Causes and Cure of Corpulency, illustrated by a Remarkable Case, Read before the Royal Society, November 1757, and now first Published.* Londres: [s.e.], 1760.

22. BUFFON, G.L. *De l'homme – Œuvres* completes. T. IV. Paris: [s.e.], 1836, p. 102 [1. ed., 1749-1767, adendo de 1777].

O resultado converge ainda com outras questões levantadas à época, como a de Boissier de Sauvages especulando um número para as proporções adiposas: Qual deve ser o peso da gordura em relação ao peso do corpo? O anatomista de Montpellier dá uma resposta numérica: "Nos sujeitos medianamente gordos descobri que o peso da gordura era a metade do peso de todo o corpo"[23]. Em 1783 Tenon alvitra números para peso "máximo", "mínimo" e "médio" dos habitantes da aldeia de Passy, onde o médico parisiense possui uma "terra". O projeto é preciso: pesar 60 homens e o mesmo número de mulheres da população adulta de 25 a 40 anos. O resultado é escalonado: 83,307kg de peso máximo, 51,398kg de peso mínimo e 62,071kg de peso médio para os homens; com índices de 74,038kg de peso máximo, 36,805kg de peso mínimo e média de 54,916kg para as mulheres[24]. Falta a relação com a estatura. Mas os valores médios e máximos são investigados, precisando-se também as diferenças entre homens e mulheres. A cultura iluminista é bem atenta a um estado médio dos corpos.

É preciso ressaltar esses números. Primeiro os de Tenon. A curiosidade que expressam é quase antropológica: o peso indica o aspecto "físico" de uma população, seu estado corporal, desprezando o magro ou gordo "demais". Os resultados registram porém um espectro, o mais ou o menos em que pode ser situado um grupo. Os números de Buffon são diferentes, mais programáticos, mais "modernos" também. Visam os indivíduos e compõem uma escala, uma gradação estabelecendo para cada pessoa o peso

---

23. BOISSIER DE SAUVAGES, F. *Nosologie méthodique dans laquelle les maladies sont rangées par classes*. T. III. Paris: [s.e.], 1770-1771, p. 277.

24. Louis René Villermé teve em sua posse o manuscrito de Tenon, que permanece inédito. Adolphe Quételet, ao qual o sábio parisiense comunicou o texto, publica suas conclusões em 1869 em *Physique sociale ou Essai sur le dévelopement des facultés de l'homme*. T. II. Bruxelas: [s.e.], 1860, p. 90.

que ela pode ter a "menos" ou a "mais" em relação à média das que têm a mesma estatura. Sugerem mais ainda a classificação de grupos humanos, com o escalonamento de uma população em um quadro que vai do "menos gordo" ao "mais gordo". Buffon inaugura um modo de pensar o coletivo e estabelece comparações que revelariam a proporção de grandes e pequenas corpulências em uma coletividade. Tabelas mais imaginadas que realizadas, claro, e referindo-se no caso a apenas uma estatura (de 5 pés e 6 polegadas[25]), elas praticamente não são aplicadas ou nunca o são, mas traçam um perfil físico diferente da sociedade. O que permitiria em tese, multiplicando os dados, comparar populações segundo a média de sua aparência física. O artigo "Probabilidade" da *Enciclopédia*, redigido precisamente por Buffon, revela o sentido do cálculo, desenhando uma administração pública de novo tipo com o armazenamento dos mais diferentes dados sobre temperamento, idade, medidas corporais, doenças etc. "para fixar em uma longa sequência de acontecimentos os que se passam de certa maneira e os que se passam de outra"[26]. É o esboço de uma física social a serviço de um Estado centralizado. O cálculo de Buffon não ultrapassa o estágio de visão ou projeto, mas cria, mais modestamente e pela primeira vez, uma escala numérica dos gordos.

O engatinhar das formas

Essa nova sensibilidade aos graus é acompanhada de equivalências literárias. Marivaux, por exemplo, em meados do século, consegue combinar com jeito as dinâmicas e os gestos para referir

---

25. Cf. p. 149.

26. BUFFON, G.L. "Probabilité". In: DIDEROT, D. & LE ROND D'ALEMBERT, J. *Encyclopédie*. Op. cit. T. XXVII, p. 463. Cf. tb. LECLERC, G. *L'Observation de l'homme* – Une histoire des enquêtes socials. Paris: Seuil, 1979.

uma "gordura" que não é "realmente" tal, embora perceptível. É um jogo particular com os limites e o excessivo:

> Vi entrar, pois, uma mulher bem gorda, de estatura média, que exibia uma das mais curiosas gargantas que eu já vira [...]. Não tinha em seus movimentos o peso das mulheres gordas demais: nem a corpulência nem o colo a embaraçavam, via-se aquela massa deslocar-se com um vigor que fazia as vezes de leveza [...], desse frescor que vem do bom temperamento[27].

Movimentos e agilidade corrigiriam aí a visão espontânea da gordura, criando nuances, sugerindo gradações. Uma forma deliberada de Marivaux deixar explícitas diferenças discretas e tentar a todo o custo indicar limites. Exploração de linguagem também, um jogo de paradoxos, um exame de limites que os textos do século anterior ficaram longe de abordar com tal convicção. O exemplo é idêntico numa outra descrição de Marivaux, que esgota ao máximo o duplo sentido das palavras para melhor aproximar o menos e o mais dos traços físicos mencionados:

> A dama era uma pessoa de cinquenta anos aproximadamente, talvez sessenta, com uma corpulência um tanto excessiva [...]. Tinha encantos ainda, idosos, mas não fanados, passando, mas não passados [...]. O problema todo era ser um pouco ajustada demais[28].

Trata-se de desafiar a linguagem para melhor enfrentar a nuance e impô-la: ultrapassar laboriosamente as velhas indicações da língua

---

27. MARIVAUX, P. *Le Paysan parvenu* – Romans [1735]. Paris: Gallimard, 1949, p. 715 [Bibliothèque de la Pléiade].

28. MARIVAUX, P. *Le Voyageur dans le nouveau monde* – Romans [1734]. Op. cit., p. 942-943.

clássica, elas mesmas limitadas às palavras "corpulência", "gorducho", "cheinho", "rechonchudo"[29]... Declinar exemplos e traços.

As gravuras iluministas, o universo das imagens se orientam mais ainda e de maneira bem melhor para as escalas, confirmando a nova exigência cultural de se marcar graus de inclinação. O olhar do desenhista desse período aguçou-se ao ponto de explorar tipos diferentes de gordura. As ilustrações dos fisiognomonistas, por exemplo, mostram as "etapas", confrontam pesos diversos, justapõem lado a lado em suas imagens o progressivo engrossar do queixo ou do pescoço, a curvatura das "bolsas" sob os olhos, as bochechas pendendo[30], ao mesmo tempo em que acrescentam a lenta inclinação da cabeça sob o peso crescente. São muitas as confrontações traço a traço, justapondo desenhos, com suas gradações até então ignoradas. Gaspar Lavater interessa-se igualmente, por volta de 1780, pelas silhuetas: "atitudes, andar, postura"[31], a aparência geral e não mais apenas a excluvidade do rosto para evocar sinais personalizados. Daí a indagação sobre os perfis e suas variadas inclinações. A imagem sozinha é sem dúvida testemunha aqui, podendo dizer mais que as palavras. Ela "sabe", pela primeira vez, revelar uma inventiva de nuances e graus, níveis que Marivaux aproximou, como vimos, e a que Buffon tentou dar números. O olhar definitivamente aguçou-se.

A série de militares desenhada sobre uma mesma figura por Daniel Chodowiecki para ilustrar a fisiognomonia de Lavater, no final do século XVIII, opõe a avantajada barriga do general ao ventre mais contido do oficial e ao do esquelético soldado. A série

---

29. Cf. p. 109s.

30. LAVATER, G. *Essais sur la physiognomonie destiné à faire connoître l'homme et à le faire aimer*. T. III. Paris: [s.e.], 1781-1803, pranchas, p. 155, "De la jeunesse et de la vieillesse" [1. ed. alemã, 1772].

31. Ibid. T. II, p. 180.

eclesiástica, na mesma obra, revela os volumes que distinguiam os príncipes da Igreja, acentuando a amplitude segundo o prestígio do prelado[32]. A intenção de Daniel Chodowiecki é explicitamente fisiognomônica: a de "estudar" a atitude como se "estudou" por muito tempo o rosto, a de interpretar posturas e maneiras como outros tantos sinais pessoais e morais. O estudo da carne pesada, limitado por muito tempo a Silenos e Bacos[33], confronta-se agora com o universo da diversidade, dos graus.

Primeira distinção: a imagem canônica da gordura não se limita mais à generalização da forma redonda. Os velhos montes esféricos, até então dominantes, não são mais a única coisa a designar o muito gordo. A teorização da caricatura por William Hogarth ou Francis Grose[34], na mesma época, reforçou a variedade. O princípio da alteração, claramente explícito no trabalho do caricaturista, mostra toda sua fecundidade: é uma maneira de singularizar "deformando". Uma maneira de reinventar a particularidade do sujeito, acentuando ao extremo o traço específico da pessoa a ponto de ridicularizá-la, mas ao mesmo tempo identificando-a. Aí, mais uma vez, a importância do indivíduo, do qual a caricatura é uma promoção. É preciso também, no fim do século XVIII, "uma liberdade crescente para uma arte humorística, libertá-la de constrangimentos"[35] para que seja mais sistematicamente explorada a diversidade satírica do gordo. A pluralidade faz-se então canônica. Franz von Goez especifica-a no próprio título de sua coletânea *Exercícios de imaginação de diferentes*

---

32. CHODOWIECKI, D. "Soldats" e "Suite d'ecclésiastiques berlinois". In: LAVATER, G. *Essais sur la physiognomonie*... Op. cit. T. III, p. 192-195.

33. Cf. p 107.

34. Cf. GROSE, F. *Principes de caricature, suivis d'un essai sur la peinture comique*. Leipzig: [s.e.], [s.d.] [1. ed. inglesa, 1790].

35. GOMBRICH, E.H. *L'Art et l'illusion* – Psychologie de la représentation picturale. Paris: Gallimard, 1971, p. 434 [1. ed. inglesa, 1959].

caracteres e formas humanas[36]. O conjunto consagra a expressão física de tamanhos corporais diferentes como outros tantos "tipos" morais ou sociais eles próprios diferentes: o "magnífico", a "gostosa", o "guloso", o "financista", o "depressivo", o "importante", o "produto da libertinagem", o "bêbado"... Em cada caso difere o excesso dos contornos físicos. Em cada caso se enunciariam uma atitude ou um "estado": a gordura frouxa do "guloso", o ventre imponente do "financista", a rigidez empertigada do "importante"... A maioria são gordos, mas de maneiras diferentes. A individualidade ganha força no século XVIII tanto na aparência como na afirmação, pois o Iluminismo favorece a emancipação e a diversidade. O desenho dos corpos é o primeiro testemunho disso. Donde essa maneira inédita de levar em conta e destacar tipos singulares[37], essa atenção também para aquilo que qualifica os volumes e os diferencia[38].

Segunda distinção: o grau de gordura é mais sistematicamente realçado e estudado. O que mostram os personagens de Moreau o Jovem, no *Monumento do costume*, de 1773[39], cada um tão meticulosamente descrito que uma escala quase visual pode ser sugerida. As intensidades ovais da linha "ventral" diversificam-se de uma cena a outra, as curvas "acentuam-se" segundo os personagens. O homem de "Grande paramenta", por exemplo, uma das gravuras maiores da série, possui um contorno suficientemente

36. VON GOEZ, J.F. *Exercices d'imagination de différents caractères et formes humaines.* Paris: [s.e.], 1784.

37. Cf. SÉBASTIEN, J. *Le corps des Lumières*: Émancipation de l'individu ou nouvelles servitudes? Paris: Belin, 2006.

38. Também nessa mesma época é que foram evocados critérios "individuais" de beleza. Cf. VIGARELLO, G. *Histoire de la beauté.* Op. cit., "La beauté de l'individu", p. 111.

39. Cf. esp. *Monument du costume* – Les vingt-quatre estampes dessinées par Moreau le Jeune em 1776-1783 pour servir à l'histoire des modes et du costume dans le XVIIIe siècle... [1789]. Paris: L. Conquet, 1883.

arqueado para que seu colete projete bem à frente sua forma redonda, embora dê testemunha de uma fase de engorda ainda modesta. Abaixo, pelo menos, da fase do espectador colocado no plano de fundo, a barriga deformando fortemente a cintura. Bem abaixo, ainda, da fase do *maître* que serve uma bebida quente em outra cena, com abdome tão grande que a mão que segura o pires tem de fato que se apoiar nessa proeminência. Três exemplos em que a barriga avança em diferentes graus. O gravurista parece explorar várias gradações de gordura, quando a linguagem ainda não as descrevia claramente. A imagem faz pensar na progressão de Buffon, embora a referência não possa de modo algum ser atestada. É uma cultura nova do "grau", ainda que pouco ou mal explicitada. A silhueta torna-se mais presente, com suas nuances e escalas. Sinal evidente de uma categorização do olhar, mesmo se as práticas de emagrecimento não sejam por isso necessariamente transformadas.

"Gravidade" masculina e social

Outras nuances, nessas mesmas imagens, podem também ser acentuadas, mais culturais ou sociais: as diferenças mais bem marcadas, por exemplo, entre o volume masculino e o feminino. Dois universos de cultura "adiposa" que se distinguem mais do que antes. Em especial, dois limites distintos de "aceitação" da gordura. A *Galeria das modas*, por volta de 1780, destaca um forte estreitamento da cintura feminina e uma liberdade maior de cintura para os homens, opondo a leveza de uma à grossura da outra. A gravura que ilustra o "hábito a Brandenburgo" acentua esse ventre masculino projetado para a frente, arredondando o "cardado de seda"[40], transformando o volume "cheio" em "normal", quer dizer, apreciado, enquanto o modelo feminino, bem ao contrário, exagera um busto fusiforme. Uma cena de baile, imaginada por Duclos em 1770, opõe barrigas masculinas extremamente diversas a silhuetas femininas estrita e uniformemente magras[41]. Claro, no caso masculino a ideia que se passa não é a de peso, mas a de uma certeza física e afirmação que se traduzem nos contornos acentuados – a barriga exata como sinal de opulência e mesmo de dignidade do homem.

É uma oposição antiga, sem dúvida, confirmada pela diferença entre a silhueta empertigada das efígies femininas e a silhueta mais "livre" dos homens. Por muito tempo pouco comentada e referida, intuitiva e obscuramente aceita, essa oposição torna-se mais explítica no século XVIII e também mais trabalhada, tanto mais marcada quanto refinada a consciência mesma das linhas do corpo, a ponto de fazer surgir a palavra "silhueta"[42] e produzir os retratos com sombras negras que recortam os contornos como nunca antes. O estilete dos gravuristas demora-se nas silenciosas variedades de ventre, todas escrupulosamente expressas nas silhuetas masculinas.

Essas nuances e distinções têm também uma tradução social. Uma nova teatralização das condições pôde aguçá-la: por exemplo, a crescente ascendência no século XVIII do homem paramentado, do financista, do mercador, do burguês. O que o vasto empreendimento iconográfico ilustrando as "diferentes vestimentas e posições do reino" evoca em 1776 – "a corpulência

---

40. *Galerie des modes*. Paris, 1878-1888, prancha 112.

41. DUCLOS, A.J. *Le Bal paré* [c. 1770]. Paris: BNF, Departamento de Estampas.

42. Sobre a história da palavra "silhueta" cf. REY, A. (org.). *Dictionnaire Historique de la Langue Française*. Paris: Le Robert, 1992, verbete "Silhouette". A palavra ainda não aparece na *Encyclopédie* de d'Alembert e Diderot, de meados do século.

do homem de finanças anuncia bem sua opulência"[43]. O "peso" incarna um *status*, valoriza o sedentarismo da banca, dos negócios, do funcionalismo, o trabalho de gabinete, sua eficácia. Os homens desenhados por Moreau o Jovem em meados do século XVIII não têm mais os traços daqueles desenhados por Abraham Bosse em meados do século XVII. É porque também não representam mais o mesmo público: a discreta engorda do negociante não é mais o emagrecimento forçado do cortesão. O homem do escritório não é mais o cavaleiro. O objetivo já não é a "boa graça"[44] e menos ainda o clássico manejo de armas tidas como "belas quando empunhadas"[45], mas antes a notabilidade, o jogo com elementos de peso: a efígie fruto de acumulações reclusas ou da longa frequentação de escritórios e balcões. Nenhuma relação, igualmente, com o "gordo" medieval, com a antiga imagem de forças perturbadoras, de massas redundantes e irritadas. A embalagem vestuária indica antes o conteúdo de invólucros repletos de carne, de plácidas adiposidades e pesada satisfação. As silhuetas estudadas por Daniel Chodowiecki são o melhor exemplo disso, declinando a ascendência por uma espessura de corpo pacífica e medida[46], sem dúvida longe do peso excessivo do "gordo" e também da finura feminina perfeita.

A gravura de Miller explorando o domicílio de um negociante londrino em 1766 é outro exemplo, ressaltando claramente o abdômen "medíocre" ou pouco visível das domésticas, a bar-

---

43. *Les costumes français représentant les différents états du royaume avec les habillements propres à chaque état.* Paris, 1776, prancha 5.

44. CASTIGLIONE, B. *Le livre du courtesan.* Op. cit., p. 52.

45. TOUCHE, P. *Les vrais principes de l'épée seule.* Paris: [s.e.], 1670, p. 6.

46. CHODOWIECKI, D. "Attitudes". In: LAVATER, G. Essais sur la physiognomonie... Op. cit. T. III, p. 192ss.

riga ligeiramente "cheia" de auxiliares e funcionários atentos e o ventre mais pesado do dono da casa, sentado no meio dos seus, comandando a cena[47]. A escala das diferentes condições exibe-se e desdobra-se do "menos" ao "mais", claramente regulada, bem diversa das antigas oposições entre a gordura popular e a magreza da elite[48], muitas vezes aliás simplificadas, mais afirmadas que verificadas. A entrada no universo das nuances sem dúvida facilitou esse tipo de valoração, antes menos indicada ou apenas esboçada[49], tornando-o mais explícito e notado: trata-se de um "gordo" sem dúvida suscetível de prestígio, mas tanto mais ressaltado e mesmo apreciado quanto pode a atenção deter-se no relativo e no discreto.

Uma anedota das *Memórias da antiga corte*, evocando a visita de Luís XV a Arras em 1745, sugere que esses graus foram colocados em prática. O rei recebe "uma multidão de habitantes" numa pequena sala superlotada. Um "conselheiro local" pensa tirar vantagem de sua "grande e larga corpulência" para obter alguma prioridade. A Guarda Suíça trata-o com rudeza:

> Fique aí. Para que se possa
> Deixar seu corpo entrar
> Três primeiro têm que sair[50].

O que confirma, claro, toda a ambiguidade dos níveis de gordura. A conquista das nuances faz com que tolerâncias e rejeições passem a existir de outro modo. A silhueta "enorme" é tanto mais rejeitada quanto é aceita a silhueta cheia.

---

47. Cf. RACINET, A. *Le costume historique*. T. V. Paris: [s.e.], 1888, "Angleterre, scènes d'intérieur".

48. Cf. p. 55.

49. Cf. p. 152.

50. *Galerie de l'ancienne cour ou Mémoires et anecdotes pour servir à l'histoire des règnes de Louis XIV et de Louis XV*. T. VIII. Paris: [s.e.], 1789, p. 238 [1. ed., 1786].

Última sutileza iconográfica, enfim, ela também marcante e também decisiva, quando Berny de Nogent pretende em 1761 traçar o retrato da "Bela Flamenga" ou da "Bela Alemã"[51]. O desenhista mantém o clássico estrangulamento da cintura, reforçado pela moldura do espartilho, como sinal-mor da aparência e elegância[52]. Acrescenta, porém, um ínfimo espessamento no traço do queixo, uma linha minúscula sugerindo a fartura de carne que caracterizaria a mulher do norte. Uma nuance, claro, perfeitamente rebuscada e realçada.

---

51. NOGENT, B. *Atlas de portraits et figures de traits et entrelas à la plume* – Ouvrage unique en ce genre dédié aux amateurs. Frankfurt: [s.e.], 1761.

52. Ibid.. Cf. na mesma série o retrato da mulher de Rubens.

2

Estigmatizando a impotência

Desnecessário dizer que o possível prestígio de certos níveis de "espessura", de uma gordura relativa e culturalmente bem definida, não alivia em nada a rejeição de uma gordura pesada que se aproxima da enfermidade. A invenção característica do Iluminismo, além da atenção maior para os graus de gordura, é a estigmatização mais aguda dos "excessos". Sua significação orgânica já se havia modificado. A cultura do século XVIII é sensível aos estímulos, à reatividade, inquietando-se com seu possível desaparecimento em função da gordura. A visão do corpo é reordenada, focalizando menos os humores que as fibras, menos os gases que os nervos, sua tonicidade e excitabilidade. Essa cultura interroga-se mais sobre a originalidade do que vive[53], conferindo um lugar inteiramente novo às tensões e àquilo que as relaxaria amolecendo as fibras[54]. Linhas e redes de linhas assumem o primeiro plano sobre líquidos e "bolsas" de líquidos. Ao tradicional foco na compressão dos vasos pela gordura se junta, assim, o foco em uma idêntica compressão dos nervos. É o que diz Tissot em 1770 numa obra com nova visão sobre as doenças nervosas: "O excesso mesmo de gordura, apesar da moleza, produzirá uma

---

53. Cf. REY, R. *Naissance et développement du vitalisme en France, de la deuxième moitié du XVIIIe siècle à la fin du Premier Empire*. Oxford: Voltaire Foundation, 2000, p. 126.

54. Cf. esp. "Des animaux machines aux animaux sensibles", no dossiê de apresentação redigido por S. Luste Boulbina para DIDEROT, D. *Le rêve de d'Alembert*. Paris: Gallimard, 2008, p. 110 [Folio plus].

compressão suficientemente forte para irritar os nervos e gerar um entorpecimento rotineiro"[55]. Exatamente como o amolecimento das fibras pode, por sua vez, favorecer o acesso gorduroso. Uma característica central enfraquece os corpos "enormes": perda de "vibração"[56], ausência de "tonicidade"[57], déficit maior de reatividade[58]. A impotência, no final de contas, é o destino dessas anatomias arrasadas. Donde o enfoque no que a época mais teme: a perda de faculdade geradora e reativa.

Uso da palavra "obesidade"

O Iluminismo sugere, antes de mais nada, uma visão inédita do substrato orgânico, transformando em símbolo o que o olho do microscópio já suspeitava ao desvelar indiscerníveis nuvens de filamentos: a fibra e sua força reativa, seu vigor, emblema maior da carne viva. É de fato um corpo afetado de obscura insuficiência, o da fibra "relaxada", que tende a favorecer o acesso adiposo, mais que um corpo simplesmente "inflado". Essa fraqueza é que deveria também orientar a crítica e a terapia. A fibra mole é que faz o corpo "invadido": ela caracteriza o "sujeito indolente, inchado, pituitoso"[59].

A observação de Charles de Peyssonnel, por exemplo, renova no fim do século XVIII a referência à "gordura" holandesa, estigmatizando "a terrível umidade do país que relaxa as fibras, o queijo e os laticínios que multiplicam as serosidades, o consumo da cer-

---

55. TISSOT, S.A. *Traité des nerfs et de leurs maladies.* Paris: [s.e.], 1770-1779, p. 59.
56. LE CAMUS, A. *Médecine de l'esprit.* 2 vols. Paris: [s.e.], 1769; "Quelles vibrations peut-on attendre des fibres lâches?" T. I, p. 434 [1. ed., 1753].
57. Ibid. T. I, p. 23.
58. Cf. MacBRIDE, D. *Introduction méthodique à la pratique et à la théorie de la médecine.* Paris: [s.e.], 1787 [1. ed. latina, 1774], t. I, p. 53, "Le relâchement et l'insensibilité se combinent".
59. NOBLEVILLE, A. *Cours de Médecine Pratique.* T. I. Paris: [s.e.], 1781, p. 75 [1. ed., 1769].

veja que ataca os nervos..."[60] As observações de Louis Le Pecq de la Clôture, na década de 1770, renovam a referência à gordura provinciana ao percorrer a Normandia, atravessando campos e cidades, e destacar os efeitos do vento, dos brejos, das brumas e do limo, as velhas reminiscências hipocráticas visando "ares e lugares", mas aprofundadas e revistas sob o prisma das noções fibrilares e dos princípios de reatividade[61]. Le Pecq compara a aparência física das populações da mesma maneira que compara a geografia das regiões, confrontando silhuetas e ambientes, num amálgama de terras, flora e seres, perscrutando os contornos dos corpos como efeitos do solo e do clima. Um exemplo: a diferença entre os habitantes de Rouen e os de Caen. Aqueles, vivendo sob uma "temperatura em geral úmida e mole", abusando ademais de "cremes e leite, de manteiga e açúcar", desenvolvem "uma fibra delicada e frágil" e adquirem "logo considerável corpulência", tornando-se "malsãos, espessos e pesados"[62]. Já os habitantes de Caen, vivendo num meio mais seco, em ares "menos brumosos", e tendo hábitos "mais frugais", conservam seu "vigor natural", ignorando todo "encorpamento supérfluo"[63]. Distinção central: "a maior causa de obstruções", de distúrbios internos, de engorda e inchaço reside "nos sólidos"[64] corporais, no incontrolável amolecimento das fibras e dos nervos.

---

60. PEYSSONNEL, C. *Les numéros.* T. I. Paris: [s.e.], 1783, p. 83-84.

61. Cf. esp. TEYSSEIRE, D. "Un médecin dans la phase de constitution de l'hygiénisme, Louis Lépecq de la Clôture [1736-1804]". In: BOURDELAIS, P. (org.). *Les hygienists*: enjeux, modèles et pratiques. Paris: Belin, 2001.

62. LE PECQ DE LA CLÔTURE, L. *Collections d'observations sur les malades et constitutions épidémiques.* T. I. Rouen: [s.e.], 1778, p. 272.

63. Ibid., p. 387.

64. RAULIN, J. *Traité des affections vaporeuses du sexe.* Paris: [s.e.], 1758, p. 325. Raulin acrescenta, ainda, as "crispações de nervos", as "convulsões" e os "espasmos" como causas de obstruções e eventual gordura: uma maneira de transformar a fraqueza nervosa, a agitação atribuída a algum excesso de civilização, em tensão mal controlada, paradoxalmente suscetível de provocar "gordura".

Essa noção de fragilidade faz com que a gordura seja classificada "em geral" na categoria das doenças. É o que revela a inédita preferência pela palavra "obesidade" em vez de "corpulência" no século XVIII. Antoine Furetière recorre a ela na segunda edição do seu *Dicionário* em 1701, embora a ignore na primeira edição de 1690: "Termo da medicina. Estado de uma pessoa carregada demais em carnes ou gordura"[65]. Não que a palavra seja uma novidade total[66], mas seu uso torna-se evidente, sistemático, erudito. Como mostram os comentários a respeito nos tratados médicos: a gordura não é mais simples excesso quantitativo que a sobriedade deve evitar, mas sim desordem, degradação interna, com seus estágios e focos. É desequilíbrio e teria suas particularidades, supondo desenvolvimentos, acelerações, recuos. É de imediato referida de maneira diversa, como termo da "medicina", como assegura igualmente, na década de 1760, a *Enciclopédia*, que define obesidade como "corpulência excessiva" que revela uma "doença oposta ao marasmo"[67]. O objeto, pela primeira vez, é com efeito uma enfermidade específica, uma desordem que não se resume a uma simples questão de acúmulo ou eliminação.

Daí a insistência inédita no aspecto patológico. Casos de deformidade extrema foram citados aqui e ali pelos médicos do período clássico, mas tornam-se agora menção sistemática. O *Journal de Médecine* detém-se, por exemplo, em 1755, no caso de uma criança de 3 anos que morreu de "corpulência excessiva"[68],

---

65. FURETIÈRE, A. *Dictionnaire Universel*... Op. cit., verbete "Obésité".

66. J. Liébault pôde recorrer a ela no século XVI. Cf. p. 80. • VENNER, T. *Via recta ad vitam longam*. Londres: [s.e.], 1638). • GILMAN, S.L. *Fat* – A Cultural History of Obesity. Cambridge: Polity Press, 2008, p. 19.

67. DIDEROT, D. & LE ROND D'ALEMBERT, J. *Encyclopédie*. Op. cit. Paris: [s.e.], 1751-1765, verbete "Obésité".

68. "Observation sur une enfant d'une grosseur extraordinaire", *Journal de Médecine, Chirurgie et Pharmacie*, T. I, 1755, p. 92.

com a circunferência do baixo-ventre excedendo a estatura em alguns "pontos". A pergunta é inevitável: como a desordem adiposa pôde invadir um corpo tão jovem? Em 1760 o *Journal* aborda outros casos extremos, citando peso e medida de cintura e se questionando com espanto sobre a "agilidade" por vezes conservada em vítimas de excessos. O que, de passagem, confirma o quanto a medicina do século XVIII ainda se ocupa exclusivamente da gordura quase gigantesca no contexto geral da obesidade.

Mais importante, com a expressão "fibra relaxada" uma patologia geral tende a fazer um amálgama de sintomas todavia diferentes. William Cullen descreve como uniformemente obesos ou hidrópicos os holandeses das "regiões planas, úmidas, aquosas"[69]. Não que a velha diferença entre hidropisia e corpulência tenha desaparecido. A primeira permanece por muito tempo ligada à expansão de líquidos, a segunda à expansão de gordura. Os médicos do período iluminista voltam, aliás, sua atenção para essa diferença entre gordura, sangue e água. Mas a maneira que encontram de unificar sintomas sob o enfoque geral do "relaxamento" mostra como continuam a fazer parte do mesmo universo os males da corpulência e da hidropisia, que a tradição jamais conseguiu distinguir totalmente. Louis Le Pecq de la Clôture confirma isso ao mencionar numa mesma descrição tanto os que são "cheios de corpo" em graus variados quanto os que apresentam "inchaços, caquexias, edemas e outras hidropisias"[70], todos produto de aquosidades ou abusos. Daí a referência mais frequente a todo tipo de gordura como sintoma genérico de fraqueza, em que se confundem "pessoas

69. CULLEN, W. *Éléments de médecine pratique.* T. II. Paris: [s.e.], 1785, p. 126 [1. ed. inglesa, 1778-1783].

70. LE PECQ DE LA CLÔTURE, L. *Observations sur les maladies épidémiques – Année 1770.* Paris: [s.e.], 1776, p. 347.

gordas" e "pessoas hidrópicas", sujeitas "consequentemente a todas as indisposições"[71].

Último ponto de aproximação: a vontade de classificar os males agrupando-os em "famílias" patológicas suscetíveis de subdivisão em gêneros, classes, ordens e subordens, como fez Lineu com as plantas em 1735 no seu *Systema naturae*[72]. A medicina iluminista busca uma racionalidade mais estrutural. Não são mais os lugares do corpo que comandam prioritariamente o recenseamento das doenças por justaposição topográfica, como era de longa data tradicional (males da cabeça, do pescoço, dos ombros, do peito, da barriga, das pernas...), mas sim grandes princípios de disfunção por "tipos" de patologia (febres, fraquezas, inflamações, espasmos, dores, fluxos, demência...). São os sintomas, as desordens visíveis que revelam as doenças. Nesse caso, hidropisia, pletora, gordura são inevitavelmente agrupadas em torno de um "plus" de volume corporal, transformadas em "intumescências" por "fluidos abundantes acumulados contra a natureza"[73]. Os males se parecem, ainda que produzidos por líquidos diferentes. Fazem parte, na nosografia de Boissier de Sauvages, da nona categoria dos males, que mescla "acúmulos" e "secreções". Tão próximos, na verdade, que inúmeros médicos do século XVIII continuaram a identificar no hidrópico "um grande comedor e bebedor"[74]. O período iluminista não está com efeito livre de uma possível confusão das gorduras ao atribuir causas

---

71. PRÉVILLE, L. *Méthode aisée pour conserver sa santé jusqu'à l'extrême vieillesse.* Paris: [s.e.], 1752, p. 188.

72. LINNÉ, C. *Systema naturae.* Leyde: [s.e.], 1735. Cf. tb. DAGOGNET, F. "Nosologie". In: LECOURT, D. (org.). *Dictionnaire de la Pensée Médicale.* Paris: PUF, 2004.

73. BOISSIER DE SAUVAGES DE LA CROIX, F. *Nosographie méthodique...* Op. cit. T. III, p. 274.

74. MORGAGNI, J.-B. *Recherches anatomiques sur les lieux et les causes des maladies.* T. II. Paris: [s.e.], 1837-1838, p. 365 [1. ed., 1761].

comuns a "matérias" diferentes, um conjunto de inchaços vagamente assimilados entre si e ligados ao "relaxamento". É uma visão datada do gordo, com seus obscuros amálgamas, funcionamentos intuitivos e relativa ausência de verificação.

Essas confusões revelam-se, por exemplo, quando Alexander Monroe disseca o corpo de uma mulher que "morreu de hidropisia" em 1745. O médico escocês descobre no abdômen do cadáver um "grande corpo vesicular" recoberto por uma "membrana negra" envolta em gordura, substância tão curiosa que, imaginando uma possível descoberta, Monroe acha por bem levar o objeto para casa a fim de melhor examiná-lo[75]: o interior desse "ventre" seria composto de gordura e água, além de uma massa opaca, consistente, desconhecida.

Insensibilidade, o sintoma depreciado

A grande originalidade é que a lentidão do obeso é explicada de outra forma, sugerindo uma ausência de recursos exatamente naquilo que o empirismo iluminista considerava o maior sinal de sensibilidade dos seres, a agudeza dos sentidos. George Cheyne é um dos primeiros a referir esse déficit particular numa longa peça confessional, por volta de 1730, em que mescla a sensação de gordura à impressão de insensibilidade, a de se "tornar a cada dia mais gordo" e perder a tal ponto os reflexos e a capacidade de reação que já não passa de um "letárgico e apático"[76] (*lethargic and listless*). Um dos primeiros também a recusar a referência aos velhos humores, o médico inglês transforma o relaxamento

75. MONROE, A. "Hydropisie extraordinaire causée par un épiploon devenu stéatomateux". *Essais et Observations de médecine de la société d'Édimbourg*. T. IV. Paris: [s.e.], 1747, p. 553 [1. ed., 1745].

76. CHEYNE, G. *The English Malady, or a Treatise of Nervous Diseases of all Kinds...* Londres: [s.e.], 1733, p. 326.

das fibras em abatimento moral que dilui todo estímulo e cria tédio, perda do desejo e do interesse, ausência de prazer e de vontade[77]. A isso acrescenta uma impressão de vertigem misturada a ansiedade que chama simplesmente de "melancolia"[78]. A atenção deslocou-se da estupidez para a impotência, da falta de jeito para a atonia – é o efeito interior de um déficit particularmente pessoal. Deslocamento sem dúvida possibilitado por uma atenção quase "psicológica" para com a interioridade.

O testemunho de Élie de Beaumont, mais uma vez, é marcante. O advogado se questiona descrevendo-se, experimentando-se para além dos números e revelando no início do século XVIII o lento avanço da autopercepção. Para começar, a aparência exterior: a visão da barriga, sua curva acentuada "em arco de círculo", sua projeção escondendo "totalmente da vista as regiões inferiores"[79]. E também a fadiga, a falta de fôlego ao galgar o menor lance de escada. Em seguida, todo o universo perceptivo, a ruína do sensível: "Nada o comove, nada o excita, nem a visão de uma bela mulher ou o espetáculo da ópera nem os livros mais adequados a tal fim, em uma palavra, nada que exalte e anime os sentidos"[80]. Seu corpo já não seria mais que uma "abóbora cozida na neve"[81], invólucro desprovido de reações, órgãos sem "apetite". Quanto ao universo sexual, "[n]enhuma ereção, nem mesmo desejo". O obeso é um "trapo"[82], insiste o advogado parisiense, um ser carente e "letárgico"[83].

---

77. Cf. GUERRINI, A. *Obesity and Depression in the Enlightment...* Op. cit., esp. A soul in crises, p. 3ss.

78. CHEYNE, G. *The English Malady*. Op. cit., p. 328.

79. *Obèse et impuissant...* Op. cit., p. 56.

80. Ibid.

81. Ibid., p. 61.

82. Ibid.

83. Ibid.

A declaração corresponde a um momento específico da história pessoal de Beaumont, em 1775, quando o advogado diz querer ter um filho e sua mulher já está com 43 anos. Corresponde também a um momento cultural, quando a atenção iluminista se volta para o sensível e sobretudo a "faculdade geradora"[84], com foco tanto na família quanto na força física da população como recursos básicos. Preocupação "demográfica", "genética", essa inquietação cresceu na segunda metade do século XVIII, acentuada pela obscura sensação de uma queda no ritmo de nascimentos com "a penetração de funestos segredos até no campo"[85] como o *coitus interruptus*, acompanhando a solicitude maior para com as crianças e a tentativa de limitar a carga sobre elas e sua submissão à promiscuidade[86]. A nova imagem é a de uma fecundidade que se tornou simbólica, a assimilação da saúde de um indivíduo a sua descendência e do vigor de uma nação ao número de braços que a compõem. A potência seria geradora tanto quanto sanitária, garantia "de abundância e de riqueza"[87] na perspectiva dos primeiros grandes empreendimentos censitários tentados no final do século XVIII. A fecundidade coroaria mesmo a força e a sensibilidade com a qualidade das descendências e a presença da excitação. Ora, é justamente o desaparecimento desse duplo recurso que o advogado deplora: perdida sua sensibilidade geral, inclusive a "energia" das "partes inferiores"[88], tudo está perdido. Em outras palavras, é a gordura em desgraça, como jamais estivera até então.

---

84. Ibid., p. 60.

85. MOHEAU, J.-B. *Recherches et considérations sur la population de la France.* Paris: [s.e.], 1912, p. 258 [1. ed., 1778].

86. Cf. BURGUIÈRE, A. "Le prêtre, le prince et la famille". In: BURGUIÈRE, A. et al. (orgs.). *Histoire de la famille.* T. III. Paris: Le Livre de Poche, 1994, p. 184 [1. ed., 1986].

87. EXPILLY, J.-J. *Dictionnaire Historique, Géographique et Politique de la Gaule et de la France.* T. I. Paris: [s.e.], 1767, [s.p.], "Avertissement".

88. *Obèse et impuissant...* Op. cit., p. 62.

As joias indiscretas, romance de Diderot, dá uma versão licenciosa dessa visão em meados do século. O anel mágico ofertado a Mangogul por um gênio caprichoso tinha a função de provar. O castão do anel, que supostamente tornava "tagarelas" os órgãos internos das pessoas para as quais era apontado, só encontra palavras sem vida nos interlocutores gordos demais. A mulher "esferoide" é uma dessas pessoas esmagada pela gordura a tal ponto, diz Diderot, que "parece uma macaca ou um enorme embrião mal desenvolvido"[89]. Incapaz de responder às perguntas do anel, ela só consegue evocar a própria sensibilidade com um frio discurso geométrico sem qualquer vibração ou entusiasmo. A gordura teria sufocado nela toda possibilidade de experimentação.

A rejeição da gordura excessiva remete portanto àquilo que mais teme a cultura setecentista: a perda da sensibilidade.

A crítica dos "abastados"

São percepções que um novo tipo de crítica social vai explorar no século XVIII: o "gordo" não é mais um simples estúpido inculto ou incapaz, mas muitas vezes um personagem "inútil", "improdutivo". Pode associar dois fatores de que se aproveita mais que nunca a crítica dos abastados: a impotência e a glutonaria. A vingança visa os privilégios. Gordura tem a ver com "abastados", aqueles que "engordam tirando o sustento da viúva e do órfão" enquanto "o povo perece na miséria e na fome"[90]. Em troca, aqueles que "abusam" manifestam também sua inutilidade.

---

89. DIDEROT, D. *Les bijoux indiscrets*. Paris: Gallimard, 1951, p. 147 [Bibliothèque de la Pléiade – 1. ed., 1748].

90. RAUNIÉ, É. *Chansonnier historique du XVIIIe siècle*. T. VI. Paris: [s.e.], 1879, p. 237.

Momento marcante da nossa Modernidade, em que a velha crítica da gordura popular se acha parcialmente invertida. O peso pode livrar-se da pecha exclusiva de vulgaridade e significar uma outra vertente social, a apropriação, o ganho. Pode incarnar o lucro, traçar o desenho do "excedente", retratar o escroque. Novas divisões precisam emergir: acentuam-se as fraturas coletivas, fronteiras de imediato mais sociais, econômicas, não mais apenas religiosas. Os "escroques" e "exploradores" tornam-se objeto de uma nova vingança, social e quase política, bem diferente da que se voltava até então apenas contra os blasfemadores e negadores de Deus. Faz-se necessário ainda que a imagem dos despossuídos seja acentuada face à dos privilegiados: "escravidão" e "despotismo" são palavras incessantemente repetidas[91], varrendo um largo espectro que vai da relação com os comerciantes à relação com intendentes, autoridades, homens da lei. A crítica segue a cultura iluminista, já mil vezes estudada: a que exalta o "progresso das ciências, dos costumes e do espírito humano"[92], a que "questiona as antigas relações sociais"[93] ou a que nasce na Inglaterra sob a forma de "antagonismo constitucional"[94]. Nas suas traduções iconográficas, o gordo desempenha um papel maior, incarnando a impotência e a insensibilidade.

Os magistrados "empanturrados" de William Hogarth estão entre os primeiros exemplos: estuporados, pálpebras caídas, ca-

---

91. Cf. GOUBERT, P. & ROCHE, D. *Les français et l'Ancien Régime* – T. II: Culture et société. Paris: Armand Colin, 1984, p. 336, "La subordination impatiente".

92. CHARTIER, R. *Les origines culturelles de la Révolution Française*. Paris: Seuil, 1991, p. 62.

93. NICOLAS, J. *La rébellion française*: 1661-1789. Paris: Gallimard, 2008, p. 383, "Folio histoire".

94. WRIGHT, T. *Caricature History of the Georges*. Londres: [s.e.], 1867, p. VI [1. ed., 1848].

beças pendendo, esmagados sob as dobras das vestes e a espessura das carnes[95], sua ascendência de poderosos transforma-se em deformação humana. É uma sátira longe dos velhos temas religiosos. Cortesãos, magistrados, coletores de impostos, estigmatizados nas canções populares do século XVIII seriam "gordas eminências", "glutões de marca maior", "escroques bastante empertigados"[96], além de improdutivos ou impotentes.

As caricaturas revolucionárias francesas cultivam o tema. A imagem da "prensa", por exemplo, imensa máquina munida de manivelas e rodas dentadas, transpõe em símbolo a ação contra os privilegiados: abades e curas, representados com enormes corpos inchados, são firmemente submetidos a ela para serem "aliviados" de sua "sagrada gordura"[97] e seus haveres "roubados". Uma gravura representa o *Funeral do coletor de impostos*[98], em que a barriga imensa, gigantesca e desmedida torna-se o foco central da imagem ao transbordar o sudário, seguida por um cortejo de colegas igualmente grotescos e derruídos.

O gordo aí não passa de pretexto a direcionar a crítica. O que mostra sobretudo como o sentido de gordura pode revelar o da cultura de uma época.

O "augusto e nulo marido"[99]

O tema adquire ainda maior simbologia com as representações do rei no final do século. O aspecto corporal é objeto aí de

---

95. HOGARTH, W. *Le Banc des magistrats* [1758] – Eau-forte. Paris: BNF, Département des Estampes.

96. RAUNIÉ, E. *Chansonnier historique*. T. VI. Op. cit., p. 249, 211, 239.

97. *Le Pressoir* [1790] – Eau-forte. Paris: BNF, Département des Estampes.

98. MASSARD. *Convoi d'un fermier général* [1791]. Paris: BNF, Département des Estampes.

99. Cf. THOMAS, C. *La Reine scélérate* – Marie-Antoinette dans les pamphlets. Paris: Seuil, 1989, p. 116.

um denegrir que mostra a relativa liberdade de crítica e a evidente dessacralização da figura real nesse período.

Homem por muito tempo "magro"[100], senão esbelto, Luís engordou "a olhos vistos"[101], diz a *Correspondência secreta*, nos primeiros anos de reinado. Os médicos se inquietam, julgando em 1778 que é um encorpamento "excessivo e perigoso"[102]. Tentam reduzir a alimentação desse rei de 24 anos, submetem-no a caminhadas, receitam água de Vichy. O resultado é nenhum. A figura real em nada muda[103], tornando-se mesmo mais pesada pelo ar empertigado de Luís. Donde a ironia sugerida por Frédéric d'Hézecques, pajem da corte na década de 1780, ao evocar uma cena noturna no regresso de Rambouillet, após a caçada e a refeição, quando o rei revela sua fadiga aos olhos de testemunhas silenciosas:

> Chegou meio dormindo, as pernas emperradas, cego pelo brilho das luzes e das tochas, e teve dificuldade para subir as escadas. Os valetes que o viam, já sabendo dos seus desregramentos, imaginaram-no na mais profunda embriaguez[104].

Deriva largamente independente da personalidade "real" do rei[105].

---

100. Cf. VIGUERIE, J. *Louis XVI*: le roi bienfaisant. Mônaco: Du Rocher, 2003, p. 93.

101. Cf. a correspondência secreta entre Maria Teresa e o Conde de Mercy-Argenteau, apud PETITFILS, J.-C. *Louis XVI*. Paris: France Loisirs, 2005, p. 239: "Luís XVI começou a estufar. Sem chegar à espessura de seu irmão Provence, lombudo aos vinte anos".

102. Ibid., p. 238.

103. Cf. o que dizia Luís XV sobre a "falta de jeito" do filho, J. de la Viguerie: *Louis XVI*. Op. cit., p. 24.

104. D'HÉZECQUES, F. "Souvenir d'un page" [século XVIII]. In: MAUREPAS, A. & BRAYARD, F. *Les français vus par eux-mêmes*: le XVIIIe siècle. Paris: Robert Laffont, 1998, p. 899, "Bouquins".

105. Sobre a personalidade de Luís XVI, cf. LEVER, É. *Louis XVI*. Paris: Fayard, 1985. • BOURZAT, J.-D. *Les après-midis de Louis XVI*. Paris: La Compagnie littéraire, 2008.

Os primeiros sete anos após o seu casamento em 1770, durante os quais um herdeiro real é impacientemente esperado, aumentam a suspeita de fraqueza:

Todo mundo indaga à socapa
Se o rei pode ou se não pode[106].

A pergunta se desloca para questionar o próprio poder, suas decisões, seus imprevistos e também seus agentes, reavivando regularmente a suspeita:

Aí vem Maurepas triunfante
Vejam só o que é ser impotente,
Eis o rei lhe diz num abraço:
Farinha do mesmo ranço
Tem que estar no mesmo saco[107].

A detenção do rei depois de 1791 reforça todas as depreciações. Impotência e gordura são sistematicamente misturadas, a imagem de "bebezão"[108] repetida incessantemente. O rei já não passa de um "gordo animal", boi ou "corno real", um "rei de paus", quando a estrita lógica antimonárquica lhe emprestava a intenção de ser o ferreiro do mundo (Vulcano), dominador do ferro e devorador de homens:

Vejam a que triste sorte
Me reduz a impotência:
Morto pra Vênus da corte,
Vulcão de grã deferência
Mas pra cúmulo do azar
De antropófago virar

---

106. "Nouvelles de la cour" [1776]. In: RAUNIÉ, É. *Chansonnier historique...* Op. cit. T. IX, p. 79.

107. "Sur Monsieur de Maurepas". Ibid. T. IX, p. 32.

108. "Noël pour l'année 1777". Ibid. T. IX, p. 139.

Um comedor de capim,
Eis minha sina, ai de mim[109].

Imagens muito estudadas hoje, as do "porco" que vive apenas para a engorda, a impotência e a gordura tornam-se aí tanto mais marcantes por constituírem o símbolo do fracasso de todo o empreendimento monárquico, tanto aos olhos dos monarquistas quanto dos revolucionários. Corpo demasiadamente inflado mas inútil, ser submetido à impotência, sua "passividade" se impunha aos olhos de todos. A rainha resume a imagem última, a de uma degenerescência em que a obesidade vira insensibilidade, insigne deterioração, mas também símbolo de uma casta considerada débil até a inércia: "Meu porco é uma imensa massa de carne que come, bebe, mas debanda"[110].

---

109. Cf. DUPRAT, A. *Histoire de France par la caricature.* Paris: Larousse, 1999, p. 196.

110. Apud BAECQUE, A. *Le corps de l'histoire* – Métaphores et politique: 1770-1800. Paris: Calmann-Lévy, 1993, p. 94.

3

Tonificar

O tratamento da gordura pode então ser amplamente reorientado com o Iluminismo. A imagem de impotência e ruína ligada à invasão adiposa está no centro das atitudes para emagrecer. A explicação pelo relaxamento das fibras pede como resposta o seu fortalecimento. O que enriquece as receitas antiobesidade de um arsenal de fórmulas tônicas, estimulantes, consideradas "fortificantes" para melhor eliminar os excessos. O que diversifica também as práticas que dão sentido mais marcante ao exercício, atribuindo um papel específico à descoberta da eletricidade e sua promessa de tonificar os membros e a pele. Ao mesmo tempo em que o regime pode ser mais discutido, com o questionamento, por exemplo, sobre o consumo de carne leve, delicada, de "bom suco", que alguns consideram tonificante e, outros, "perigosa". As soluções se multiplicam, contrapõem-se. As polêmicas tornam a dieta mais "qualitativa", antes que a química a torne mais "objetiva".

Os "tônicos" e suas virtudes

Cores e propriedades dos sólidos ocupam o primeiro plano, embora não desapareça o tema da eliminação e as fórmulas dos purgantes que "aliviam" ou dos sabões que "dissolvem" figurem com insistência nas farmacopeias: o alimento do obeso não pode "permanecer" no organismo. Ele tem que evaporar, diluir-se, passar pelo corpo sem "ocupá-lo", sem sobrecarregar. Daí as "pílulas de sabão", os gordos que usam "sabão de Veneza"[111], "pílulas emolientes de aloés"[112] liberalmente receitadas a Élie de Beaumont por seus dois médicos. Proposições repetidas tanto mais porque o sabão, além de diluir, também seria "absorvente"[113]. Ou os "vinagres de cila" ou cebola-do-mar utilizados por Antoine Baumé para "quebrar os humores espessos e viscosos"[114] no caso de hidropisias vagamente confundidas com obesidade.

A tonificação, por outro lado, tornou-se essencial, confirmando o medo ao relaxamento, às carnes pendentes e insensíveis. As prescrições fazem do tônico uma referência primordial, um coadjuvante maior na "recuperação do vigor"[115]. *L'Avant-coureur* (O precursor) de 1760 exalta as virtudes dos "brotos de abeto russo" contra a "atonia das fibras"[116]. Georges-Frédéric Bacher inventa em 1776 o que pretende ser o melhor dos tônicos, comercializado com o seu nome e que comenta num livro considerado a bíblia da hidropisia: uma mistura de "eléboro negro", mirra e "carvão bento", mencionando os locais de coleta, os processos de fabricação, dosagens, posologia e duração[117]. Recurso-chave: além de assemelhar em surdina obesidade e hidropisia, o uso dos tônicos é uma resposta imediata à imagem de profusão carnal oferecida pelo gordo, lembrando mais do que nunca sua impotência e letargia.

---

111. *Obèse et impuissant...* Op. cit., p. 53-54.

112. Ibid., p. 115.

113. Cf. CULLEN, W. *Éléments de médecine pratique.* Op. cit. T. II, p. 531-532.

114. BAUMÉ, A. *Éléments de pharmacie théorique et pratique.* Paris: [s.e.], 1770, p. 505 [1. ed., 1762].

115. *Obèse et impuissant...* Op. cit., p. 42.

116. *L'Avant-coureur*, 18 de fevereiro de 1760.

117. BACHER, G.F. *Recherches sur les maladies chroniques, particulièrement sur les hydropisies.* Paris: [s.e.], 1776, p. 480ss.

Os tônicos, ferro, tártaro, cinamono, oximel de cila, também estão entre as principais recomendações de Pinkstan, em meados do século, a um gentil-homem de 72 anos, antigo capitão de navio que "inflara prodigiosamente"[118]. Antoine Petit e Samuel Tissot, por fim, recorrem aos tônicos em profusão contra a obesidade mais "óbvia" de Élie de Beaumont, imperturbáveis ante as decepções e recriminações do advogado: são cremes de tártaro, pílulas de *assa foetida*, bálsamo do Comendador, água de Balaruc, que a *Enciclopédia* classifica como "eminentemente digestiva", fórmulas "balsâmicas" para aumentar "o movimento progressivo do sangue" e "eliminar obstruções"[119] e pastilhas de menta, em especial as da Inglaterra, tidas como "reconfortantes e boas para os nervos"[120], tudo para melhor "estimular". Acrescentam-se afrodisíacos, por muito tempo discutidos e criticados, e a opção por um "pó alegrante" excitante, assim como uma recomendação sobre a melhor posição física para a aproximação dos corpos no ato do "dever conjugal". Essa posição "consiste em ficar de pé, com a esposa de bruços na borda do leito, as coxas dela levantadas e apoiadas nos braços do marido de maneira que as pernas passem sobre os ombros"[121]. A impotência é com efeito um mal "global" e a resposta do médico aplica-se igualmente ao "ato venéreo".

A virtude dos "estimulantes"

Os tônicos não são os únicos a prometer vigor. Os exercícios também se impõem, com suas explicações novas. O movimento

---

118. Cf. MONROE, A. (filho). *Essai sur l'hydropisie et ses différentes espèces*. Paris: [s.e.], 1789, p. 54-55 [1. ed. inglesa, 1761].

119. DIDEROT, D. & LE ROND D'ALEMBERT, J. *Encyclopédie*. Op. cit., verbete "Balsamiques".

120. Ibid. Verbete "Menthe".

121. *Obèse et impuissant...* Op. cit., p. 29.

seria reforçado menos pela secura que pela firmeza. Agindo sobre os filamentos nervosos, o exercício estimula-os ao endurecê-los: "reanima as fibras, mantém a flexibilidade e a energia dos músculos"[122]. O exercício é contrário às carnes tenras demais das crianças, que qualquer descuido com os movimentos pode tornar "gordas e inchadas"[123]. O fortalecimento tem a ver com contrações, choques, abalos, convulsões, ainda que provocados externamente. O que Montesquieu quer exemplificar concretamente com a equitação: "Cada passo do cavalo provoca uma pulsação do diafragma e em uma légua há cerca de quatro mil pulsações a mais do que o normal"[124]. É o que reafirmam invenções como a da "poltrona mecânica", do "cavalo mecânico" e do "tamborete de equitação" mencionadas pela *Enciclopédia* e pelos *Affiches, annonces et avis divers* (Cartazes, anúncios e avisos diversos)[125]: são comutadores e alavancas especiais que, acionados por algum empregado doméstico, produzem balanço e permitem o exercício "em casa"[126].

"Trabalho contínuo, viagens e negócios"[127], propõem também Petit e Tissot a seu paciente, com uma visão do exercício fundada na agitação, na tensão. William Cullen diz que essas práticas são os "únicos meios"[128] eficazes contra a obesidade. A isso se curva

---

122. JACQUIN, A.P. *De la santé* – Ouvrage utile à tout le monde. Paris: [s.e.], 1771, p. 270 [1. ed., 1762].

123. JOURDAIN, A.-L. *Préceptes de santé ou Introduction au Dictionnaire de santé.* Paris: [s.e.], 1772, p. 123.

124. MONTESQUIEU, C. *Mes pensées* [século XVIII] – *Œuvres* Complètes. Paris: Gallimard, 1956, p. 1.195 [Bibliothèque de la Pléiade].

125. Cf. "Tabouret d'équitation". *Affiches, annonces et avis divers.* [s.l.]: [s.e.], 1761, p. 185.

126. DIDEROT, D. & LE ROND D'ALEMBERT, J. *Encyclopédie.* Op. cit., verbete "Équitation".

127. *Obèse et impuissant...* Op. cit., p. 28.

128. CULLEN, W. *Éléments de médecine pratique.* Op. cit. T. II, p. 531.

docilmente Élie de Beaumont, fornecendo com precisão seus gestos, sua duração, as precauções que os acompanham e misturando de passagem endurecimento e eliminação: diz que caminha uma hora por Paris com fraque bem quente. Faz esse exercício a partir das 6h30 da manhã ou das 13h às 14h e termina banhado em suor. Ele se faz ainda esfregar com um guardanapo seco e depois úmido, também com uma escova "dura" e, então, coloca uma camisa "um pouco aquecida"[129]. O que, de passagem, mostra a importância mantida pelas fricções e transpirações.

Élie de Beaumont não emagrece nada, apesar de todo esse esforço. Exatamente o contrário, engorda. Daí sua convicção de que se trata de uma doença inteiramente nova e sua decepção face às prescrições por vezes caóticas dos médicos: "Um defende o chá, outro o recomenda. Um manda diminuir o trabalho do espírito, outro não vê aí qualquer inconveniente..."[130] A obesidade pode passar como nunca por desordem resistente a tratamento, obstáculo para os médicos, desilusão para os pacientes, amargura, enfim, e assim declarada com uma força inteiramente nova. Tanto mais que o peso não facilita em nada o exercício físico, tornando-o por vezes impossível de "executar"[131]. Desenha-se uma vertente "atualíssima" da obesidade, um território negro: o corpo não "obedece", enquanto o "mal" aponta a possível infelicidade. Nenhuma reação médica, porém, a essa inércia obscura, um estado que permanece imutável apesar da vigilância e das restrições. Pior, por enquanto os médicos não se comovem.

A parafernália de tratamentos ainda se enriquece com os banhos, cuja temperatura favoreceria a estimulação, a excitação. O

---

129. *Obèse et impuissant...* Op. cit., p. 58.
130. Ibid., p. 63.
131. CULLEN, W. *Éléments de médecine pratique.* Op. cit. T. II, p. 531.

banho frio, claro, com seu efeito sobre as tensões e retrações, associado ao ar fresco, ao vento, às atividades que geram fadiga, ao conjunto de meios supostamente tonificantes das fibras. O arsenal desses "enrijecimentos" aumenta, invertendo as práticas tradicionais, multiplicando objetos e referências. Tema vasto, claro, ultrapassando amplamente as práticas apenas de emagrecimento para abranger também a própria manutenção e saúde. Poittevin abre na década de 1760 sua terma flutuante no Sena prometendo estimulação pelo banho frio[132]. Pierre-Marie de Saint-Ursins faz desse banho especial uma das práticas centrais do seu tratado de beleza e saúde do final do século[133].

Alguns banhos visam especificamente o emagrecimento, os que exercem determinada compressão e ajudam a expelir excessos, afinando "o sangue para torná-lo mais fluido e corrente"[134]. Por exemplo os de Madame Du Barry, que explicava a firmeza do seu busto pelo hábito do banho frio e na década de 1780 exibe orgulhosamente o resultado a Dufort de Cheverny, que a visitava, chegando a pedir-lhe, para surpresa total do visitante, que lhe toque a pele por baixo da roupa[135]. Ou o das pacientes de Pomme, que ficam horas na água, buscando na contração dos órgãos o fim das "constipações" e "obstruções"[136].

---

132. Cf. minha obra anterior: *le propre et le sale*. Paris: Seuil, 1985, p. 138, "Les bains Turquin".

133. MARIE DE SAINT-URSINS, P.J. *L'Ami des femmes, ou Lettres d'un médecin concernant l'influence de l'habit des femmes sur leurs mœurs et leur santé*. Paris: [s.e.], 1804, p. 234.

134. PRÉVILLE, L. *Méthode aisée pour conserver sa santé*... Op. cit., p. 371.

135. DUFORT DE CHEVERNY, J.N. *Mémoires*. T. II [século XVIII]. Paris: Les Amis de l'Histoire, 1970, p. 22.

136. POMME, P. *Traité des affections vaporeuses des deux sexes*. Paris: [s.e.], 1765, p. 21 [1ª ed., 1763].

Sonhos elétricos

Outro recurso estimulante, por fim, é a eletricidade: o fluido e suas comoções, os choques "experimentados" em meados do século XVIII por alguns sábios e amadores. Schwilgué propõe um banho frio com corrente elétrica que provoque contrações e secreções[137]. O Abade Nollet aconselha uma eletrização direta cujos efeitos julga calcular: "Um gato eletrificado ficou 70 grãos mais leve, um pombo 35 a 37 grãos, um pardal 6 a 7 grãos"[138]. Cálculos irrisórios se não revelassem a preocupação com o emagrecimento e sua verificação. Cálculos mais sugestivos, por outro lado, uma vez aplicados ao corpo humano: "Um homem e uma mulher jovens, com idade entre 20 e 30 anos, tendo sido eletrificados durante cinco horas seguidas, perderam várias onças de peso"[139]. Essa "leveza" maior é bem o sinal de um aumento de energia. Pierre Bertholon dá diversas explicações sobre as fibras enrijecidas e as substâncias carreadas pelo fluido, detendo-se no tipo de peso sujeito a correções. Em sua formulação mescla hidropisias e obesidades:

> Quanto às intumescências universais, à corpulência (*polysarcia*), na qual o corpo humano é desfigurado por uma quantidade demasiada de gordura, à inchação e leucoflegmasia, que são intumescências enfisematosas ou edematosas da pele, a comoção elétrica e uma eletricidade positiva muito forte levada a um certo excesso de duração e intensidade parecem remédios apropriados para esses tipos de caquexia[140].

---

137. SCHWILGUÉ, C.J.A. *Traité de matière médicale*. T. II. Paris: [s.e.], 1805, p. 27.
138. BERTHOLON, P. *De l'électricité du corps humain*. T. II. Paris: [s.e.], 1786, p. 157 [1. ed., 1780].
139. Ibid.
140. Ibid., p. 81-82.

Pierre Bertholon cita o caso de pessoas "gordas demais" que perdem "uma parte do excesso" após a aplicação de um "grande número de comoções"[141]. São pessoas com constituições "ávidas de eletricidade"[142], como diz Noël Retz em 1785, e que ficam mais leves com a passagem do fluido. A prática, em compensação, não é nem a mais corrente nem a mais indiscutida. Tudo tem a ver com a nova imagem do corpo, um corpo suscetível de ser "excitado" e também afinado por uma tensão bem específica: aquela em que o estado das fibras parece comandar o das águas.

O regime e os nervos

Resta falar dos regimes, das "dietas", também imaginadas em função da ação que exercem sobre as fibras, opondo alimentos adstringentes a relaxantes, "plantas aromáticas" a vegetais grosseiros, excitação a amolecimento. Uma dupla ação é mesmo sistematicamente mencionada contra a obesidade: uma tensão que permita a eliminação dos excessos por compressão e uma estimulação que permita a restauração das forças por excitação. William Buchan orienta diretamente nesse sentido as sugestões de consumo feitas aos hidrópicos, aos artesãos sedentários e aos literatos em sua *Medicina doméstica*, que teve reconhecimento suficiente para provocar 18 edições inglesas e quase 10 edições francesas entre 1770 e 1803[143]. A insistência é nos alimentos secos, nos vegetais "estimulantes"[144], no consumo reduzido de carnes e apenas

141. Ibid.

142. RETZ, N. *Fragments sur l'électricité humaine.* Amsterdã: [s.e.], 1785, p. 22.

143. BUCHAN, W. *Domestic Medicine.* 5 vols. Londres: [s.e.], 1770. A primeira edição francesa data de 1775, tradução de J.D. Duplanil, que acompanha o texto de comentários importantes.

144. Ibid. T. III, p. 132.

carnes que supostamente "fortifiquem as fibras do estômago"[145], de que o melhor exemplo seria a carne do tordo ou de perdiz. Insiste-se também na seleção dos líquidos, os "licores espirituosos", por exemplo, "fortificando a energia dos sólidos"[146]. Alguns recursos, por fim, favoreceriam a excitação, como a inalação da fumaça produzida por plumas de perdiz para "reforçar os nervos", proposta num longo levantamento de alimentos e produtos por um médico inglês em meados do século[147].

Olhando de perto, no entanto, o conteúdo desses regimes não sofre qualquer mudança no século XVIII. Ausência de referência química, sem dúvida, e também a força imperativa de certas intuições alimentares: o leve, o pesado, o seco, o aquoso, o gorduroso continuam sendo percepções primárias, o "pegajoso" e o "grosseiro" reforçando a rejeição, como se as matérias ingeridas imitassem no seu aspecto sensível, e mesmo visível, as matérias finas. Muitas rejeições são repetidas, como o medo de animais que viveriam de "restos, como porcos e patos"[148], de animais provenientes de águas paradas, "poços e lagos"[149], de vegetais "ácidos ou gasosos"[150], das "carnes viscosas" e dos "peixes oleosos". Seu perigo seria a formação de "uma espécie de massa e substância tenaz"[151] ou de gases inúteis no interior do corpo. Todos esses alimentos amoleciam a pessoa e aumentavam as obstruções. O que de passagem lembra o difícil abandono de toda referência aos humores e a seu modelo simplista.

---

145. PRÉVILLE, L. *Méthode aisée pour conserver sa santé*... Op. cit., p. 98.
146. Ibid., p. 39.
147. Ibid., p. 96.
148. BUCHAN, W. *Domestic medicine*. Op. cit. T. I, p. 161.
149. JACQUIN, A.P. *De la santé*. Op. cit., p. 149.
150. BUCHAN, W. *Domestic medicine*. Op. cit., p. 153.
151. PRÉVILLE, L. *Méthode aisée pour conserver sa santé*... Op. cit., p. 33.

A originalidade está, antes, numa maneira nova de mencionar o regime, de lhe dar um lugar de destaque, de mencionar sua "seriedade" nas cartas, memórias ou relatos autobiográficos, como o faz o príncipe de Ligne ao falar regularmente dos "alimentos simples e saudáveis"[152] durante suas estadias em Bailleul, como James Boswell registrando num diário o que lhe "fazia bem" a cada jornada – "tigelas de vinho quente", "assados e vinhos condimentados", "xícaras de chá ou café"[153] – ou ainda o "regime de fazendeiro inglês"[154] com seus caldos leves e suaves mencionado carta após carta por Horace Walpole, vítima de uma gota que não consegue superar[155].

É George Cheyne que de novo, na primeira metade do século XVIII, inaugura essa atenção detalhada, ligando o regime às formas do corpo, ao investigar dia após dia sobretudo o que consome e os efeitos de cada coisa ingerida. Revela tal persistência que acha necessário justificar-se, confirmando neste trecho um sentimento pioneiro:

> Sei que a atitude de um autor que se dá como tema de suas observações e de seu trabalho pode sugerir um egotismo tanto mais chocante, senão indecente, por acumular detalhes íntimos e circunstanciados. Mas julguei dever à verdade esta apresentação do meu regime, do meu caso, dos meus sentimentos, por mais variada ou contraditória que pudesse parecer. Pode servir de exemplo para pessoas que se tornaram gordas demais,

---

152. LIGNE, C. *Mémoires, lettres et pensées* [século XVIII]. Paris: François Bourin, 1989, p. 690.

153. BOSWELL, J. *Journal intime d'un mélancolique*: 1762-1769 [século XVIII]. Paris: Hachette, 1986, p. 42, 49, 98, 135.

154. WALPOLE, H. *Lettres*. Paris: [s.e.], 1872, carta de 10 de outubro de 1772, p. 58 [1. ed. inglesa, 1818].

155. MARMONTEL, J.F. *Mémoires*. T. II [século XVIII]. Paris: [s.e.], 1891, p. 264.

valetudinárias, enfraquecidas, cujo caso seria semelhante ao meu[156].

O regime torna-se objeto de comentários e comunicação na classe culta durante o Iluminismo, mencionado até a exaustão e esmiuçado em detalhes com a certeza constante de contribuir para a saúde do interlocutor.

Mais amplamente, uma ascendência do gosto é perceptível desde o final do século XVII, com o recurso a uma cozinha "mais fina e delicada"[157] condenando o guloso e menos o gastrônomo. As "ceias finas" das cozinhas nobres do século XVIII favorecem a atenção qualitativa. Stephen Mennell chegou a sugerir uma "civilização do apetite"[158] em que recuam os condimentos e avançam os legumes, as carnes frescas e leves, as frutas, em que melhoram também as culturas e o abastecimento. É uma maneira que encontra a cozinha cotidiana da elite de opor o sensível ao superabundante, de favorecer as nuances qualitativas contra as velhas prioridades quantitativas. A descrição apaixonada de Pietro Verri é de 1764:

> A mesa é delicada ao máximo, os alimentos são todos saudáveis e de fácil digestão; não há abundância faustosa, mas tudo o que é necessário para satisfazer. As carnes pesadas ou viscosas, o alho e a cebola, as drogas fortes, os pratos salgados, as trufas e outros venenos para a natureza humana são totalmente proscritos desta mesa, em que têm lugar essencialmente carnes de aves e frangos, ervas, laranjas e o seu suco. Os sabores são requintados, mas não fortes [...]. Tal é a nossa refeição, que concluímos com uma excelente xícara de café,

---

156. CHEYNE, G. *The English Malady*. Op. cit., p. 362 [tradução nossa].
157. QUELLER, F. *La table des français*. Op. cit., p. 96.
158. Cf. ibid., p. 88-89.

satisfeitos, saciados, mas não oprimidos por uma alimentação grosseira que nos embotaria o espírito[159].

Alimentos vegetais ou animais?

A originalidade, também marcante, está num novo debate do século XVIII: a presença mesma da carne no regime. Para Antoine Le Camus e seu médico Abdeker[160], apaixonado pelo Oriente, não há qualquer dúvida: as carnes que evitariam para sua odalisca um "corpo cheio demais"[161] justificam-se unicamente pela contribuição à "magreza"[162] dos carnívoros. Nenhuma dúvida também para George Cheyne, que fiscaliza o que consome no início do século XVIII: os vegetais a que limita exclusivamente seu regime têm por única justificativa a sensação de peso e torpor provocada pelas carnes. Há discordâncias, claro, mas as certezas as confrontam e vencem.

O debate assume ainda uma conotação cultural já mil vezes estudada:[163] a crítica do luxo e do artifício, dos modos urbanos e dos excessos de refinamento, o "amolecimento" de que a abundância de carnes seria uma das causas. Rousseau reaviva essa crítica na década de 1760, acrescentando o tema do "sufocamento das cidades", das coerções vestuárias, do sedentarismo. A ameaça de "enfraquecimento" coletivo é apontada aqui de modo bem diverso dos velhos temores de deterioração moral ou abandono da

---

159. VERRI, P. Opere varie. Apud CAMPORESI, P. *Le goût du chocolat* – L'art de vivre au XVIIIe siècle. Paris: Tallandier, 2008, p. 83, "Texto".

160. LE CAMUS, A. *Abdeker ou l'art de conserver la beauté* [1754]. Grenoble: Jérôme Millon, 2008.

161. VERRI, P. *Opere varie*. Op. cit.

162. LE CAMUS, A. *Médecine de l'esprit*. Op. cit. T. I, p. 73.

163. Cf. esp. CHAMBERLIN, J.E. & GILMAN, S.L. *Degeneration* – The Dark Side of Progress. Nova York: Columbia University Press, 1985.

religião. A inquietude é com a diminuição física, a ameaça orgânica, as consequências presumidas de técnicas e afetações. Um mal visto como inversão do progresso, convertendo a modernidade em fraqueza, alterando a saúde coletiva designada pela primeira vez de forma clara: uma via decadente em que "as raças perecem ou degeneram ao cabo de algumas gerações"[164]. O humanismo iluminista pode então condenar as matanças de animais, os "massacres", a "voracidade" dos povos, a instalação de "vastos açougues"[165] cobrindo o universo. Francis Mundy denuncia mesmo, no final do século, a crueldade dos caçadores de lebres e pássaros[166]. Sinal do que é nocivo, o consumo animal seria ainda sinal de insensibilidade. O consumo vegetal seria inteiramente diferente, indicando aumento de firmeza e valor reativo, a recuperação do velho vigor, a restauração das "forças", uma reafirmação contra a indolência e a cegueira.

O vegetarianismo não gozava evidentemente de unanimidade. Voltaire dedica um artigo do seu *Dicionário Filosófico* à crítica divertida da interdição do consumo de carne[167]. Inúmeros higienistas mantêm a defesa das carnes "saudáveis e de bom suco"[168]. Buffon, reticente sobre a exclusividade dos vegetais, sugere confrontar o "regime dos diferentes povos"[169] para encontrar melhor inspiração. Pouco importa a opção, claro. A simples existência des-

---

164. ROUSSEAU, J.J. *Émile ou De l'éducation.* Paris: Garnier, [s.d.], p. 37 [1. ed., 1762].

165. DEMEUNIER, J.N. *L'Esprit et l'usage des costumes des différents peoples.* T. I. Londres: [s.e.], 1776, p. 7. Cf. tb. SPENCER, C. *The Heretic's Feast* – A History of Vegetarism. Londres: Fourth Estate, 1993, esp. "To Eat Meat or Not?", p. 211.

166. Apud THOMAS, K. *Dans le jardin de la nature* – La mutation des sensibilités en Angleterre à l'époque moderne. Paris: Gallimard, 1985, p. 215 [1. ed., 1983].

167. VOLTAIRE. *Dictionnaire Philosophique* [1764] – *Œuvres complètes.* T. II. Paris: [s.e.], 1827, p. 1906, verbete "Viande", p. 1906.

168. JACQUIN, A.P. *De la santé.* Op. cit., p. 146.

169. BUFFON, G.L. *Œuvres completes.* Op. cit. T. IV, p. 104.

sas alternativas é testemunho evidente de reflexões inaugurais: as que empreendem a cultura das Luzes 1) sobre o efeito nocivo dos "progressos" e 2) sobre importantes aspectos do regime alimentar pouco ressaltados até então.

A revolução química

Uma maneira inteiramente inédita de pensar o regime alimentar nasceria no entanto com a revolução química do final do século XVIII. Não que as preocupações de um Lavoisier sejam *a priori* convergentes, por exemplo, com as dos fisiologistas da digestão. Não que as questões iniciais do químico parisiense tratem de economia animal. As manipulações do ar, da água, dos metais, as revisões dos corpos "simples" conduzidas por Lavoisier e seus confrades não visam de imediato as substâncias nutritivas e suas combinações. Da mesma forma que suas câmaras fechadas, seus balões e retortas não são feitos diretamente para a análise de alimentos. Foi com a descoberta do oxigênio e do seu papel na respiração que se pôde impor uma revisão: uma imagem totalmente renovada do consumo alimentar e seus efeitos.

A demonstração realizada em 1778 com pessoas colocadas em câmaras fechadas transforma, efetivamente, o olhar sobre o mundo orgânico. A análise do ar respirado revela a absorção do oxigênio e a expulsão de gás carbônico. Conclusão inevitável: a respiração é uma combustão[170]. O ato pode ser então reinterpretado. Seu papel é subvertido: respirar não consiste mais em favorecer a contração do coração ou em refrescar e afinar o sangue, como pensavam médicos e sábios desde sempre,

170. Cf. LAVOISIER, A.L. & SEGUIN, A. "Premier mémoire sur la respiration des animaux". *Mémoires de l'Académie des Sciences.* [s.l.]: [s.e.], 1789, p. 570.

mas sim em manter o calor animal e, de modo mais amplo, a vida com algum braseiro invisível. Uma chama existe, da qual o oxigênio seria uma das condições. Uma "matéria" comburada também existe, como a cera da vela ou o carvão da lareira. O alimento seria bem esse "nutriente": uma de suas "transformações" se explica por essa contribuição.

Várias reflexões totalmente inéditas esboçam-se então, ainda que continuem ausentes dos textos de Lavoisier: a tentativa de diferenciar os alimentos segundo suas qualidades combustivas, segundo sua presença ou ausência no ato combustivo, e a de definir novos princípios de equilíbrio, assimilando o excesso de peso a uma patologia como à insuficiência de algum "queimador". O próprio Lavoisier transformava a balança em veredito:

> O mesmo indivíduo, depois de ter aumentado de peso devido a todo o alimento que ingeriu, retorna diariamente, após a revolução de 24 horas, ao mesmo peso da véspera e, se tal efeito não ocorre, o indivíduo entra em estado de sofrimento ou doença[171].

O raciocínio não poderia ainda lidar com calorias e sua manutenção. Mas uma revolução, no entanto, se inicia em que a "fibra relaxada" já não se encontra no centro do debate, em que a balança assume um lugar que antes não tinha, em que a potência combustiva, enfim, altera inteiramente as representações. Será necessário o século XIX para que essa revolução venha a se afirmar plenamente.

---

171. Cf. HOEFER, F. *La chimie enseignée par la biographie.* Paris: [s.e.], 1865, p. 117.

PARTE IV

A barriga do burguês

Negociantes, financistas e homens de peso no Período das Luzes souberam transformar em prestígio uma barriga eminente, apesar da exigência feminina de uma estrita magreza. Valorização ambígua, aliás, do encorpamento masculino, uma vez que a crítica social no século XVIII denuncia vigorosamente um físico que considera típico dos "exploradores" da fome do povo. O equívoco é idêntico com o burguês da Restauração e a Monarquia de Julho. Sua "espessura" física pode convencer, ao mesmo tempo em que se multiplicam as sátiras zombando do ventre abaulado de algumas autoridades. A denúncia cresce, da mesma forma que cresce a profusão descritiva. Desnecessário dizer que é também com o refinamento das nuances na descrição da gordura que a espessura alcança notabilidade.

Uma nova precisão ganha vantagem no entanto: trata-se da lenta penetração numérica na avaliação morfológica. O olhar instrumentaliza-se da mesma maneira que o faz em suas operações sobre o universo técnico: calcula-se o perímetro dos membros, a densidade de gordura em cada parte do corpo, a relação entre estatura e peso. De modo mais profundo, a imagem do funcionamento orgânico muda, o corpo torna-se aparelho "energético". É uma máquina de fogo, motor em que se calculam a quantidade de calor introduzida e a quantidade de trabalho produzida. Daí a avaliação da eficácia pelo rendimento. E também a visão numérica das melhorias possíveis: a variação da quantidade de calor, o refinamento do uso, não mais os velhos modelos baseados em humores, nervos e fibras. A análise química ligando pela primeira vez a gordura à insuficiência de combustão orgânica estende os cálculos à revisão dos regimes, com a condenação de alimentos aparentemente “inocentes” como o açúcar e as féculas, a avaliação dos potenciais combustivos e a vigilância sobre o rendimento calórico e suas falhas. A mudança está exatamente aí: uma nova maneira de sustentar e de encarar o corpo, de estigmatizar suas fraquezas e suas possíveis inferioridades.

1
O número se instala

A ascensão do número merece atenção. Não é o peso que se coloca primeiro em destaque. São as circunferências, os volumes, os contornos do corpo ligados ao olhar. É a visão, a observação do invólucro, antes de mais nada, que busca número; o peso remete a referências mais complexas. Trata-se de uma cultura mais instrumentada, de um imaginário levado pelo mundo industrial. O número acompanha a brusca explosão das publicações estatísticas[1], o registro minucioso, no início do século XIX, das "quantidades", tanto em matéria de realizações como de produção. O número transforma o instrumental da mente.

A presença do número

Os tratados sobre obesidade banalizam-se no início do século XIX, ainda que continuem fortemente centrados nos casos excepcionais. Só os corpos mais gordos são realmente "estudados". A apresentação desses casos, no entanto, é objeto de uma inédita curiosidade: uma diversidade de números se impõe, como se subitamente medições de todo tipo pudessem ser úteis. Ange Maccary ressalta por exemplo, em 1810, sua vontade de tomar as "medidas" de um corpo tão logo fica sabendo de uma pessoa muito gorda[2]. Informa-se, desloca-se, registra índices e medidas.

---

1. Cf., dentre muitas outras, *Les recherches statistiques sur la Ville de Paris et les départements de la Seine*. Paris: [s.e.], 1821.
2. MACCARY, A. *Traité sur la polysarcie*. Paris: [s.e.], 1811, p. 41-42.

A exceção seria promessa de saber, da qual espera uma inédita revelação, a descoberta de um segredo, a penetração das anatomias "excessivas". Numera-se o que até então não o fora e antes de mais nada o que se vê, as superfícies que se apresentam ao olhar imediato. Primeiro as circunferências, o contorno dos braços, das coxas, das pernas, do pescoço, da cintura, do ventre. E também espessuras de banha, mensuradas pela primeira vez por Guillaume Dupuytren em 1806 no corpo de uma mulher "morta por sufocamento" sob o peso das próprias carnes, inchaços tão "desmedidos" que o cirurgião do Hôtel-Dieu decide fazer um molde e colocá-lo em exposição.

Nada mais formal, sem dúvida, que os números de Dupuytren, explorando a presença da gordura até nas orelhas, nas pálpebras, nos dedos... Insinuam, no entanto, uma topografia: as 4 polegadas na região pubiana, por exemplo, contrastam com 1 polegada no abdômen, as 4 polegadas nos quadris contrastam com 1 polegada no acrômion ou cachaço[3], números que confirmam um aumento de peso de cima para baixo.

Outra medição é também mais frequente nos tratados sobre obesidade do início do século XIX, ainda que não dominante: a que compara estatura e peso. Ange Maccary alonga-se nas medições de uma criança disforme em seu tratado de 1810: 240 libras (120kg) e uma estatura de 5 pés e 1 polegada (1,55m), com uma cintura de 5 pés (1,53m). Os números, incluindo o perímetro, imporiam a imagem por si mesmos: versão impressionante aliás, em que o número para a estatura equivale ao da circunferência do corpo[4]. Dá-se o mesmo cruzamento de dados quando Brillat-

3. DUPUYTREN, G. "Observation sur un cas de polysarcie". *Journal de Médecine et de Chirurgie*. T. XII, 1805, p. 262.

4. MACCARY, A. *Traité sur la polysarcie*. Op. cit., p. 39-41.

Savarin em 1826 menciona um amigo na sua *Fisiologia do gosto*: 245kg e uma estatura de 1,67m[5]. A vontade é de sugerir uma topografia, de cruzar altura e largura.

Números para a relação peso-estatura

Tudo muda, porém, a partir da quarta década do século XIX, quando essas constatações são submetidas ao cálculo estatístico. A avaliação do peso, de início, afirma-se sobre as demais. Uma relação se impõe: a escala de peso em relação à de altura. Auguste Quételet, em 1832, é o primeiro a montar quadros e tabelas[6], revisando definitivamente as velhas indicações de Buffon[7], estendendo-as a gênero e idade. A cada estatura corresponderia um peso "normal" estatisticamente estabelecido: a 1,60m de altura, por exemplo, num estudo em grande escala, corresponderia um peso médio de 57,15kg para os homens e de 56,73kg para as mulheres[8]. Quételet chega a estabelecer quocientes que permitem calcular as variações em relação à média e, consequentemente, uma normalidade e desvios fundados inteiramente no número. Não a normalidade ideal, mas a real: o homem se define mais por aquilo que vive do que por aquilo que julga ou gostaria[9]. Mas temos que evitar ler esses números com os olhos de hoje: nenhum deles parece ter sido concebido para orientar qualquer estratégia individual de emagrecimento. Mesmo assim, constituem percepções inéditas, enquanto comparações numeradas, escalas e gradações do corpo.

---

5. BRILLAT-SAVARIN, J.A. *Physiologie du goût ou Méditations de gastronomie transcendante*. T. I. Paris: [s.e.], 1826.

6. QUÉTELET, A. "Recherche sur le poids de l'homme". *Bulletin de l'Académie Royale de Bruxelles*, 1832, p. 20.

7. Cf. p. 149.

8. QUÉTELET, A. "Le poids de l'homme aux différents âges". *Annales d'Hygiène Publique et de Médecine Légale*. [s.l.], [s.e.], 1833, p. 24.

9. Cf. HALBWACHS, M. *La Théorie de l'Homme Moyen* – Essai sur Quételet et la statistique morale. Paris: F. Alcan, 1913.

Investigações de um novo tipo guiaram Quételet, as que foram iniciadas "no final do século XVIII pelos meios científicos e administrativos"[10] sensíveis às leis dos grandes números, aos fatos calculados em massa, crimes, natalidade, mortalidade, todos relacionados a uma média, indicando progressões ou regressões possíveis no tempo[11]. Esse projeto ganhou muito em profundidade com os cientistas e administradores do mundo industrial na década de 1810-1820[12]. Os objetivos democráticos também transformaram as expectativas, como por exemplo avaliar mais precisamente os procedimentos de governo e sua eficácia ou a situação física e moral das populações. Daí a pesquisa de índices concretos como a "base" orgânica dos agrupamentos humanos ou o "corpo" das nações e sua utilização quase social. Os administradores têm a sensação de dispor de um novo instrumento, de uma maneira de avaliar as "quantidades corporais" e sua distribuição. É, no entanto, um projeto "limitado", se levarmos em consideração as palavras de Quételet justificando esses cálculos com a finalidade de melhor conhecer a carga que devem "suportar certas construções"[13], o "peso pessoal" para melhor programar o trabalho de um homem, o peso segundo a idade e o sexo para melhor ajudar a medicina legal a identificar corpos. São projetos pragmáticos de tarefas e atividades, visões técnicas de realizações e eficácias. A estética não é mencionada.

---

10. Cf. BRIAN, É. "L'œil de la science incessamment ouvert, trois variantes de l'objectivisme statistique". *Communications*, n. 54, 1992, p. 90: "Les débuts des sciences de l'homme".

11. Cf. p. 151.

12. Cf. BOURGUET, M.-N. *Déchiffrer la France* – La statistique départamentale à l'époque napoléonienne. Paris: Archives Contemporaines, 1989. Cf. tb. ABRAMS, P. *The Origin of British Sociology*: 1834-1914. Chicago: The University of Chicago Press, 1968.

13. QUÉTELET, A. "Le poids de l'homme aux différents âges". Op. cit., p. 10.

A destacar a nova importância do número posto a serviço das medições e da produção de tabelas, o seu papel de instrumento mental.

Cálculo pessoal do peso?

Não que haja uma banalização da balança ou da medição do peso nessas primeiras décadas do século XIX. O simples exemplo dos recrutas franceses ou ingleses confirma isso: a gordura ou a magreza ainda não é mencionada nos casos de reforma decididos pelos conselhos de revisão. E a "fraqueza de constituição" física[14], notada 280 vezes entre outras em 2.180 convocados no Departamento do Alto Reno em 1826[15], ou 431 vezes em 6.307 convocados no Departamento do Norte em 1841[16], jamais é relacionada explicitamente ao peso. Apenas a estatura é o "verdadeiro objeto" de que se ocupa o conselho de revisão, diz ainda a *Fisiologia do convocado* de 1846[17].

Devemos insistir, porém, que há uma visão inexoravelmente nova das medições físicas com presença imperceptível nos costumes. Como registram as descrições literárias: a aparência geral de Grandet, evocada por Balzac, com sua "estatura de 5 pés (1,53m), atarracado, quadrado" e suas "panturrilhas de 12 polegadas de circunferência" (30cm)[18]; ou o estupor do vigário

---

14. Cf. ARON, J.-P. & DUMONT, P. "Le Roy Ladurie. *Anthropologie du conscrit français*. Paris: Mouton, 1972, p. 61.

15. Ibid.

16. CAZENAVE, V. *Recrutement de l'armée* – Contingent de la classe de 1840. Département du Nord. Année 1841. Rapport adressé à M. le préfet du Nord sur les opérations du Conseil de Révision pendant l'année 1841, rapport dans lequel sont examinées les causes de détérioration des hommes dans les villes de fabriques; suivi de quelques considérations sur les maladies qui entraînent la reforme, Lille: [s.e.], 1842, p. 21.

17. *Physiologie du conscript*. Lille: [s.e.], 1846, p. 13.

18. BALZAC, H. *Eugénie Grandet* [1833] – La comédie humaine. T. III. Paris: Gallimard, 1947, p. 488 [Bibliothèque da la Pléiade].

de Tours, emagrecendo de tristeza ao constatar, certa manhã, ao "calçar suas meias azuis raiadas", que havia perdido "8 linhas de circunferência na panturrilha" (2cm)[19]. Ou, nas *Memórias*, o olhar da Condessa de Boigne sobre um Luís XVIII emperrado pela gota e sua surpresa ao constatar, em 1826, que em alguns meses "as polainas de veludo negro que envolviam suas pernas haviam dobrado de circunferência"[20]. Ou ainda os tratados de alfaiataria impondo pela primeira vez, na década de 1830, o cálculo dos diâmetros e o uso de compassos, como o "corpímetro" de Barde que veio substituir as velhas tiras de papel usadas até então para "calcular" as medidas das roupas: "Só os diâmetros do corpo indicam de que lado se encontram as protuberâncias da circunferência que cumpre vestir"[21]. Tanto o olhar quanto a atitude do alfaiate mudam. Impõe-se, sobretudo, a avaliação dos volumes, com a percepção da gordura ou magreza claramente explorada e relacionada a círculos numerados, escalonados no padrão de medida dos compassos.

A referência ao peso é mais rara, mais específica e, ainda assim, igualmente marcante. Pouco mencionado no dia a dia, salvo em casos extremos como o do inglês que Alexandre Dumas encontrou na década de 1820, com massa estimada em 350 libras (150 a 175kg)[22], o peso é em compensação citado mais que antes nos procedimentos para emagrecer. Brillat-Savarin estabelece uma regra na sua *Fisiologia do gosto* de 1826: "O primeiro artigo é se pesar no começo e no fim do tratamento para ter uma base

---

19. BALZAC, H. "Le curé de tours" [1832] – La comédie humaine. Op. cit. T. III, p. 783.

20. D'OSMOND, É.-A. (Condessa de Boigne). *Mémoires*. T. II. Paris: Mercure de France, 1971, p. 90 [1. ed., 1901].

21. BARDE, F.A. *Traité encyclopédique de l'art du tailleur*. Paris: [s.e.], 1834, p. 110.

22. DUMAS, A. *Mes mémoires*: 1802-1830. Paris: Robert Laffont, 1989, p. 494: "Bouquins".

matemática de verificação do resultado"[23]. Louis Greffulhe, barão "fortemente ameaçado de obesidade" que foi consultar Savarin para seguir seu conselho, curva-se a essa norma a ponto de se pesar todo mês. Lord Byron também declara, no início do século, submeter-se a uma tentativa de emagrecimento de que fornece números, por exemplo a redução de peso de 100 para 70kg e a indicação de medidas discretas, como a perda de "2 libras"[24] (1kg), em 1807, depois de abandonar um grupo de amigos cuja influência temia.

A comédia ligeira, por fim, vai referir-se ao peso corporal na década de 1830, revelando a imperceptível penetração do tema nos meios mais modestos. A "farsa" de Adolphe d'Ennery sobre "gordos e magros" encenada no Théatre du Palais-Royal em 1838 é o melhor exemplo[25]. Chapotain, obscuro manda-chuva provinciano, deplora a inclinação de sua filha por um primo distante, que julga muito magro e fraco. Decide então engordá-lo e faz verificações bem concretas de seu peso. Resultado desastroso: o jovem emagrece em vez de engordar. O público ri. Mas o importante é outra coisa: pela primeira vez a balança impõe um veredito público. A gordura é sinônimo de peso, que se mede e se declara.

Uma única imagem, em definitivo, revela a presença, assim como a raridade da balança na banalidade da rotina cotidiana. É a do *Charivari* (Quiproquó) de 1844 em que uma dama de corpo rotundo imenso, sentada numa "balança-poltrona" empoleirada

---

23. BRILLAT-SAVARIN, J.A. *Physiologie du goût*. Paris: [s.e.], 1848, p. 221: Meditação XXII.

24. BYRON, G.G. *Correspondance à un ami*. Paris: Calmann-Lévy, 1911, p. 9: carta de 30 de junho de 1807. Cf. tb. MATZNEFF, G. *La diététique de Byron*. Paris: La Table Ronde, 1984, p. 22.

25. D'ENNERY, C. *Gras et maigres*: bouffonnerie en acte. Paris: [s.e.], 1838.

no tabuleiro de uma minúscula barraca de feira, escuta com atenção o número lido no visor acima dela: "Olha aí, franguinha! Tu emagreceste do ano passado para cá! Já não pesas mais que 3"[26]. Zombaria com a gordura, claro, fazendo trocadilho com o número 3 (300 libras, 150kg?). Mas uma revelação a mais do trabalhoso acesso à medição do peso, da presença dessa medição e também, para muitos, da sua condição de exceção, senão de curiosidade. Só a feira e suas barracas precárias parecem constituir para o povo um local de pesagem.

A referência, ainda que mental, ao peso é, no entanto, determinante. Isso altera radicalmente a maneira de olhar e avaliar.

---

26. DAUMIER, H. "Tiens! poupoule..." *Le Charivari*, 20 de julho de 1844.

2

A efervescência tipológica

A avaliação renovada da silhueta, no início do século XIX, não decorre somente da presença do número. É produto também de exigências sociais, da confusão que a revolução teria introduzido nos códigos da aparência física. Viajantes e observadores dos anos 1820-1830 se dizem bruscamente confrontados por um mundo mais confuso. As "castas" teriam desaparecido. As velhas fronteiras iriam apagar-se e as semelhanças multiplicar-se uma vez abolida a sociedade das ordens.

Daí a vontade de "olhar" com mais exigência, recensear mais, singularizar aparências, designar posturas e atitudes, identificar "fisionomias, poses, gestos, esgares"[27]. Alvitrar categorias também. Daí esses empreendimentos editoriais de novo tipo, como *Os ingleses pintados por eles mesmos*[28]. *Os franceses pintados por eles mesmos*[29] ou *O museu parisiense*[30], todos expondo a sociedade em quadros – ambição de que *A comédia humana* de Balzac continua sendo o exemplo inigualado[31].

---

27. "Physionomies, poses, gestes, grimaces". *Musée Philipon*, 1842, p. 14.

28. *Les Anglais peints par eux-mêmes*. Paris: [s.e.], 1840 [1. ed. inglesa, 1839].

29. *Les français peints par eux-mêmes*: 1841-1842. Op. cit.

30. *Le Muséum parisien* – Histoire physiologique, pittoresque, philosophique, grotesque de toutes les bêtes curieuses de Paris et de la banlieue. Paris: [s.e.], 1841.

31. Honoré de Balzac é sempre guiado pela metáfora zoológica, a que os trabalhos de Buffon renovaram inteiramente no século XVIII: "A sociedade não faz os homens de acordo com os meios em que sua ação se desdobra, tantos homens diferentes quantas são as variedades em zoologia?" (*La comédie humaine*. Op. cit.: "Avant propos"). O projeto, de qualquer maneira, é mesmo revisitar inteiramente as classificações e categorias. O tema do "tipo" é um objeto constante: "Quando em Paris, en-

Nenhuma sociologia erudita nessas investigações, dominadas pela observação subjetiva. Nenhuma visão superior também. Apenas uma maneira de melhor desenhar as figuras físicas, seus perfis e possível originalidade[32], e de renovar as referências ao "gordo", a que se pode mesclar também uma autodescrição mais aguçada.

"Gastróforos" e adiposas

A atenção descritiva no início do século XIX passa, de fato, por uma revolução. Aprofunda-se na literatura, penetra o estudo dos costumes, invade as gravuras e ilustrações[33]. O aumento de peso é expresso em frações. As "deformações" são denunciadas polegada por polegada. A indicação dos graus é muito mais marcada que antes. O que tem a ver, por fim, com as sociedades democráticas e industriais, como a Grã-Bretanha. O aumento de peso de Tracy Tupman, o amigo de Pickwick no relato de Charles Dickens, por exemplo, dá-se em lentas etapas devidamente registradas e sugeridas:

> O tempo e a mesa farta haviam alargado sua silhueta outrora romântica; seu colete de seda arredondara-se gradualmente, polegada por polegada, a corrente de ouro do relógio desaparecia do seu campo de visão e pouco a pouco o largo queixo havia ultrapassado as fronteiras da gravata branca[34].

---

contrareis um tipo que não é um homem, mas um espetáculo". *Splendeurs et misères des courtisanes* [1847] – *La comédie humaine*. Op. cit. T. V, p. 745.

32. Cf. esp. LE MEN, S. "Les images sociales du corps". In: CORBIN, A.; COURTINE, J.-J. & VIGARELLO, G. (orgs.). *Histoire du corps*. Op. cit. T. II: De la Révolution à la Grande Guerre.

33. Cf. KAENEL, P. "Daumier 'au point de vue de l'artiste et au point de vue moral'". *Daumier* – L'écriture du lithographe. Paris: BNF, 2008. Nesse caso, como no da *Comédie humaine*, fala-se em "comédia gráfica", p. 46.

34. DICKENS, C. *Les papiers posthumes du Pickwick Club*. T. I. Marselha: Club du Livre, 1847, p. 20 [1. ed. inglesa, 1836-1837].

Alusões à idade são também frequentes, às quais se somam possíveis autorretratos descrevendo o espessamento adquirido com a maturidade. É o homem ativo, por exemplo, "percebendo, uma bela manhã, ao fazer a barba, que sua cintura está se arredondando, que seus cabelos estão caindo ou embranquecendo"[35], ou a mãe de família "que acaba engordando de forma monumental com os muitos filhos e netos"[36]. São alterações que se tornam "desprazer"[37], depreciações esmiuçadas pelos caricaturistas do *Musée Philipon*: a chegada aos "40 anos", engrossando a silhueta, transformando o "cardápio do restaurante" em "leitura favorita"[38]. Ou a confissão desabusada de mães que transpõem o limiar dos 30 anos:

> Ter na juventude amaldiçoado a existência por ser magra como um palito e agora ficar tão gorda aos 36 que não dá mais para abraçar os filhos![39]

O que está em jogo é a progressão: as idades transformadas em "etapas", o tempo convertido em "morfologia". E também, sem dúvida, um aumento imperceptível da duração da vida nas primeiras décadas do século XIX, com uma engorda média tornando-se mais comum e o aumento da gordura com o envelhecimento. O "lento recuo da morte"[40] deve ser levado em conta, ainda que sua importância só aumente significativamente entre os adultos no final do século. Não que esse conjunto de constatações

35. *Bibliothèque pour rire* – Les physiologies parisiennes. Paris: [s.e.], 1850, p. 7: "Le bourgeois".

36. Ibid., p. 16: "La femme la plus malheureuse du monde".

37. *Musée ou Magasin Comique de Philipon*. Paris: [s.e.], 1842-1843, p. 15.

38. Ibid.

39. Ibid., p. 62.

40. Cf. BARDET, J.-P. "Le lent recul de la mort". In: BARDET, J.-P. & DUPÂQUIER, J. (orgs.). *Histoire des populations de l'Europe*. Op. cit., p. 306. Cf. tb. GILMAN, S.G. *Fat* – A Cultural History... Op. cit., p. 166.

sobre a engorda geral acentue as práticas de emagrecimento. De início são apenas curiosidade e fatalidade.

As sutilezas diferenciais mais importantes estão em outro ponto, sugerindo uma classificação das morfologias, com o surgimento de uma tipologia dos gordos e uma transformação do olhar. Não mais graus e diversidades como na cultura iluminista, mas categorias, uma gordura que se divide em tipos. Por exemplo, Brillat-Savarin é o primeiro, em 1826, a fazer do excesso estritamente abdominal um sintoma estritamente masculino:

> É uma espécie de obesidade que se limita à barriga; jamais a observei entre as mulheres: como elas geralmente têm fibras mais moles, quando a obesidade as ataca, não poupa nada. Chamo essa variedade de gordura de "gastroforia" e de "gastróforos" os que são afetados por ela[41].

A observação é retomada nos tratados médicos das décadas de 1830 a 1860, pela literatura de costumes[42] e também pelas gravuras, das quais o melhor exemplo é a série de políticos retratados por Daumier nos anos de 1830: de Prunelle a Benjamin Dudessert, de Félix Barthe a Harlé[43], todos identificados pelas pernas finas e o abdômen inflado. E mesmo nas silhuetas estudadas pelos alfaiates que cortam fraques personalizados, concebidos para barrigas bem avantajadas e caídas, com seus modelos protuberantes e bombados[44]. É o que revelam também os casais "burgueses" de

---

41. BRILLAT-SAVARIN, J.A. *Physiologie du goût*. Op. cit., p. 210: Meditação XXI.

42. Essa literatura é bem representada por aquilo que se chamou, nas décadas de 1830-1840, de "Fisiologias" (fisiologia do burguês, fisiologia do *bon vivant*, fisiologia da cortesã etc.). Cf. LHÉRITIER, A. (org.). *Les physiologies* – Catalogue des collections de la Bibliothèque Nationale. Paris: Bibliothèque Nationale, 1958.

43. Cf. as litografias de H. Daumier em *La Caricature*, entre 1830 e 1840.

44. BARDE, F.A. *Traité encyclopédique de l'art du tailleur*. Op. cit., p. 132.

Bertall, como no "Domingo em Paris"[45], de 1845, que opõe sistematicamente o avanço do ventre masculino ao arredondamento geral da mulher. A imagem é incontestada: o personagem masculino com pernas de caniço e barriga desmedida torna-se representação "padrão" nos anos 1830-1840. Os desenhos de Henri Monnier o ilustram até criar um símbolo; seu Braulard, por exemplo, o espectador ávido descrito em *Ilusões perdidas*, é um desenho fiel reproduzindo o texto e as palavras de Balzac[46]: cintura superdimensionada, calças caindo em forma oval e afinando fortemente nas pernas. Não é o bolão corporal que se mencionava havia séculos, mas apenas a barriga. Nenhuma explicação sobre aquilo que o nosso mundo contemporâneo chama de "obesidade androide"[47], mas sim uma tentativa de caracterizar formas sexuais de gordura até então mais confusas. Brillat-Savarin teve um outro olhar e classificou de modo diferente.

Essas barrigas, evidentemente, não dão nenhum testemunho de ruína. Tudo indica, em grande parte desses burgueses barrigudos, uma adiposidade "comedida", uma disposição física relativa, mas preservada: atitude decidida, olhar desperto, bem longe da imagem do banqueiro Nucingen descrito por Balzac nas *Cenas da vida parisiense*, "homem quadrado na base e na estatura"[48], "cúbico" e "pesado como um saco"[49], que a esposa chama de "tora

---

45. BERTALL, A. "Le dimanche à Paris". In: SAND, G. et al. *Le diable à Paris* – Paris et les parisiens. T. I. Paris: [s.e.], 1845, p. 300.

46. Cf. BALZAC, H. *Illusions perdues – Œuvres complètes*. T. VII. Paris: Alexandre Houssiaux, 1925, p. 474 [gravuras de Henri Monnier].

47. Cf. DARGENT, J. *Le corps obese* – Obésité, science et culture. Seyssel: Champ Vallon, 2005, p. 45.

48. BALZAC, H. *La Maison Nucingen* [1837] – La comédie humaine. Op. cit. T. V, p. 595.

49. Ibid., p. 602.

morta da Alsácia"[50] e os empregados de "gordo elefante"[51]. O "gastróforo", mais discreto, como o Murph dos *Mistérios de Paris*, de Eugène Sue, pode ser "alerta e robusto"[52], apesar do corpanzil. Pode ser combativo, quase batalhador. Daí possivelmente a valorização da sua "condição". O Barão de Nucingen, ao contrário, de uma gordura extrema, não é mais valorizado: sua adiposidade é de outro tipo, relacionada de outra forma à atividade. A barriga adquire "gradações" e categorias, inventadas pela primeira vez.

Acrescente-se a inevitável referência ao perfil por vezes amável ou agradável do barrigudo, aparência exclusivamente masculina, também encontrada em meios sociais mais modestos: é a ambiguidade secular do *bon vivant*, figura barriguda engraçada, o "bom homem" da cultura popular. *O ilustre Gaudissart*, o "caixeiro-viajante" da *Comédia humana*, incarna de alto a baixo esse personagem em 1832, mesclando malícia e trato social, atitudes pesadas e habilidade. O homem é bom contador de histórias, bom conviva, "desbocado"[53] mesmo, brincando com seu ar desengonçado e o peso acentuado pelas "viagens em diligência"[54]. Volubilidade e desembaraço, gracejos e também maneiras sedutoras levam a melhor sobre grossuras sempre controladas: trata-se de um transbordar de carnes, não de obesidade, de um espessamento e não de um desabamento. Um à vontade forçado que vira sociabilidade:

> Trocadilhos, riso largo, figura monacal, tez de cordoeiro, invólucro rabelaisiano, roupa, corpo,

---

50. BALZAC, H. *Le Père Goriot* [1834] – La comédie humaine. Op. cit. T. II, p. 994.
51. BALZAC, H. *Splendeurs et misères des courtisanes*. Op. cit., p. 776.
52. SUE, E. *Les mystères de Paris*. T. I. Paris: [s.e.], 1842, p. 79.
53. BALZAC, H. *L'Illustre Gaudissart* [1832] – La comédie humaine. Op. cit. T. IV, p. 12.
54. Ibid., p. 21.

> espírito, figura concordavam em pôr gáudio e gracejo em toda a sua pessoa [...]. Gaudissart [podia também virar] o mais fino, o mais hábil dos embaixadores[55].

Ambivalência inegável, claro, em que o gordo pode por vezes seduzir tanto quanto repugnar. Um duplo juízo se manifesta na mitologia do gordo, uma contradição mesmo, ainda que pouco explícita[56]. Faz-se aí necessária a vivacidade popular, um arredondamento que não seja desabamento.

Resta a "bola", claro, com a "goela na barriga"[57], uma amplitude difusa suscetível de ser também masculina, com variações sem fim do redondo, a obesidade generalizada. Honoré Daumier multiplica os exemplos nos seus policiais, deputados e autoridades de pescoço enterrado nas roupas[58]. É o que simboliza o Deputado Boulay na *Revue Comique* de 1849, permitindo de passagem todos os excessos figurativos e lexicais:

> Essa adorável bola é a bola de Boulay [...]
> Na urna de votar cada bola rebola[59].

A forma redonda é mais especificamente, porém, feminina, de acordo com as novas classificações do início do século XIX. A invasão geral da gordura seria acrescida de inatividade, "defeito" considerado tipicamente "feminino": a "boquirrota" de *Os franceses pintados por eles mesmos*, por exemplo, provoca o "riso" pelas "proporções assustadoras da sua pessoa e o desen-

---

55. Ibid., p. 14-15.
56. Cf. p. 76s.
57. DAUMIER, H. "Le député ventrigoulard achevant sa fonction législative ou digestive". *La Caricature*, 22 de maio de 1834.
58. Cf., entre outros, DAUMIER, H. "Qui en veut?" *Le Charivari*, 4 de janeiro de 1835.
59. "Cette adorable boule est celle de Boulay". *Revue Comique*, 1848, p. 188.

volvimento quase monstruoso de sua cintura"[60], e a "velha donzela" da *Comédia humana*, cuja "vida tranquila e comportada" acentua o "triplo queixo", tem o corpo congelado num todo "fundido em peça única"[61]. E ainda uma visão "social": é com efeito a primeira vez que as figuras gordas são divididas segundo a geografia das cidades e coletividades. O olhar estigmatiza grupos, recorta inclusões em determinados segmentos, focaliza certos bairros: a "corpulência frequentemente notável"[62] das prostitutas, por exemplo, é transformada em tema de investigação por Alexandre Parent-Duchâtelet, o primeiro a dedicar-lhes uma pesquisa com dados numéricos, em 1836. O médico parisiense, sociólogo antes do tempo, vê na corpulência dessas mulheres o efeito da "grande quantidade de banhos quentes" que elas tomam, de uma alimentação ingerida "ao sabor do instante" numa vida "fragmentada" e, mais seguramente ainda, de uma existência inteiramente votada à "inação"[63], à indolência, à ausência de movimento. Ou seja, uma vida quase "animal"[64], partilhada por "cortesãs adiposas engordadas no ócio"[65], por mulheres confinadas em espaços estreitos, por vendedoras em barracas ou lojas exíguas e, ainda, por operárias namoradeiras que "aos 35 anos viram pequeno-burguesas" sedentárias, "de uma obesidade deplorável"[66].

Uma certeza, no entanto, permanece: ao contrário da mulher, o homem pode tolerar uma gordura "aceitável", ainda que o ideal da cintura fina seja também enunciado mais do que antes.

---

60. MAINZER, J. "La marchande de poissons". *Les français peints par eux-mêmes.* Op. cit. T. V, p. 305.

61. BALZAC, H. *La vieille fille* [1836) – La comédie humaine. Op. cit. T. IV, p. 255.

62. PARENT-DUCHÂTELET, A.-J.-B. *De la prostitution dans la Ville de Paris.* T. I. [s.l.]: [s.e.], 1837, p. 195 [1. ed., 1836].

63. Ibid.

64. Ibid.

65. *Les français peints par eux-mêmes.* Op. cit. T. II, p. 122.

66. HUART, L. "La grisette". *Les physiologies parisiennes.* Op. cit., p. 16.

O burguês e a afirmação da barriga

O gastróforo parece possuir uma identidade: a do burguês. O personagem adquiriu sua especificidade a partir das flutuantes formas redondas de financistas e negociantes do Antigo Regime. Uma estabilidade parece assentada com o oval do ventre, afirmando mais claramente uma "respeitabilidade".

O que sugere mesmo um primeiro modelo – a afirmação pelo aspecto. O do chefe de diligência, por exemplo, cuja "pronunciada corpulência" garante "uma autoconfiança que lhe assenta à perfeição"[67]; o do "burguês da Sologne" a dominar camponeses e aldeões dessa região central da França colocando a mão sobre o "grave abdômen" e "abrindo caminho com a barriga em sociedade"[68]. Gordura circunscrita ao ventre, sem dúvida, enquanto as partes inferiores permaneceriam mais magras, "a perna seca"[69], como diz Brillat-Savarin, lembrando a facilidade de movimentos. É uma gordura, sobretudo, "aceitável", a ponto de caracterizar um personagem e sua seriedade.

O que permite logo opor a essa afirmação da barriga burguesa o ventre mais caído da silhueta débil, como o perfil do camponês da Sologne, ser que uma alimentação pobre e basicamente vegetal condenaria a um inchaço das vísceras, transformando a parte inferior do corpo em "pança de ruminante"[70]. A diferenciação é grosseira, sem dúvida alguma, pretendendo sugerir, como nunca antes, um espectro social do gordo: do burguês barrigudo mas sólido ao camponês barrigudo mas fraco, cujas carnes logo derruídas revelariam, ao contrário daquele, o abuso de alimentos grosseiros

---

67. *Les français peints par eux-mêmes.* Op. cit. T. II, p. 102.
68. PYAT, F. "Le Solognot". *Les français peints par eux-mêmes.* Op. cit. T. VII, p. 233.
69. Ibid.
70. Ibid., p. 234.

e depreciados. Como os camponeses da região de Auge, cuja "corpulência degenera prontamente em obesidade"[71]. As categorias vão se desdobrando para distinguir os "gastróforos", opondo os "fortes" aos "estiolados". Exatamente como se desdobram na década de 1830 com outras vertentes corporais, objetos de novas curiosidades: distingue-se a estatura física dos habitantes das cidades, considerada mais alta, e a dos moradores de zonas rurais, assim como se considera mais importante a mortalidade entre os habitantes do campo que entre os da cidade[72]. O que permite mais ainda, nesse início do século XIX, a visão burguesa de uma barriga grande e firme como possível sinal de autoridade.

Outra forma desse "contentamento de uma felicidade burguesa" é o empastamento geral do personagem, que lhe confere frieza e distância. As descrições em detalhe são, também aqui, muito afiadas. É o notário dos *Franceses pintados por eles mesmos* que esconde sua insensibilidade "sob uma camada de gordura e bem-estar"[73]. Homem "gordo e baixo", ele traduz sua autoconfiança por um ar "quase sempre empertigado". Ou o notário da *Mulher de trinta anos*, também "largo e gordo"[74], sempre "aplastado na sua cadeira", levado pelo próprio peso à postura imperturbável mais perfeita.

Esse tipo de gordura só pode eventualmente ser apreciado no masculino. Sua aparência, por muito tempo, é a "de uma condição

---

71. HUGO, A. *France pittoresque ou Description pittoresque, topographique et statistique des Départements et Colonies de la France.* T. I. Paris: [s.e.], 1835, p. 226.

72. Cf. VILLERMÉ, L.R. "Examen des causes qui déterminent une différence de la mortalité dans les divers quartiers de Paris et dans les grandes villes". *Annales d'hygiène publique et de médecine légale.* T. III. [s.l.]: [s.e.], 1830, p. 294. VILLERMÉ, L.R. "Taille de l'homme en France". *Annales d'hygiène...* Op. cit. T. I, 1929, p. 351.

73. BALZAC, H. "Le notaire". *Les français peints par eux-mêmes.* Op. cit. T. II, p. 105-107.

74. BALZAC, H. *La femme de trente ans* [1828-1844] – La comédie humaine. Op. cit. T. II, p. 781.

corpulenta em que músculo e gordura se confundem"[75]. Ele fabrica uma "postura"[76], incarna um *status*.

O burguês e a barriga ironizada

A consequência disso é também ambígua. É que um perfil que faz da barriga símbolo de poder é passível de provocar ironia. Lado ridículo tanto mais marcante porquanto a própria crítica ganhou em liberdade nos anos 1830-1840. Largamente presente nas gravuras de periódicos, ela inverte as imagens da afirmação burguesa, transformando o barrigão em sinal de fraqueza e o orgulho em fatuidade.

Balzac já se detinha nas "desproporções" anatômicas dessas morfologias, por menos acentuadas que fossem: a parte inferior do corpo "esquálida" demais, a barriga muito pesada, o desequilíbrio provocado pela fragilidade do suporte. Mestre Matias, notário do *Contrat de mariage*, confirma essa imagem: "Suas coxinhas magras pareciam dobrar-se ao peso de um ventre redondo e de um torso amplo como é o busto dos oficiais de gabinete"[77]. Ou a desproporção dos culotes: os do notário das *Cenas da vida de província*, por exemplo, cuja cintura alcança "uma amplitude que mereceria uma descrição épica de Sterne"[78]. Já não se trata, a partir daí, de formas imponentes, mas desgraciosas ou disformes.

Mais profundamente, a crítica desposa uma cultura e uma época. A denúncia da barriga, ainda que longe da extrema obesi-

75. CSERGO, J. "Quand l'obésité des gourmands devient une maladie de civilisation, le discours medical: 1850-1930". In: CSERGO, J. (org.). *Trop gros?* Op. cit., p. 16.
76. MONNIER, H. "Le bourgeois". *Les physiologies parisiennes*. Op. cit., p. 43.
77. BALZAC, H. *Le contrat de mariage* [1835] – La comédie humaine. Op. cit. T. III, p. 114.
78. BALZAC, H. *Le cabinet des antiques* [1837] – La comédie humaine. Op. cit. T. IV, p. 366.

dade, é também a de um mundo: uma sociedade em que inúmeras promessas parecem esquecidas pelos políticos, onde o contentamento[79] estaria confinado à superficialidade, em que a atitude das autoridades "satisfeitas"[80] corresponderia ainda à recusa de toda mudança num universo igualmente imperfeito. Em outras palavras, a existência de uma "casa de patologia social arruinando a moral dominante"[81]. Esse é o sentido da primeira gravura do periódico de Philipon, *La caricature*, em 1833, em que o garante do "novo sistema", o burguês, conserva uma barriga tão grande quanto o nobre do século XVIII, garante do "antigo sistema"[82], com sua silhueta ressaltada pelo ilustrador. Os "abusos" não teriam mudado[83].

A insistência na barriga do burguês sugere ainda outra vingança. Não é apenas crítica das disparidades, rejeição dos abusos ou do lucro. Visa o íntimo, o interior das pessoas: é uma denúncia das promessas não cumpridas, ou melhor, uma crítica da ascendência que se tornou vaidade. Tal inversão, que faz o "inchaço" físico virar "pretensão", está no centro de um episódio das *Cenas da vida pública e privada dos animais*, obra romântica que joga com a metáfora animal ilustrada por Granville em 1842. A "gata inglesa" quer se casar com Puff, gato cujo corpo imponente assegura a notoriedade: prestígio tão marcante, aliás, que lhe granjeia até um título nobiliárquico. Mas a desilusão e o sentimento de engodo acabam por se impor:

---

79. Cf. p. 211s.

80. Cf. p. 212.

81. CHARLE, C. *Histoire sociale de la France au XIXe siècle*. Paris: Seuil, 1991, p. 57: "Points Histoire".

82. "Le système ancien". *La Caricature*, n. 1, 1833.

83. Cf., entre outros, DEMIER, F. *La france du XIXe siècle*: 1814-1914. Paris: Seuil, 2000, p. 212: "Moyenne et petite bourgeoisie se trouve exclue du système politique par le régime censitaire" [Points Histoire].

> Percebi então que o par de Inglaterra devia à idade e aos excessos à mesa essa gravidade postiça e forçada que os ingleses chamam de *respectability*. A corpulência, admirada pelos homens, atrapalhava seus movimentos. Tal era a verdadeira razão pela qual não respondia a minhas gentilezas, ficando calmo e frio na sua atitude *inominável*, agitando os bigodes, olhando-me e por vezes movendo os olhos [...]. Deixem comigo esse velho Puff esquisito que dorme como um par de Inglaterra no Parlamento [...][84].

A crítica, de imediato, acrescenta aos temas do século anterior, centrados nos ricos que engordaram abusivamente[85], um tema mais sutil, mais psicológico, denunciando pretensiosos que se afirmam abusivamente. O espaço moral é mais trabalhado, aprofundado, invertendo a vontade de grandeza, denunciando a falsa aparência, jogando com a pose para melhor ressaltar a pequenez, quando não a "infâmia". A oposição entre o alto e o baixo é também melhor delineada, transformando a pretensão da barriga em trapaça, rebaixando o ventre empanturrado ao nível da grosseria. Daí a comicidade de focalizar a barriga com valores invertidos.

Uma invenção gráfica determinante, aliás, aprofunda essa crítica na segunda terça parte do século: a imagem simbólica da pera, desenho que transpõe do vegetal ao humano um contorno indefinidamente repetido. A largura de cintura passa a pretensão obscena. Exemplo maior, a caricatura de Luís Filipe, rei burguês por excelência, cujo modelo vegetal, superpondo rosto e corpo, é uma exasperação de referência digestiva[86], com o desenvolvimento excessivo das

---

84. STAHL, P.-J. (org.). *Scènes de la vie publique et privée des animaux* – Études de mœurs contemporaines. T. I. Paris: [s.e.], 1842, p. 98, 99, 102.

85. Cf. p. 170s.

86. Cf. esp. a metamorfose do Rei Luís Filipe em pera: *Le Charivari*, 17 de janeiro de 1834.

mandíbulas e do abdômen, sua "exageração hiperbólica"[87]. A parte de baixo destaca-se alargando-se, caracterizando definitivamente uma silhueta de que Gaudissart, o caixeiro viajante de Balzac, é a versão literária: "ventre protuberante afetando a forma da pera", pernas curtas e finas que conservam certa agilidade[88].

Trata-se com efeito de uma invenção gráfica, de uma recomposição de traços com enfoque no digestivo. Recurso tanto mais original quanto, na mesma época, a excelência anatômica e seus modelos são transformados. Para o que contribuíram as descobertas fisiológicas. A identificação do oxigênio por Lavoisier em 1778, a nova importância atribuída ao peito e sua amplitude, a lenta maturação da imagem, o novo papel da respiração deslocaram imperceptivelmente as polaridades morfológicas. Era uma figura dinâmica, que dava à iniciativa burguesa um "ímpeto" diferente do que sugeria a autoridade barriguda.

Magreza romântica?

Contrariamente à pera, esse modelo de busto generoso é o das gravuras de moda: peito amplo, cintura marcada, calças justas. Os homens de *La Mode Parisienne* ou do *Journal des Tailleurs*, nos anos de 1830-1840, têm todos um tórax bombado, uma enorme amplitude de casaco ainda mais acentuada por enchimentos artificiais e golas e lapelas superdimensionadas[89]. Inventam-se também palavras para os homens: "cintura estrangulada"[90], "espremida".

---

87. PEYTEL, S. *Physiologie de la poire.* Paris: [s.e.], 1832, p. 66.

88. BALZAC, H. *L'Illustre Gaudissart.* Op. cit., p. 21.

89. Cf. esses casacos de peito "bombado em hemisfério fechado" em *La Silhouette*, 1830, p. 25. Cf. tb. HARVEY, J. *The Men in Black.* Londres: Reaktions Books, 1997, p. 195.

90. GAUTIER, T. "Gavarni". *Œuvres complètes.* T. I. Paris: [s.e.], 1846, [s.p.].

Artigos masculinos são comentados: o cinto de fivela mais comum[91], o colete, que se tornou "peça-chave"[92] para acentuar o busto projetando-se da roupa – "Mostre-me o colete de um homem e lhe direi quem é"[93]. O dândi balzaqueano usa um redingote que lhe "cinge elegantemente a cintura"[94], como Maxime, ou que lhe "aperta a cintura"[95], como Charles Grandet. Silhueta idêntica para o herói de Eugène Sue em 1842: "cintura fina e esbelta" a que se somam "músculos de aço"[96].

Um outro antagonismo, para além do confronto entre a gordura do "rico" e a magreza ou gordura "ruim" do "pobre", pode opor ainda os volumes no período da Monarquia de Julho: a juventude contra a maturidade, a posição social incerta contra a posição estável. Émilie, a heroína do *Baile dos selos*, recusa ter por marido qualquer jovem portador de alguma corpulência. Ela vê elegância e firmeza na magreza. Sua "opinião", em contrapartida, pode revelar-se "objeto de zombaria"[97]: o homem "realizado", o homem "seguro" não é também o homem gordo? E o físico espesso não acompanha frequentemente o poder ou a notoriedade? Essa ambiguidade faz toda a amargura de Théophile Gautier: "O homem de gênio deve ser gordo"[98]. Ou de Alfred de Vigny: "O que mais

---

91. DUBOURG, A. *Dictionnaire des ménages. Répertoire de toutes connaissances usuelles. Encyclopédie des villes et des campagnes.* T. I. Paris: [s.e.], 1836, artigo "Ceinture".

92. MAIGRON, L. *Le Romantisme et la mode.* Paris: Champion, 1911, p. 69.

93. DUMAS, A.; GAUTIER, T. & HOUSSAYE, A. *Paris et les Parisiens au XIXe siècle.* Paris: [s.e.], 1856, p. 439.

94. BALZAC, H. *Le Père Goriot.* Op. cit., p. 894.

95. BALZAC, H. *Eugénie Grandet.* Op. cit., p. 509.

96. SUE, E. *Les mystères de Paris.* Op. cit. T. I, p. 80.

97. BALZAC, H. *Le Bal de Sceaux* [1829] – La comédie humaine. T. I. Paris: Gallimard, 1979, p. 124 [Biliothèque de la Pléiade].

98. Apud LÉONARD, J. *Archives du corps* – La santé au XIXe siècle. Rennes: Ouest France, 1986, p. 206.

me prejudicou na vida foi ter cabelos louros e ser magro"[99]. É a angústia também de Doutremer, principal funcionário das *Cenas da vida burocrática*, de Henri Monnier, no final dos anos de 1830: "seco e comprido", cuidadoso com a aparência, com as unhas e as mãos, "sempre muito limpo", confrontado com a figura de superiores dotados na maioria de "mediana gordura" ou mesmo de "grande corpulência"[100]. São silhuetas contrastantes que encarnam gerações e também hierarquias diferentes.

O problema é inteiramente diverso com a silhueta feminina, cuja magreza e "fragilidade" permanecem obrigatórias. Qualquer gordura, como ocorria tradicionalmente, é depreciada aqui. O busto, em compensação, exibe-se mais que antes, como no "vestido batista escocês" descrito pelo *Journal des Jeunes Personnes*[101]: os ombros formam com a cintura um triângulo bem aberto para o alto. É o que impõe a respiração, a liberdade para respirar.

As descrições desenvolvem-se como nunca. Até as magrezas paradoxais, que, sem pertencer ainda ao plano da gordura, nada mais têm de jovial esbeltez. Por exemplo, no universo balzaquiano, Anastasie de Restaud, cujas "formas cheias e redondas" não permitem acusá-la de "excesso de corpulência"[102]. Ou Fanny O'Brien, sílfide "de uma beleza fina e elegante", citada como tendo ganhado "uma ligeira gordura", embora "suas ancas delicadas e o manequim esbelto em nada sofram com isso"[103]. Balzac insiste nessas "rotundidades" que tornam a pele "pulposa e estufada"[104],

---

99. VIGNY, A. *Le journal d'un poète* [ano 1831] – *Œuvres complètes.* T. II. Paris: Gallimard, 1948, p. 937 [Bibliothèque de la Pléiade].

100. MONNIER, H. "Scènes de la vie bureaucratique". *Scènes populaires.* T. I. [s.l.]: [s.e.], 1879, p. 383ss. [1. ed., 1835-1839].

101. 1835, p. 332.

102. BALZAC, H. *Le Père Goriot.* Op. cit., p. 875.

103. BALZAC, H. *Béatrix* [1838-1844] – *La comédie humaine.* Op. cit. T. II, p. 339.

104. Ibid., p. 415.

tirando o brilho feminino sem na verdade revelar "gordura". A exigência é precisa, o limite também: a cintura, por exemplo, deve permanecer "delicada" como a de Anastasie de Restaud, "uma das cinturas mais graciosas de Paris"[105], suas curvas não podem ser comprometidas como as de Camille em *Béatrix*, cuja inflexão de pescoço perdeu toda sinuosidade[106], a pele não pode ter nenhuma "dobra" como a de Rose em *La vieille fille*[107], e o andar, por fim, deve saber "farfalhar o tecido"[108] para melhor incarnar a leveza, sua evidência e segredos. As formas "redondas" não podem ser pensadas sem uma delicadeza mesclada de finura.

---

105. BALZAC, H. *Le Père Goriot.* Op. cit., p. 874.
106. BALZAC, H. *Béatrix.* Op. cit., p. 377.
107. BALZAC, H. *La vieille fille.* Op. cit., p. 255.
108. BALZAC, H. "La femme comme il faut". *Les français peints par eux-mêmes.* Op. cit. T. I, p. 25.

3
Da química à energética

Números e medidas acentuaram as nuances de gordura no início do século XIX. Estabeleceram categorias. Essas nuances também revelaram sua vertente social, aguçando tolerâncias e rejeições. Os perfis pesados podem ser valorizados, os do homem, claro, uma vez mesclados a ascendência e ironia.

Resta o trabalho contínuo no âmbito da patologia, a exploração dos materiais, as mutações químicas, a construção de um saber sobre a gordura, cada vez mais distante do saber popular ou espontâneo. Uma revisão profunda dos mecanismos fisiológicos é esboçada no início do século. Ela leva a pensar de modo diferente tanto as causas como a prevenção da gordura. Estabelece-se uma ruptura, sempre centrada mais no mecanismo das combustões orgânicas. O corpo, que vira máquina de queimar, sugere outra fonte para a adiposidade, com a gordura sendo substância "não queimada". O que permite, por fim, transformar a visão da obesidade e das terapias, até apresentar novas lógicas do emagrecimento como inevitáveis.

Novas distinções: aquosidade e adiposidade

Uma primeira mudança, no início do século XIX, é a extinção dos velhos amálgamas: gordura e água não poderiam convergir; são volumes aparentemente semelhantes, mas as fontes estritamente díspares. A análise química dos líquidos e o exame anatomopatológico dos órgãos mudaram tudo. O velho relaxamento das fibras e sua excitação perdem também o sentido.

Em 1836 um certo Rollin dá entrada no hospital da Charité, aos 68 anos, com uma dor difusa na região lombar[109], e os médicos constatam que ele tem um ventre proeminente, os membros inchados e edemas na pele – o mal dos hidrópicos. Uma única explicação, pelo menos aos olhos do doente: uma longa existência passada num quarto úmido, agravada por um sistema de vida equivocado. Marcas das décadas passadas.

Com a morte de Rollin, algumas semanas mais tarde, os médicos tentam checar uma hipótese bem diferente. Recorrem à química. Bright analisou, em 1825, a urina dos hidrópicos, constatando a presença de albumina em inúmeros casos e deduziu a presença de substâncias alimentares não transformadas em ureia. Era o caso de Rollin. Esses hidrópicos sofreriam de uma "nefrite", disfunção dos rins que explicava o mau funcionamento ou mesmo o "fechamento" do seu filtro. Não se trata mais de excessiva secreção, mas de filtragem insuficiente. A autópsia de Rollin o confirma: rins volumosos, disformes, transformados em matéria degradada, que abandonavam muitos líquidos pelo corpo. Um tema inevitavelmente se impõe: a disfunção de um determinado órgão pode explicar a hidropisia.

Jean-Baptiste Bouillaud acrescenta à mesma época outra causa: possíveis compressões internas, suscetíveis de agravar os volumes. Dá múltiplos exemplos: Anne Villard, morta aos 55 anos, com o corpo muito infiltrado de água, revela à dissecção um "aumento" dos ovários, uma grande excrescência colocando o peso "de toda a sua massa sobre os troncos venosos da bacia"; Guillaume Caillet, morto aos 68 anos, com o abdômen bem dilatado, revela à dissecção uma veia cava "obliterada por uma matéria fibrosa, friável,

---

109. "Hydropisie". *Gazette Médicale de Paris,* 1836, p. 452.

pultácea, misturada com sangue coagulado"[110]. Esses "bloqueios" explicariam, segundo Bouillaud, infiltrações e volumes cuja diversidade "destrói inteiramente a antiga doutrina"[111].

O velho amálgama que favorecia a confusão dos materiais internos arruinou-se. A hidropisia se faz mais rara nos registros de casos, mas também mais deletéria e mesmo letal, com suas obstruções colocando rapidamente em perigo a vida do paciente. Daí seu território mais restrito, o lugar mais discreto que passa a ocupar nos registros médicos. O que sugere um inevitável raciocínio retrospectivo: inúmeras "hidropisias" antigas sem dúvida teriam sido qualificadas em 1850 como obesidade. A nova análise das substâncias mudou tudo.

A gordura e o fogo

A verdadeira originalidade nesse início do século XIX está, no entanto, em outro ponto que tem a ver inteiramente com a explicação da gordura. A química moderna transformou totalmente a imagem do corpo, afastando-se dos modelos humorais e nervosos: ele é uma máquina total cuja "força única"[112] se deveria a uma combustão, o que teve inevitáveis consequências sobre a visão dos regimes, da gordura e da saúde.

A nomenclatura inédita de Lavoisier, carbono, hidrogênio, oxigênio...[113], envelhece de uma vez as imagens tradicionais, so-

---

110. BOUILLARD, J.-B. "Hydropisies partielles et oblitération des veines". *Archives Générales de Médecine.* T. II. [s.l.]: [s.e.], 1823, p. 190.

111. Ibid., p. 200.

112. Ibid., p. 37. Cf. tb. DROUARD, A. "Perspectives historiques sur la notion de nutrition". In: AUDOUIN-ROUZEAU, F. & SABBAN, F. (orgs.). *Un aliment sain dans un corps sain.* Paris: PUF, 2007. Em especial, "La nutrition est devenue science en même temps que la chimie", p. 97.

113. Cf., entre outros, o capítulo sobre a gordura em CHAPTAL, J.-A. *Éléments de chymie.* T. III. Paris: [s.e.], 1796, p. 346 [1ª ed., 1790].

bretudo as representações quase poéticas, como as da engorda de animais, por exemplo, em que são detalhados tipos de "pasto", "hervas tenras e suculentas", "hervas finas e saborosas",[114] todas subvertidas por representações mais concisas em que são mencionados apenas "elementos" químicos[115]. Composto de corpos simples, a gordura muda definitivamente de objeto.

Mas ainda é preciso transformar de modo mais profundo a imagem do alimento. Em 1778 Lavoisier havia feito do oxigênio o princípio comburente do fogo orgânico[116]. O nutriente torna-se a outra vertente analisada de forma mais precisa no século XIX: "Os alimentos são para o corpo do animal o que o combustível é para a fornalha"[117]. Liebig soube tirar na década de 1840 as conclusões mais "realistas" dessas novas orientações, com a divisão dos alimentos em duas categorias: os que concorrem para a renovação dos órgãos, os "alimentos plásticos", e os que concorrem para a manutenção do fogo orgânico, os "alimentos respiratórios". Os primeiros têm mais azoto, daí sua assimilação pela carne, os outros têm mais carbono, daí sua contribuição para o fogo. Entre os primeiros estão carnes animais, albumina, caseína, fibrina vegetal e, entre os segundos, "gordura, amido, goma, açúcar, pectina, bassorina, vinho, aguardente..."[118]

---

114. VIVIEN, L. (org.). *Cours complet d'agriculture ou Nouveau Dictionnaire d'Agriculture Théorique et Pratique...* Paris: [s.e.], 1834, verbete "Engraissement".

115. BAILLY; BIXIO & MALPEYRE (orgs.). *La nouvelle maison rustique du XIXe siècle* – Encyclopédie d'Agriculture Pratique. T. II. Paris: [s.e.], 1835, p. 397: "L'engraissement des bestiaux".

116. Cf. LITTRÉ, É. *Dictionnaire de la Langue Française*. Paris: [s.e.], 1866, verbete "Comburant": "Lavoisier havia dado ao oxigênio o nome de comburente por excelência".

117. LIEBIG, J. *Chimie organique appliquée à la physiologie animale et à la pathologie*. Paris: [s.e.], 1842, p. 24 [1. ed. alemã, 1837].

118. LÉVY, M. *Traité d'hygiène publique et privée*. T. I. Paris: [s.e.], 1857, p. 700 [1. ed., 1835].

Algumas experiências tornam-se então determinantes para sugerir a origem da gordura. Os alimentos respiratórios desempenham um papel central: os porcos alimentados com muitos nutrientes plásticos ficam mais carnudos, enquanto os alimentados com muitos nutrientes respiratórios ficam mais gordos; as vacas submetidas ao exercício e nutridas no pasto, portanto "queimadoras", dão um leite fortemente carregado de cáseo, matéria não gordurosa, e as que são alimentadas no estábulo e sujeitas a menos mobilização respiratória, portanto "menos queimadoras", dão um leite fortemente carregado de manteiga, símbolo de gordura; as mulheres relativamente sedentárias e nutridas com alimentos ricos em féculas, que são o típico nutriente respiratório, produzem um leite cuja "proporção de manteiga" é maior[119]. O "excesso" desses alimentos respiratórios, isto é, sua "deposição" no corpo, seja por acúmulo nutritivo ou por "carência" de mobilização pulmonar, parece também produzir gordura. O que confirma a composição química de umas substâncias e de outras: a proporção idêntica de carbono e de hidrogênio na gordura e nos alimentos respiratórios, sendo a única diferença a proporção de oxigênio. Daí a alteração bem "simples" sofrida pelos alimentos respiratórios para se transformar em gordura: o abandono de algumas unidades de oxigênio. As substâncias carbonadas tornam-se assim substâncias adiposas, acumulando-se em caso de não combustão, mas desaparecendo em caso de intensa mobilização respiratória. Liebig constata mais que descreve esses mecanismos internos, notando mais que detalhando as transposições. Mas é uma afirmação decisiva: o açúcar, a fécula, as gomas, o amido podem gerar diretamente a matéria adiposa. Afirmação "surpreendente" também, que se choca com o senso

---

119. LIEBIG, J. *Chimie organique*... Op. cit., p. 90.

comum e rompe a tradição. Ela desmonta as sensações imediatas, associando o que "superficialmente" não tem semelhança, como o açúcar e a gordura. Derruba as visões do passado, perturbando inteiramente o universo da obesidade:

> Quando o carbono se acumula assim no corpo e não é utilizado para a formação de um órgão, esse excesso é depositado nas células em estado de gordura e de óleo[120].

O carbono não queimado torna-se adiposidade de reserva, o que equivale a uma falha, a uma falta de calcinação. Mas ao engendrar gordura, esse "fracasso" revela toda a importância do mecanismo queimador, a ponto de se tornar o centro das funções corporais. Tal mecanismo regula as energias e atividades, mantém equilíbrios, diminui os ritmos ou acelera a vida. Ele renova também em profundidade o conjunto das imagens orgânicas, com o corpo chegando a ser assimilado a uma invisível máquina a vapor, "o queimador de Papin e de Watt" mencionado por Jean-Baptiste Dumas e Jean-Baptiste Boussingault em 1844[121]. A referência é mesmo ampliada por uma descoberta maior, do equivalente mecânico do calor, que é a transformação do efeito calórico em trabalho por Sadi Carnot em 1824[122]. As máquinas de fogo, ativando rodas, bielas e manivelas das novas oficinas, são o símbolo disso: a quantidade combustiva da caldeira provoca uma correspondência exata com a quantidade dinâmica do aparelho, sua força e eficácia. Um consumo preciso de calor é garantia de uma realização igualmente precisa de trabalho. Seria a rentabilidade do motor.

---

120. Ibid., p. 101.

121. Cf. DUMAS, J.-B. & BOUSSINGAULT, J.-B. *Essai de statique chimique des êtres organisés.* Paris: [s.e.], 1844, p. 11.

122. CARNOT, S. *Réflexions sur la puissance motrice du feu et sur les machines propres à développer cette puissance.* Paris: [s.e.], 1824.

O calor não consumido, em compensação, é estocado no corpo. Uma explicação se impôs, simples e imaginativa: a gordura seria resultado de um excesso de matéria não queimada. Duas causas possíveis seriam a abundância alimentar e demasiado sedentarismo. O que deixa na sombra toda complexidade.

A gordura e a "iminência mórbida"

Se a gordura é explicada de outra forma no início do século XIX, seus efeitos são também explorados de outro modo.

A anatomia inventou no início do século XIX um procedimento inédito: investigar não mais apenas o estado dos órgãos, mas suas "lesões materiais"[123], sua possível "desestruturação". Constrói-se um novo objeto, um mapa das desordens, um registro material das "disfunções". A noção de membrana ou de tecido[124] contribuiu para a inovação: invólucros diferentes entre si, mas cada um sempre idêntico em qualquer parte do corpo. Tais "estruturas"[125] atravessam separadamente os órgãos, os membros, a carne. Daí a possibilidade de afecções doentias rigorosamente semelhantes em "partes" do organismo no entanto distantes, o que mostram, por exemplo, os sintomas específicos que caracterizam as membranas mucosas, bem diferentes dos sintomas igualmente específicos que caracterizam as membranas serosas ou fibrosas[126]. São afecções que têm regras, um sistema. Daí uma possível ordem das lesões: a "organização mórbida" que compromete os

---

123. CRUVEILHIER, J. *Traité d'anatomie pathologique générale*. T. I. Paris: [s.e.], 1849, p. 1.

124. Cf. BRAUNSTEIN, J.-F. *Broussais et le matérialisme* – Médecine et philosophie au XXe siècle. Paris: Klincksieck, 1986.

125. Cf. BICHAT, X. *Traité des membranes*, ano VIII. Paris. A palavra "estrutura" é empregada desde o primeiro verbete, p. 1.

126. Ibid., p. 76: "Remarques sur les affections des membranes muqueuses".

tecidos teria uma lógica própria, exatamente como a "organização normal" que lhes dá vida. Donde também o interesse primordial de uma anatomia patológica. O que reorienta a observação: não mais se ater, ao contrário das práticas tradicionais, exclusivamente ao levantamento dos sintomas "externos", às desordens imediatamente visíveis, mas supor uma alteração interna precisa, no tocante a local e também a regras. Projeto ambicioso mencionado, não sem grandiloquência, por Jean Cruveilhier, presidente da Société Anatomique:

> Seria uma grande e bela ciência, uma ciência de primeira ordem, aquela que compreendesse em seu vasto domínio as lesões mórbidas de todos os seres organizados, desde os últimos dos vegetais até o homem, uma ciência que mostrasse as analogias e as diferenças das lesões sofridas por seres tão diversos, lesões cujo número se multiplica com o número de órgãos e funções[127].

Os cadáveres de doentes obesos são então observados de outra maneira e as alterações de seus tecidos vistas de outro modo. A avaliação não considera mais apenas os pontos de depósito adiposo, por exemplo, sua forma e tamanho, estendendo-se agora às deformações internas, aos volumes comparados dos órgãos, às compressões que sofreram, à inchação ou encolhimento deles. A alteração latente, a desordem escondida são avaliados de outra forma. A lista de Michel Lévy, mapeando a geografia orgânica do obeso, é com efeito a de um mal "sorrateiro", um perigo multiforme que se desencadeia de um lugar ao outro no recôndito dos tecidos e da carne:

> O tórax é esmagado e diminuído pela ampliação do abdômen; os pulmões comprimidos têm me-

---

127. CRUVEILHIER, J. *Traité d'anatomie pathologique générale*. Op. cit., p. 1-2.

> nos volume que nos magros; o coração, envolto em sólidas camadas de gordura, é em geral menos volumoso; o fígado, aumentado em todas as suas proporções, segrega à pressão uma banha fluida, misturada a uma bile clara; a vesícula biliar é dilatada pelo fluido descorado que contém; a capacidade do estômago é aumentada, seu invólucro muscular muito desenvolvido; o pâncreas, cercado de gordura, é volumoso, o mesentério sobrecarregado de gordura, os rins pequenos e enfiados na gordura, a bexiga pequena e contraída[128].

Os efeitos da obesidade são catalogados. As "deformações" são analisadas tanto sob o aspecto da sua materialidade anatômica quanto das consequências fisiológicas. Até as novas escalas de peso que encontram suas correspondências internas. Hutchinson, por exemplo, mostra em meados do século que, quando o peso médio do corpo excede em mais de 10%, o ideal calculado para a respectiva estatura, há um enfraquecimento da capacidade respiratória[129]. É, ademais, uma constatação numérica e graduada: a importância dessa diminuição, verificada no espirômetro, novo aparelho que registra o volume do sopro, é proporcional à importância do aumento do peso. Hutchinson indica-o em centímetros cúbicos de volume toráxico "perdidos", relacionados aos quilogramas de gordura adquiridos. O espaço do pulmão diminui proporcionalmente à presença da gordura. Daí a objetivação de uma afecção precisa e crescente: enfraquecimento pela primeira vez medido e pela primeira vez também relacionado à escala do "gordo".

O raciocínio por gradações estende-se mais amplamente à visão da integridade orgânica. Um novo termo, no início do sé-

---

128. LÉVY, M. *Traité d'hygiène publique et privée*. Op. cit. T. I, p. 299.

129. Cf. ibid. T. I, p. 254.

culo XIX, separa a saúde perfeita da saúde "limitada": trata-se da "iminência mórbida"[130]. Certos organismos são mais frágeis que outros diante do mal, mais vulneráveis, suas membranas mais alteradas. É essa "iminência" que os médicos da década de 1830 detectam, entre outras condições, na obesidade. É isso que observam nos órgãos de tecidos progressivamente afetados de forma interna.

A nova precisão sobre os estágios do mal ressalta também mais ainda seu perigo progressivo. A inquietude pode ser calculada, a ameaça agora se mede em graus.

---

130. A.-F. Chomel (*Éléments de pathologie générale*. Paris: [s.e.], 1817) fala de "predisposição", M. Lévy (*Traité d'hygiène publique et privée*. Op. cit, p. 258ss.), de "iminência mórbida".

4
Da energética aos regimes

Números, saberes, imagens orgânicas são amplamente subvertidos nesse início do século XIX. Eles fizeram do corpo obeso um corpo mais sensível às morbidades. Sobretudo transformaram o orgânico em máquina energética, em "aparelho" cujo rendimento e excesso de produção podem ser calculados. A gordura, com isso, muda de sentido e é pela primeira vez ligada a tal rendimento: é uma substância que resulta de energia não consumida. O que reorienta o regime do obeso, condenando alimentos até então banais, como o pão, o açúcar e as féculas. O que pode provocar, ainda, indiferença ou irritação. Nunca antes arcaísmo e modernidade se haviam confrontado tão claramente quanto em relação à gordura no início do século XIX.

As consequências da energia

Uma vez distinguidos os alimentos destinados à combustão, os materiais se redistribuem. Os "tônicos" exaltados pela *Enciclopédia* do século anterior na luta contra a obesidade[131] perdem o sentido. O açúcar, por muito tempo considerado um estimulante eficaz, e o amido, como reconstituinte, tornam-se de repente alimentos ambíguos. Os biscoitos, cuja delicadeza refinada parecia fiadora de leveza, revelam bruscamente perigos invisíveis. O próprio pão perde a inocência, com suas farinhas transformadas

---

131. Cf. p.178.

em fonte de peso. É o que diz Brillat-Savarin já nos anos de 1820, em uma *Fisiologia do gosto* que mescla sutilmente o levantamento das substâncias, de suas químicas e de seus efeitos:

> Ó, meu Deus! – exclamarão todos, leitoras e leitores. Ó, meu Deus! Vejam como é bárbaro o professor! Com uma só palavra bane tudo o que amamos, os pães tão brancos de Limet, os biscoitos de Achard, os crepes de [...] e tantas coisas boas feitas com farinha e manteiga, com farinhas e açúcar, com açúcar e ovos! Não alivia nem as batatas, nem o macarrão! Como poderíamos esperar isso de um amador que parecia tão bom?[132]

Brillat-Savarin, cuja vida de parlamentar e magistrado é independente de seu texto bem amadurecido, nutrido tanto de química acadêmica quanto de satisfação burguesa, efetua novas divisões. Condena definitivamente os açúcares, as gomas e féculas, estigmatizando alimentos até então mais suspeitos do que de fato denunciados. Redefine as carnes, ressalta a presença "notável de fósforo e hidrogênio" na carne "magra" de certos peixes[133] que na verdade os torna fatores de "aquecimento" e "peso". Sua opinião não é isolada. Vários tratados de higiene contemporâneos dele confirmam o mesmo pensamento. O autor da *Fisiologia do gosto*, porém, inaugura um procedimento totalmente inédito, buscando o prazer de comer em meio às restrições obrigatórias. É uma maneira de confirmar a necessidade do regime apelando para uma

---

132. J.A. Brillat-Savarin (*Physiologie du goût.* Op. cit., p. 225: Meditação XXII), estabelecido à Rue de Richelieu, produzia na década de 1820 pães de luxo afamados por sua brancura e leveza. Achard, confeiteiro lionês, era apreciado por seus biscoitos, sobretudo as "bolachas de baunilha".

133. Ibid., p. 64: Meditação V. Sobre J.A. Brillat-Savarin, cf. esp. ORY, P. *Le discours gastronomique français* – Des origines à nos jours. Paris: Gallimard/Julliard, 1998, p. 96: "L'âge des physiologies" [Arquives].

"erótica"[134]. Seu tratamento "preservativo ou curativo da obesidade", por exemplo, para além das proibições, abre espaço para os assados, para as saladas ou legumes sabiamente preparados, admite as "geleias ao rum, de laranja e outras parecidas"[135], exalta determinadas compotas. O prazer ganha mais legitimidade numa sociedade dominada pelo pensamento liberal, onde a "meta dos Modernos [é] a segurança nos prazeres privados"[136], onde se promove e aprofunda "o interesse individual", pensado e respeitado de outra forma[137].

Mais amplamente, o projeto é utilizar as ciências mais desenvolvidas nos últimos tempos para criar uma "gastronomia", ou seja, um "conhecimento racional de tudo o que diz respeito ao homem enquanto se alimenta"[138]. "Inteligência" do estômago, sem dúvida, essa gastronomia teria também uma vocação doutoral. Conversão burguesa e do saber, domínio sobre a digestão, fineza de gosto, ambição científica e cultural que se afirma como nunca. O regime de Brillat-Savarin reflete uma visão global da cozinha no início do século XIX, a que abandona a antiga mesa aristocrática e se volta para os restaurantes do espaço burguês, fundada na ciência como no prazer:

> A gastronomia tem a ver com:
>
> • A história natural, pela classificação que faz das substâncias alimentares.
>
> • A física, pelo exame de sua composição e qualidade.

---

134. BRILLAT-SAVARIN, J.-A. *Physiologie du goût.* Op. cit., p. 70: Meditação VI.
135. Ibid., p. 226: Meditação XXII.
136. B. Constant, apud TUDESQ, A.J. "La France romantique et bourgeoise: 1815-1848". In: DUBY, G. (org.). *Histoire de la France.* T. II. Paris: Larousse, 1971, p. 360.
137. TOCQUEVILLE, A. *De la démocratie en Amérique.* T. II. Paris: [s.e.], 1840.
138. BRILLAT-SAVARIN, J.A. *Physiologie du goût.* Op. cit., p. 27-28: Meditação III.

• A química, pela arte de preparar os pratos e torná-los agradáveis ao paladar.

• O comércio, pela pesquisa de meios para adquirir ao melhor preço de mercado aquilo que consome e debitar da forma mais vantajosa o que pretende vender.

• E, por fim, com a economia política, pelos recursos que cria entre as nações[139].

Regime e moderação encontram-se, portanto, inevitavelmente dentro dessa perspectiva ambiciosa, cujo objetivo é determinar o momento em que "o prazer termina e onde o abuso começa"[140], assim como "manter as forças em equilíbrio com as necessidades"[141].

Criar uma "arte de bem viver"?[142]

Impossível, porém, concluir com a generalização desse regime nas primeiras décadas do século XIX. É mesmo o contrário que por vezes sugere uma gastronomia que promove o "prazer privado dos modernos"[143]. A barriga do burguês apontaria para práticas de profusão. Jean-Paul Aron soube definir, há tempos, um "comedor do século XIX" ávido de mesas e prazeres[144], insensivelmente liberado da velha imagem do glutão transgressor.

---

139. Ibid.

140. Ibid., p. 30.

141. Ibid., p. 33: Meditação IV.

142. Cf. ORY, P. Le discours gastronomique français... Op. cit., p. 55, apud GRIMOD DE LA REYNIÈRE, A.-B.-L. *Catéchisme de l'art de bien vivre*". [s.n.t.].

143. Cf. p. 236.

144. ARON, J.-P. *Le mangeur du XIXe siècle*. Paris: Robert Laffont, 1973. Cf. esse tema da "felicidade do corpo" insensivelmente reivindicado por uma "sociedade plena de si mesma" à p. 162 e 170.

Os "repastos para grandes estômagos"[145], com duração de um dia inteiro, a que acorrem participantes na década de 1840, "comendo e bebendo sem trégua ou descanso"[146], confirmam os prazeres sempre mais explícitos, objeto de pesquisa e de prolixos investimentos. Léon Gozlan evoca um Balzac "soberbo de pantagruelismo vegetal"[147]. Os Irmãos Goncourt descrevem-no "comendo feito um porco, perto da indigestão, a barriga empanturrada de porcaria"[148]. Enquanto o Conde de Viel-Castel se entrega a apostas febris, como a de ingerir em 120 minutos um jantar de 500 francos, correspondente à renda anual de um operário médio não especializado, e se manter "fresco e disposto"[149].

Aposta para homem, sem dúvida nenhuma, atitude que sugere mesmo alguma irritação, em que o mérito individual criaria uma ascendência no "momento em que florescem os industriais"[150], valorizando mais do que nunca a abundância e o fluxo. A menção dos gêneros alimentícios parisienses é, ademais, um sinal característico no início do século XIX, realçando a acumulação e a atividade, transformando absorção em orgulho:

> Cada ano vê aumentar a quantidade de víveres engolidos por esse abismo que se alarga em vez de encher e fica mais vasto e mais profundo quanto mais absorve. Avanço assustador e formidável[151].

---

145. Cf. ibid., p. 161.

146. DINAUX, A. *Les sociétés badines, bachiques, chantantes et littéraires* – Leur histoire et leurs travaux. T. I. Paris: [s.e.], p. 387.

147. GOZLAN, L. *Balzac intime*. Paris: [s.e.], 1866, p. 15.

148. GONCOURT, E. & GONCOURT, J. *Journal* – Mémoires de la vie littéraire. T. I. Paris: Robert Laffont, 1989, p. 46 [Bouquins – 1. ed., 1887-1896].

149. Ibid.

150. REYBAUD, L. *Jérôme Paturot à la recherche d'une position sociale*. Paris: [s.e.], 1845, p. 27.

151. BRIFFAULT. E. *Paris à table*. Paris: [s.e.], 1846, p. 4.

O importante, no entanto, está além. A transformação profunda que se opera no início do século XIX tem a ver com uma exigência menos quantitativa que qualitativa. A imagem dominante é menos a do glutão que a do *gourmet*. A proposta de Brillat-Savarin vai mais ao centro da questão do que parece. O gastrônomo de Grimod de la Reynière inaugura o tema nos primeiros anos do século: "Guiar e esclarecer os amantes da boa mesa no labirinto de seus prazeres mais caros"[152]. A primeira imagem do livro de Reynière já o mostra empilhando potes e produtos gastronômicos nas paredes, classificados, ordenados e justapostos como obras em uma biblioteca acadêmica, enquanto o gastrônomo instalado no centro da peça, cabeça inclinada, medita, sentado não diante de uma mesa de cozinha, mas de uma escrivaninha de trabalho[153]. Simplesmente uma "arte" que se pretende consumada[154]: a "da cozinha", da qual o cozinheiro Marc-Antoine Carême tira em 1833 o próprio título de sua obra[155].

O *bon vivant* exaltado pelas fisiologias do início do século não ignora a quantidade, mas, "sem ser guloso, é antes de tudo um apreciador e mesmo ávido da boa mesa"[156].

Os arcaísmos e a Modernidade

Todas as propostas de regime, no início do século XIX, não poderiam, porém, privilegiar a química moderna. Ainda perdu-

---

152. Cf. ORY, P. *Le discours gastronomique français*... Op. cit., p. 69.

153. GRIMOD DE LA REYNIÈRE, A.-B.-L. "Les méditations d'un gourmand". *Almanach des gourmands*. Paris: [s.e.], 1803.

154. Cf. PARKHURST FERGUSON, P. *Accounting for Taste* – The Triumph of French Cuisine. Chicago: The University of Chicago Press, 1992, esp. p. 50ss: "Between the Old Regime and the New".

155. CARÊME, M.-A. *L'Art de la cuisine française au XIXe siècle* – Traité élémentaire et pratique. 2 vols. Paris: [s.e.], 1833.

156. *Physiologie du bon vivant*. Paris: [s.e.], 1845, p. 16.

ram representações antigas, mais ou menos reconhecidas, mais ou menos admitidas. Em especial a convicção sobre uma eficácia dos ácidos. William Wadd pode exaltar em 1838 o desaparecimento da obesidade do general espanhol Chiapin Vitellis graças ao consumo regular de vinagre[157]. Antoine Bossu vê nisso, em 1846, a continuidade de práticas populares[158]. E Michel Lévy ainda lamenta em 1857 o recurso aos cítricos e ácidos de que fariam uso "secretamente pessoas jovens no intuito de reduzir uma precoce exuberância de formas"[159]. Nenhuma surpresa, essas observações confirmam como os conhecimentos químicos e a visão dos alimentos como "combustíveis" ainda se limitam, no início do século XIX, a círculos culturais restritos. Basta o verbete "Regime" da *Encyclopédie Moderne* de 1830 para confirmá-lo, pois se atém unicamente à clássica exposição da "sobriedade"[160], ignorando qualquer alusão aos alimentos azotados ou carbonados.

Resta, de qualquer forma, a marcante ruptura iniciada pela química de Lavoisier e seus desdobramentos. E também a presença mais sistemática das referências emagrecedoras no universo da obesidade. Por exemplo, a constatação de Brillat-Savarin: "Ter uma justa proporção de encorpamento, nem demais nem de menos, é para as mulheres o estudo de toda a sua vida"[161]. Até a ironia de alguns cronistas de periódicos insistindo na vigilância regular da alimentação da "mulher na moda": "O quê? – dirão. – Ela

---

157. WADD, W. *L'Embonpoint considéré comme maladie, avec un examen critique des opinions anciennes et modernes relatives à ce sujet, ses causes, sa guérison*. Paris: [s.e.], 1838, p. 25 [1. ed. inglesa, 1836].

158. BOSSU, A. *Anthropologie ou Étude des organes, fonctions et maladies de l'homme et de la femme...* T. II. Paris: [s.e.], 1857, p. 139 [1. ed. 1846].

159. LÉVY, M. *Traité d'hygiène publique et privée*. Op. cit., T. I. 3. ed., 1857, p. 302.

160. COURTIN, M. (org.). *Encyclopédie moderne ou Dictionnaire abrégé des sciences, des lettres et des arts*. Paris: [s.e.], 1830, verbete "Régime".

161. BRILLAT-SAVARIN, J.A. *Physiologie du goût*. Op. cit., p. 209: Meditação XXI.

come! Sem dúvida que ela come..." Mas trata-se de alimentos ou bebidas "estomáquicos, peitorais, incisivos e dulcificantes..."[162] Zombaria sem dúvida, mas que confirma a importância crescente de uma magreza feminina rebuscada, esperada. A ponto de se tornar, ao que tudo indica e bastante, um objeto de preocupação cotidiana. Veja-se o testemunho de George Sand, confessando a quase impossibilidade para ela, durante uma viagem pela Gasconha na década de 1830, de consumir "os molhos e a gordura" que considera "uma espécie de envenenamento"[163].

Arcaísmo e modernidade do corpete, por fim. O velho estojo se mantém. As carnes continuariam maleáveis, ainda que o objeto se transforme, tema de pesquisas constantes e de comentadas exigências. As patentes multiplicam-se, visando flexibilidade e conforto: 62 são registradas entre 1828 e 1848[164]. O que se espera é bem claro: facilidade de amarrar, adaptação a variadas posições, utilização de materiais nobres – tecidos de efeito ondeado, cintilante ou furta-cor, "*moiré* cinza pó", "chamalotado branco", "musselina de seda"[165].

Além disso, a obesidade masculina pode, nesse início de século XIX, sugerir o uso de corpete. O burguês afortunado da escola de natação descrito por Eugène Briffault em 1845 não passa de um ser "disforme", torso nu, à beira da piscina, uma vez abandonado o corpete "à porta"[166] do estabelecimento de banhos. A rígida "fôrma" conserva sua eficácia imaginária nesse início de século,

---

162. "Une femme à la mode". *Journal des coiffeurs*, 15 de outubro de 1838, p. 283-284.

163. SAND, G. *Œuvres autobiographiques*. T. II. Paris: Gallimard, 1970, p. 75 [Bibliothèque de la Pléiade].

164. Cf., sobre a história do corpete, LIBRON, F. & CLOUZOT, H. *Le corset dans l'art et les mœurs*... Op. cit.

165. *Moniteur de la mode*, 10 de agosto de 1845.

166. BRIFFAULT, E. "L'école de natation". Op. cit., p. 138.

inclusive nas suas versões simplificadas, as da "cintura antiobesidade", recomendadas com insistência por Brillat-Savarin[167].

A "infelicidade" e o eu: novo estatuto da obesidade

A evocação do obeso por Granville, em compensação, tem uma inegável originalidade[168], menos pelos fatos que pelos comentários ou sensações sugeridas. Um novo registro se abre. O foco é no sofrimento. O tema torna-se o da infelicidade. O relato nesse texto de 1843 sobre as misérias do cotidiano se faz na primeira pessoa. O obeso é testemunha. Ele diz o que sente. Mais ainda, o sofrimento mencionado não é apenas físico, mas moral, psicológico. É toda uma diferença em relação ao relato também pessoal de Élie de Beaumont, de 1760[169]. O advogado parisiense descrevia no século XVIII seu esgotamento, sua impotência. O "grande, gordo e triste"[170] das *Pequenas misérias* de 1843 descreve, porém, uma irritação sobretudo social. O mal é interno, mas as humilhações são maiores, em especial o sentimento de um ostracismo quase injusto, levando o indivíduo "com alguma corpulência fatal" a sentir-se "um verdadeiro pária social"[171]. A palavra "infelicidade" aí se declina como uma ladainha: "Infelicidades ligadas ao meu estado, não evitarei as mais pungentes" ou ainda "Eu era bem infeliz, ora..."[172] O "infortúnio" é evocado como uma fatalidade, uma "ingratidão" sofrida na tristeza e mesmo na "amargura"[173].

---

167. BRILLAT-SAVARIN, J.A. *Physiologie du goût.* Op. cit., p. 230: Meditação XXII.

168. DAURANT-FORGUES, É. & GRANVILLE, J.-J. *Les petites misères de la vie humaine.* Op. cit., p. 298.

169. Cf. p. 147.

170. DAURANT-FORGUES, É. & GRANVILLE, J.-J. *Les petites misères de la vie humaine.* Op. cit. Cf. o título do capítulo sobre o obeso, p. 289: "Gros, gras et triste".

171. Ibid., p. 300 e 303.

172. Ibid., p. 292 e 294.

173. Ibid., p. 296.

Não há, sem dúvida, qualquer originalidade nas circunstâncias dessas "rejeições": zombarias com o cansaço do obeso, desprezo de rivais mais "sedutores", "sentimento de desgraça"[174] atiçado a cada encontro. A lista de farsas de colegiais é minuciosa, o "correio" em especial, essa situação em que a criança obesa, interminavelmente perseguida pelos camaradas brincalhões, seria obrigada a correr até o esgotamento. As experiências de humilhação são precoces, duradouras, marcantes. Verdadeiros ou falsos, esses testemunhos não constituem, porém, todo o interesse do texto.

Muito mais importante, desnecessário dizer, é a evocação de um sentimento, uma constatação que atravessa todo o relato: o obeso seria "privado de felicidade"[175] e essa privação é pela primeira vez estudada na sua vertente "pessoal". A originalidade do texto, então, é evocar uma "amputação" vivida no íntimo, um drama da pessoa consigo mesma. O que dá à obesidade uma nova condição: não se trata mais de simples enfermidade, de mero desvio de comportamento, mas de sofrimento cuja miséria é preciso levar em conta como um abscesso íntimo, um tormento contínuo. A imagem do gordo, então, complica-se. Não refere mais necessariamente o culpado que se entrega a uma paixão condenável, o glutão inconsequente, nem mesmo o doente penando com suas enfermidades físicas como George Cheyne ou Élie de Beaumont[176], mas o doente penando face a suas dificuldades sociais. A infelicidade aumenta ainda mais com as tentativas de emagrecimento, todas infrutíferas, o regime abandonado muito antes da hora, o vinagre, o corpete... Nada adianta, a engorda prossegue como fatalidade.

---

174. Ibid., p. 299.
175. Ibid.
176. Cf. p. 168s.

Mas ainda era necessário que a obesidade fosse cientificamente melhor compreendida para que assim o tratamento melhor revelasse seus limites, senão seus fracassos. Era preciso também que aumentassem, com um "eu" mais moderno, os procedimentos de auto-observação, os testemunhos mais íntimos[177], as interrogações sobre as sensações e os sofrimentos "morais", para que a obesidade viesse a ser mencionada mais como um mal de que se era acometido, um sofrimento incoercível, uma queda mal controlada. A obesidade ganha em facetas tanto quanto em profundidade. Uma ciência mais afirmada, um "eu" mais questionado fazem dela um sofrimento que passa a merecer um interesse insuspeitado.

177. Cf. PACHET, P. *Les baromètres de l'âme* – La naissance du journal intime. Paris: Hatier, 1990, esp. p. 80: "Aptitude au dédoublement et à l'auto-observation", p. 80.

PARTE V

Rumo ao "martírio"

O tema da combustão orgânica transformou a abordagem da obesidade no século XIX, retificando explicações e tratamentos. Será necessária, porém, a segunda metade do século para que essa visão se firme de forma mais precisa, orientando mais sobre a especificidade calórica dos regimes, dos exercícios, do modo de vida e também sobre a diferença entre os organismos, considerados mais queimadores ou menos queimadores, mais ou menos suscetíveis à gordura. A imagem do fogo se impõe definitivamente. O obeso seria testemunha de uma fraqueza vital no centro combustivo.

Há também uma nova luta contra o aumento de peso nessa segunda metade do século, dados o advento do lazer, uma condição feminina mais "ativa" e uma relação diferente com o próprio íntimo e a nudez. O ponto em que se reconhece o início da engorda torna-se mais precoce e sua rejeição será mais decidida.

Impossível, em compensação, ignorar uma visão mais decepcionada ou mesmo dolorosa do tratamento, especialmente no início do século XX, quando se fazem mais numerosos os relatos de cura e os testemunhos pessoais. A análise psicológica aumenta com a sociedade contemporânea. O obeso fala, julga-se, conta em detalhes a sua "infelicidade". Um conhecimento maior das fisiologias, uma análise mais atenta do emagrecimento e dos cuidados impõe a constatação dos obstáculos terapêuticos. O corpo não obedece ao comando para se transformar. Daí o possível "fracasso" das terapias: provação imposta contra uma lógica orgânica que muitas vezes se revela inflexível. À corriqueira estigmatização do obeso soma-se agora o relato mais íntimo da “vítima”. Um “martírio” então pode-se revelar, vertente contemporânea do triunfo do magro e do desgosto do gordo.

1
O predomínio da estética

Uma ilustração de Crafty no *Paris à cheval* em 1884 parece anedótica: uma amazona é pesadamente içada sobre uma montaria. A situação é desconfortável, o contato equivocado, o carregador pena, o corpo "flutua". Crafty faz mofa: "Uma das mil razões pelas quais as mulheres acima de 50kg devem renunciar à equitação"[1]. Alusão irônica, claro. A indicação do peso, porém, torna-se evidência. O tema banaliza-se, penetra os espíritos, impõe-se como visão implícita e segura. Ainda pela mesma referência, a Manufatura de Armas de Saint-Étienne só vendia bicicletas, na década de 1890, fazendo relação entre o peso do veículo e o do usuário: a bicicleta devia pesar entre 14 e 15kg "no mínimo", contanto que o "velocipedista" não pesasse mais de 70kg[2]. O universo técnico transforma a avaliação do peso corporal numa coisa cada vez mais corriqueira.

Outras práticas geram distinções com nuances nunca vistas. Os corpos desnudam-se mais no final do século XIX, o que aumenta a vigilância sobre o obeso: do lazer à intimidade, da moda ao comportamento. A gordura é denunciada de modo mais precoce, designando de cara o desagradável ou o feio. A pressão sobre o gordo ganha intensidade.

---

1. CRAFTY. *Paris à cheval.* Paris: [s.e.], 1884, p. 237.

2. *Manufacture d'armes et de cycles de Saint-Étienne* – Catalogue: Chasse, pêche, velocípede. Saint-Étienne: [s.e.], 1893, [s.p.]: "Du poids et du prix des machines".

A difusão da pesagem

A pesagem já revela uma normalização nas últimas décadas do século XIX. Albert Millaud, em 1887, fala da senhora que foi "às águas" empoleirada numa balança de mostrador embutido. O gesto padronizou-se e o equipamento foi simplificado, com o mecanismo dissimulado sob o estojo de madeira, a agulha e os números da balança colocados à altura dos olhos. A prática também se acentuou: a mulher em busca de cura pelas águas, diz Millaud, "se pesa a cada instante e conta a quem quiser ouvir que perdeu 10 ou 12 libras [5 ou 6 quilos] de uma semana para a outra"[3]. É um gesto que se enuncia e comenta. Cena quase idêntica em Guy de Maupassant, cujo banhista calcula seu peso quase com diferenças de gramas[4]. Cena parecida também em *La Vie Parisienne*, de 1896, onde uma coquete procede à verificação diária do próprio peso: "Começa pesando-se de manhã no aparelho mais simples"[5]. Zola, por fim, interrogado por um jornalista do *Printemps*, registra em "pesos" os efeitos de um regime que considera "notável": ele teria perdido 8 libras (4kg) em dez dias e 45 libras (23,5kg) em três meses quando pesava 95kg[6]. Questão decisiva: a pesagem é valorizada, o peso é numerado em quilos e em duração.

É necessária a imagem dos conselhos de revisão, seu recurso mais frequente às balanças e tabelas a partir da década de 1870 para confirmar uma estabilização do hábito[7]. É preciso, mais ainda, a gravura de *L'Illustré National* de 1901 para confirmar o

3. MILLAUD, A. *Physiologies parisiennes*. Paris: [s.e.], 1887, p. 237 [1. ed., 1886].

4. MAUPASSANT, G. "Mes vingt cinq ans" [1885] – *Contes et nouvelles*. T. II. Paris: Robert Laffont, p. 543-546: "Bouquins".

5. *La Vie Parisienne*, 1896, p. 266.

6. *Le Printemps – Moniteur des modes illustrées*, 1º de abril de 1890.

7. Cf. esp. DUPONCHEL, É. *Traité de médecine légale militaire*: conseils de révision. Paris: [s.e.], 1890, p. 293: "Le poids".

início de uma ampla difusão da pesagem, com alguma resistência popular: tal a cena do rústico ridicularizado por querer pesar-se "três vezes" e "em três partes" do corpo[8], por causa de uma balança muito estreita em que não cabia. Ou, ainda, essa outra gravura no mesmo periódico e igualmente evocativa: um viajante recorre às primeiras balanças de pesagem paga instaladas nas estações de trem no início do século XX, alarmando-se com o seu peso excessivo, antes de constatar que deixara os próprios embrulhos inadvertidamente no prato da balança[9]. Os "ignorantes" da pesagem existem, assim como a ridicularização deles.

As balanças para pessoas diferenciam-se. A "balança de apartamento"[10], por exemplo, é objeto de publicidade nos *Archives générales de médecine* bem no começo do século XX. Nessa época também o dicionário de Émile Brissaud e Adolphe Pinard recomenda colocar a balança no quarto do obeso para melhor registrar a sua "curva de peso"[11].

A prática ganha terreno imperceptivelmente. O impedimento da pesagem provoca decepção em Bruno, criado de Van Mitten, gordo negociante holandês, no *Kéraban* de Júlio Verne, de 1883. Bruno quer verificar a perda de peso provocada por uma viagem extenuante à Geórgia. Nenhuma balança está à sua disposição nos campos "nórdicos", pois os hábitos georgianos não são ainda os dos países mais ocidentais. A única solução é recorrer às balanças de mercadorias do Porto de Poti[12]. A busca desse instrumento vira

---

8. "Je me pèse". *L'Illustré National*, 23 de dezembro de 1901.

9. "Un truc de ces sacrés parisiens". *L'Illustré National*, 19 de janeiro de 1902.

10. Anúncio publicitário de "L'Exupère". *Archives Générales de Médecine*, 1903.

11. SICARD, J.-A. "Obésité". In: BRISSAUD, É.; PINARD, A. & RECLUS, P. (orgs.). *Pratique médico-chirurgicale*. Paris: [s.e.], 1907.

12. VERNE, J. *Karaban le têtu*. Paris: [s.e.], 1883, p. 30. – Agradeço a Sylvie Roques ter-me indicado essa referência.

um episódio do romance, tão importante que é escrupulosamente detalhado.

Os primeiros conflitos de escalas

Outro sinal, mais marcante, da banalização do número no final do século XIX é a diversificação das tabelas de equivalência entre estatura e peso. A verificação do peso que se espera para determinada estatura torna-se mais circunstanciada, num prenúncio do atual Índice de Massa Corpórea (IMC)[13]. William Banting ou Louis-Alexandre de Saint-Germain, nas décadas de 1860-1880, acrescentaram em sua própria escala à de Quételet e a seu aparelho estatístico de 1835[14]. Saint-Germain pretende mesmo simplificar o seu uso: o peso expresso em libras deveria ter um número correspondente ao da estatura expressa em centímetros. Uma pessoa de 1,68m de altura seria "normal" se pesasse 168 libras, ou seja, mais ou menos 80kg[15]. Número logo contestado por Adrien Proust e Albert Mathieu em sua *Hygiène de l'obèse*, em que se mostram mais sensíveis às tabelas de Quételet: o peso expresso em quilos, para eles, deveria ter um número correspondente ao da estatura expressa em centímetros menos 100[16]. A consequência era bem diferente: o peso de 68kg é que seria a norma para uma pessoa de 1,68m. Todos os números eram indicados explicitamente desta vez, tanto numa perspectiva médica quanto "estética".

---

13. Índice de Massa Corpórea: o quociente do peso em quilos pelo quadrado da altura em metro permitiria hoje fazer uma escala dos graus de gordura.

14. Cf. p. 197.

15. SAINT-GERMAIN, L.A. *L'Obésité et son traitement* – Extrait des leçons cliniques d'orthopédie, par le Dr. de Saint-Germain... recueillies et publiées par le Dr. Pierre-J. Mercier. Paris: [s.e.], 1891.

16. PROUST, A. & MATHIEU, A. *L'Hygiène de l'obèse*. Paris: [s.e.], 1897, p. 4.

Resta uma interrogação maior: a presença tangível do "relativo". O peso "normal", na década de 1880, varia segundo a escala escolhida. Uma mesma estatura, de 1,68m por exemplo, corresponde a um peso ideal de 63,5kg para Quételet ou 84kg para Saint-Germain.

Diferenças que também têm sua vertente cotidiana banal. Lisa, a fabricante de embutidos do *Ventre de Paris*, de 1878, que todo o mercado da Halle chama de "a bela", é uma mulher de corpo amplo, mas firme; "forte", mas "normal"; "da largura da porta, mas não gorda demais"[17], e de "um soberbo frescor"[18], a "carne branca e rosada", a tez com "transparência de banha"[19] e o gesto alerta, palpitante, apesar do busto fortemente "enfaixado"[20]. Ela é bem diferente de uma outra mulher da mesma época, igualmente "normal" e "bela", também "atraente", porém mais esbelta, ágil, com uma magreza de "libélula"[21], a silhueta modelo sempre fina das revistas do *Monde Élégant*. Sensibilidade popular de um lado, sensibilidade elitista de outro – o limiar que define os gordos nitidamente difere em cada caso. Ante o silêncio das escalas e tabelas, são diversos os olhares que nelas se detêm pela primeira vez. Os números falam por si, sejam ou não comentados.

Mas há um acordo, claro, apesar dessas diferenças. O "gordo", nos dois casos, é identificado segundo um princípio idêntico: a perda de todo o "jogo de cintura"[22], ainda que isso seja encarado de forma diferente. O modelo é fundamental. A palavra "magre-

---

17. ZOLA, É. *Le ventre de Paris* [1873] – Les Rougon-Macquart: Histoire naturelle et sociale d'une famille sous le Second Empire. T. I. Paris: Gallimard, 1966, p. 637 [Bibliothèque de la Pléiade].

18. Ibid., p. 667.

19. Ibid., p. 653.

20. Ibid., p. 861.

21. *Le Messager des Modes*, 1º de abril de 1880.

22. ZOLA, É. *Le ventre de Paris*. Op. cit., p. 739.

za" é o critério básico, a magreza central do tronco, seja qual for a de outras partes do corpo. Termo tão marcante que por si só pode enfeixar a nostalgia do belo: "Ela que outrora tinha a cintura tão fina..."[23] É o que faz todo o atrativo de outra bela feirante das Halles descrita por Zola, tão popular quanto Lisa e igualmente quase "forte": a "bela Normanda", com seu "grande corpo de deusa"[24], os braços roliços, uma "beleza" de cintura "flexível", com seu "balanço das saias"[25], os seios "soberbos"[26].

Há sobretudo uma intensificação do emagrecimento na segunda metade do século XIX. Pressão mais forte, mais frequente, exercida em primeiro lugar sobre o corpo feminino, revelada pelos periódicos de moda, cujo tom muda de registro, senão de gravidade, jogando com expressões de alarme ou temor: "Engordar? Esse é o medo de toda mulher"[27]. E as palavras das modistas, associando mais que nunca juventude e magreza, jurando sistematicamente que seus vestidos, boleros e costumes podem "emagrecer e rejuvenescer"[28] as mulheres. Lisa é enfeixada "em corpetes até sufocar"[29] porque "deve ser pavorosa em *déshabillé*"[30]. A suspeita do que há por baixo das cintas é portanto mais declarada. Repete-se a alusão à carne disfarçada, como se o hábito não mais traísse a anatomia. As alusões a corpetes "abertos" ou "fechados" ocupam romances e telas. A evocação do que se esconde sob esses aparatos ganha os livros de memórias, as

---

23. FLAUBERT, G. *L'Éducation sentimentale* [1869] – *Œuvres*. T. II. Paris: Gallimard, 1952, p. 454 [Bibliothèque de la Pléiade].

24. ZOLA, É. *Le ventre de Paris*. Op. cit., p. 739.

25. Ibid., p. 739.

26. Ibid.

27. "L'obésité". *Journal de la Beauté*, 28 de novembro de 1897.

28. *Le Caprice*, 1º de janeiro de 1900.

29. ZOLA, É. *Le ventre de Paris*. Op. cit., p. 674-675.

30. Ibid., p. 736.

cartas e narrativas. Henri Boutet, nas suas gravuras simplesmente intituladas "Em volta delas", explora no final do século inúmeras imagens de mulheres "comuns" cuja roupa de baixo sugeriria a verdadeira carne[31], dentro de uma vasta transformação cultural que levaria a nosso mundo contemporâneo.

As palavras também se dobram: "encorpamento", por exemplo, já não tem o mesmo sentido, as referências mudaram. Para o *Dictionnaire de l'Academie Française* de 1884, designa definitivamente "uma pessoa gorda", ao passo que para o *Dictionnaire de la Langue Française*, de Émile Littré, de 1866, indica ainda um "bom estado físico". Encorpamento já não é equilíbrio: torna-se "defeito"[32], o início da "gordura".

Exposição dos corpos

As referências ao que se oculta só podem, afinal, aumentar a exigência de emagrecimento. A lenta ascensão do lazer o confirma, como os banhos de mar, as temporadas na praia, cuja brusca frequentação é uma das mudanças culturais do final do século. Os trajes mais "despojados" criam a sensação de corpos mais expostos. Os olhares mais "livres" perscrutam "deformidades" mais variadas. As linhas e contornos diversificam-se, provocando surpresas e rejeições: "Suas adiposidades luminosas expõem-se ao sol sem ter consciência do desgosto alheio"[33].

A partir dos anos de 1870-1880 a simples "ruptura" entre a "leveza" da roupa de banho e a cobertura do vestido feminino

---

31. Cf. BOUTET, H. *Autour d'elles, le lever, le coucher*. Paris: [s.e.], 1899, p. 100.

32. Cf. o anúncio das "pílulas persas" em *Le Printemps* – Moniteur des modes illustrées, 1º de novembro de 1890, no qual uma figura cheia de corpo é qualificada como tendo "ligeiro defeito".

33. *Le Charivari*, 20 de julho de 1876.

desafia a aparência: "A Srta. X, que foi rainha do baile ao circular pelos salões, nada mais tem de belo [na praia]"[34]. Jules Michelet transforma em "cruel exibição"[35] a simplicidade do maiô que torna "feia"[36] quem não o era. Hugues Rebell lembra o "desdém" de que por vezes são vítimas aquelas admiradas pela "arte de bem vestir-se"[37] quando a praia vem maliciosamente trair suas linhas.

Os corpos de carnes caídas tornam-se objeto de zombaria explorado pelos ilustradores de verão. Surpresas e ironia com os banhistas retratados como "esferas"[38], "bolas"[39], "tábuas"[40], "estacas"[41], "boias"[42], "baleias"[43], "torpedeiros"[44]. O ridículo das "gordas senhoras"[45] está na ordem do dia. As novas formas de lazer deixam entrever "monstruosidades"[46]. Daí o aumento das pressões pelo emagrecimento.

Outro cenário, igualmente novo na segunda metade do século XIX, é a observação íntima, a do corpo nu diante do espelho. De novo as roupas de baixo, mas reveladas de outra forma, jogando com um reflexo inédito: não mais o do modesto espelho oval que encima a penteadeira das velhas alcovas, mas o do móvel vertical

---

34. *La Vie Parisienne*, 1880, p. 466.

35. MICHELET, J. *La mer*. Paris: [s.e.], 1875, p. 392. Sobre esse novo "escândalo". Cf. tb. URBAIN, J.D. *Sur la plage* – Mœurs et coutumes balnéaires. Paris: Payot, 1994, p. 128.

36. MICHELET, J. *La mer*. Op. cit., p. 392.

37. REBEL, H. *Les nuits chaudes du cap français*. Paris: UGE, 1985, p. 420 [1. ed., 1903].

38. *Le Charivari*, 13 de julho de 1885.

39. Ibid., 14 de julho de 1866.

40. Ibid., 29 de julho de 1880.

41. Ibid., 1º de julho de 1889.

42. Ibid., 17 de julho de 1884.

43. CHAM. "Je vous avais prise pour une baleine!" *Douze Années Comiques*: 1868-1879. Paris: [s.e.], 1880, p. 97.

44. *Le Charivari*, 28 de julho de 1889.

45. *Journal de la Beauté*, 23 de setembro de 1899.

46. *La Vie Parisienne*, 1898, p. 560.

que reflete corpos e objetos do assoalho ao teto, o grande espelho que Barbey d'Aurevilly julga indispensável na década de 1870, imaginado como "imenso lago no fundo do quarto"[47].

Inúmeras inovações técnicas ou econômicas[48] na segunda metade do século tornaram possível esse sonho do "lago": processos químicos inéditos para "pratear" o espelho e diminuir seu custo, a industrialização do vidro, a facilidade dos transportes. As grandes lojas oferecem vendas por correspondência já nos anos de 1870. O que diversifica o objeto: armários com espelho, espelhos altos ou duplos ocupam definitivamente os espaços burgueses e pequeno-burgueses, penetrando mesmo as moradias de modestos poupadores no final do século. A curiosidade assim se impôs. O gesto desse corpo "auto-observado" dá margem à evocação literária e iconográfica, à promoção de uma silhueta geral e vertical com as ondulações anatômicas não apenas da parte "de cima" como da parte "de baixo". Zola faz daí uma grande cena em *Nana* (1882), inspirada nas fantasias de Lucie Lévy, a mundana parisiense da década de 1870 que ele estudou longamente: "Ventre e peito nus, ela aproximava-se do espelho do armário e sorria ao reflexo de sua beleza, rosada por trás ao fogo de uma grande lareira"[49]. Os Irmãos Goncourt evocam uma Manette Salomon observando de pé, diante do seu grande espelho móvel montado sobre chassi giratório[50], a "radiante esbeltez"[51]. O periódico *La Vie Parisi-*

---

47. Cf. MELCHIOR-BONNET, S. *Histoire du miroir*. Paris: Imago, 1994, p. 103.

48. Cf. *Dictionnaire Universel Théorique et Pratique du Commerce et de la Navigation*. T. II. Paris: [s.e.], 1861, verbete "Verrerie".

49. ZOLA, É. *Carnets d'enquêtes* – Une ethnographie inédite de la France. Paris: Plon, 1986, p. 321: "Terre humaine" [org. por H. Mitterand].

50. Curiosamente chamado, em francês, de *pyché* [N.T.].

51. GONCOURT, E. & GONCOURT, J. *Manette Salomon*. Paris: Gallimard, 1996, p. 304 [Folio – 1. ed., 1867].

enne faz da novidade uma cena repetida de forma sistemática, jogando com o desejo, o afastamento dos pudores e a vontade de liberação[52].

Ascendência das ancas femininas

Surgem de repente atenções que não existiam. Um olhar inquieto volta-se para mudanças discretas ou, mais ainda, para certas partes claramente localizadas:

> De pé, diante do grande espelho giratório do toalete, ela examina aterrorizada o desenvolvimento daquilo que outrora não era ainda mais que simples encorpamento, as ancas pronunciadas, o busto inflado, o delicado rosto redondo, burguês [...][53].

Exemplo idêntico ao da jovem senhora de *La Vie Parisienne* de 1899 que toda manhã, diante dos espelhos do seu toalete, fiscaliza um "aumento das ancas"[54] que a inquieta. Centímetros e balança são os recursos de controle, claro, mas o olhar desempenha um novo papel, mais sutil, dotado que é de instrumentos inéditos, explorando "dobras" e curvas, visando não apenas a cintura, mas as ancas, suas linhas bruscamente reveladas e que se supõe "aumentarem" antes de todas as outras.

É que uma outra mudança teve lugar na década de 1870: a revolução sofrida pelo vestido, o encurtamento das meias compridas tradicionais, o fim do mascaramento da bacia e das pernas. As formas femininas *evasées*, largas na borda, partindo da cintura para descair em pregas amplas, perdem o predomínio. A "linha"

---

52. *La Vie Parisienne*, 23 de maio de 1896. Cf. a gravura intitulada "Meus pais capricharam comigo".
53. Ibid., 25 de abril de 1896.
54. Ibid., 14 de janeiro de 1899.

sucede ao "bufante", a curva ao ângulo: quadris mais fluidos, contornos mais "naturais" que afloram os limites do tecido. As ancas impõem sua presença e seu traço pela primeira vez na década de 1870. Inúmeros textos e desenhos de *L'Illustration* ressaltam a tendência em 1878:

> Àquele sino, em cujo reinado nenhuma porta era mais bastante larga, sucedeu da noite para o dia este tubo que elas usam atualmente [...]. O que até então se escondia agora se mostra [...]. Todos os relevos denunciam-se sob as saias desprovidas de pregas[55].

As roupas de *Nana*, que Zola data do fim do Segundo Império, já marcam uma etapa dessa mudança: a parte frontal "reta" do vestido, a parte de trás arqueada pelo "traseiro falso" ou *tournure*, último dispositivo para estufar o tecido. O que "desenha suas coxas de maneira audaciosa" numa época em que as saias ainda continuavam "abalonadas"[56]. A mudança se acentua ainda mais com o abandono, na década de 1880, da armadura rígida que erguia a região lombar. O "oculto" é de repente realçado como se jamais tivesse estado escondido, uma silhueta mais sinuosa, flexível, o que sem dúvida se ligava à mudança de condição da mulher nas últimas décadas do século. Um corpo mais disponível, ágil, embora ainda encerrado pelo corpete, responde a uma presença feminina mais marcante no espaço público, como que a uma espera crescente de atividade e iniciativa[57]. A afirmação feminina leva à afirmação das linhas femininas.

---

55. Ibid., 1878, p. 62.

56. ZOLA, É. *Nana* [1880]. Paris: Gallimard, 1977, p. 348 [Folio].

57. Cf. LEQUIN, Y. "Les chemins croisés de la mobilité sociale". In: LEQUIN, Y. (org.). *Histoire des Français: XIXe-XXe siècles* – T. II: La société. Paris: Armand Colin, 1983, p. 311s.

O que impõe uma nova designação das formas: os quadris são vistos como nunca, revelando suas "curvas" e "exuberâncias" possíveis. A representação da gordura inclui "o desenvolvimento excessivo das ancas"[58] em todas as suas formas e graus. Como confirma *Le Caprice* em 1900, explicando o efeito dos vestidos cada vez mais afilados, acentuando o desenho dos quadris com suas "riscas" obrigatórias, pois essa é a "primeira região em que a obesidade se instala nas mulheres"[59].

Dois tipos de obesidade feminina são então descritos no final do século: a clássica, esférica, aquela em que se detém Maupassant ao descrever *Bola de Sebo*, "toda redonda, toda banha [...], a pele luzidia e esticada"[60], e a da parte de baixo do corpo, evocada pelos Irmãos Goncourt, as formas "afluindo, como que escorrendo para as partes inferiores"[61]. Uma vigilância mais aguda pode neste caso se voltar para a bacia, uma vigilância típica de mulheres "delicadas" preocupadas com as primeiras alterações das linhas do corpo. Por exemplo, a Senhora Lanlaire passa "quartos de hora diante do espelho giratório"[62] a examinar-se "minuciosamente" no *Journal d'Une Femme de Chambre*. A gordura generalizada, considerada logo mais popular, é como a de Marianne, a cozinheira do mesmo romance, "gorda, mole, flácida, espalhada"[63]; ou a de Gervaise, em *L'Assomoir*, de Zola, constatando com impotência ao final da vida sua sombra "enorme, atarracada, grotesca de tão redonda"[64] a recortar-se na calçada à noite.

---

58. PROUST, A. & MATHIEU, A. *L'Hygiène de l'obèse*. Op. cit., p. 18.

59. *Le Caprice*, 1900, p. 52.

60. DE MAUPASSANT, G. *Boule-de-Suif* [1880] – *Contes et nouvelles*. Op. cit. T. I, p. 19.

61. GONCOURT, E. & GONCOURT, J. *Journal*. Op. cit. T. I, p. 161.

62. MIRBEAU, O. *Le journal d'une femme de chambre*. Paris: Gallimard, 1984, p. 72 [Folio – 1. ed., 1900].

63. Ibid., p. 56.

64. ZOLA, É. *L'Assomoir* [1877] – Les Rougon-Macquart... Op. cit. T. II, p. 771-772.

Da cintura masculina à “descoberta” dos músculos

O ventre avantajado permanece, porém, uma imagem prioritariamente masculina. Bertall dá um tom “sombrio” a sua ilustração em 1874 ao dizer que a barriga “é uma das maiores maldades da natureza com o homem”[65]. É uma oportunidade inédita para sugerir drama e luta:

> Durante a juventude, a resistência das partes moles compreendidas entre a coluna vertebral e os ossos da bacia basta para lutar contra o aumento da cavidade abdominal. Mas, com a idade, essa resistência é vencida. Os almoços suculentos, os opulentos jantares e bebidas de toda sorte acumulam-se e distendem caprichosamente os tecidos elásticos, que pouco a pouco vão inflando e adquirem um desenho redondo protuberante que a cada dia ultrapassa mais a linha. Começa um crescimento para adiante. É aí que, com a ajuda de cintas, de calças artisticamente recortadas, impede-se a queda do ventre.
>
> Dos 30 aos 35 anos o ventre é alto e reflui, por assim dizer, para o peito. Sufoca-se um pouco ao comer. Para retomar o fôlego, afrouxa-se o cinto. Mas essa luta tem apenas um tempo. Por fim, deixa-se para lá. É preciso resignar-se. A luta é impossível quando soa a hora do ventre[66].

Bertall inova ao declinar claramente as fases de uma “batalha”. Bem distante da evocação, também gradual, da obesidade de Tracy Tupman por Charles Dickens em 1836: o amigo de Pickwick arriava mais quanto menos se opunha a isso, sofria mais quanto

65. BERTALL, A. *La comédie de notre temps* – La civilité, les habitudes, les mœurs... T. I. Paris: [s.e.], 1874, p. 105.
66. Ibid., p. 105-106.

menos resistia[67]. Bertall executa uma réplica feita de progressão. Inova ainda ao montar praticamente uma tabela das barrigas francesas, enumerando pela primeira vez personagens e perfis: a barriga "de Rouher uma reclamação, a de Gambetta uma hipérbole, a de Courbet um insulto", a "rechonchuda barriga" de Thiers destinada a tornar-se "histórica"[68]. Desta vez dão-se nomes de figuras conhecidas e seu meio, além de comparações. O texto designa, aponta um "estado de coisas", insistindo naqueles que, como Alexandre Karr ou Roqueplan, "triunfam sobre o inimigo"[69] ou que, como Jules Sandeau ou Jules Janin, cedem sem "lutar".

O tema não se pensa mais, além disso, nas décadas de 1870-1880, sem referência ao emagrecimento. Para início de conversa, os médicos parecem ser designados com mais frequência: "Meu médico aconselhou-me..."[70] é frase corriqueira nos relatos de regimes no final do século. É uma referência mais impositiva também, mesmo contrabalançada por resistências veladas: "Não amo a caça, mas meu médico me prescreve esse regime para emagrecer"[71]. O nome dos médicos que prescrevem os regimes é citado, como o do médico de Émile Zola ou o de Léon Gambetta[72]. De forma mais ampla, um constrangimento é estabelecido, uma pressão inédita: mencionar a gordura masculina implicava

---

67. Cf. p. 204. • DICKENS, C. *Les papiers posthumes du Pickwick Club*. Op. cit. T. I, p. 20.

68. BERTALL, A. *La comédie de notre temps*. Op. cit. T. I, p. 109.

69. Ibid.

70. Cf. BECKER, K. "L'embonpoint du bourgeois gourmand dans la littérature française du XIXe siècle". In: CSERGO, J. (org.). *Trop gros?* Op. cit., p. 63: "Somente no final do século os médicos conseguem fazer compreender os perigos fisiológicos que podem correr as pessoas obesas".

71. *Le Charivari*, 24 de agosto de 1888.

72. Cf. BECKER, K. "L'embonpoint du bourgeois gourmand..." Op. cit. Cf. tb. o testemunho de Eugène Paz sobre Léon Gambetta numa carta editada por *Le Jockey*, de 24 de janeiro de 1888. – Agradeço a Maxime Paz ter-me revelado esse documento.

mencionar sua possível eliminação. Flaubert já parece fazer do "ventre majestoso" um sinal "inútil" e ultrapassado dos notáveis de antigamente, quando era "costume a barriga enobrecer"[73]. Os periódicos satíricos do fim do século confirmam isso, parodiando ameaças e sanções. Tais são as palavras pronunciadas pela "mundana" de Cham em 1869, revirada na poltrona e fustigando o amante: "Meu amigo, deixaremos de nos ver durante a quaresma. Você está gordo"[74]. Ou a esposa de um deputado ironizando as restrições orçamentárias: "Querer reduzir o orçamento quando você nem sequer conseguiu emagrecer!"[75] Ou ainda esta, cheia de indignação, em 1884: "Concorrer às eleições, num momento em que a inquietação é tão generalizada, com uma barriga dessas?"[76] Há também intervenção dos pares, como os amigos de Gambetta, inquietos com sua quase "obesidade", pressionando-o a "agir". O "arauto da República", parcialmente convencido, passa a usar uma cinta abdominal, faz várias sessões de exercícios sob a direção de Eugène Paz, que abandona após uma longa viagem pelo sul da França[77], e projeta marchas pelas montanhas que prejudicam definitivamente seus compromissos parisienses, enquanto seu peso no final da vida chega a 112kg para uma estatura de 1,70m[78].

O que, aliás, não tira nada da certeza ainda comum de que existe uma gordura "natural", para a qual não se pensa aparentemente qualquer correção. É uma convicção subjacente, presente muita vez nos meios populares, em que domina certo fatalismo

---

73. FLAUBERT, G. *L'Éducation sentimentale*. Op. cit. T. II, p. 125.
74. CHAM. "Vous êtes gras". *Douze Années Comiques*... Op. cit., p. 49.
75. CHAM. "Je te demande un peu..." *Douze Années Comiques*... Op. cit., p. 173.
76. CHAM. "Y penses-tu...?" *Le Charivari*, 27 de abril de 1884.
77. Cf. o testemunho de Eugène Paz. *Le Jockey*, 24 de janeiro de 1888.
78. Cf. ANTOMATTEI, P. *Gambetta, héraut de la République*. Paris: Michalon, 1999, p. 398.

inexorável. A impotência resignada ou mesmo divertida predomina aqui, como no caso de Toine, o taberneiro de Tournevent numa novela de Guy de Maupassant, transformado em "curiosidade"[79] de tanto que come e bebe, insensível às reclamações da mulher: "Essa gordura me faz mal"[80]. Os amigos de Toine gracejam, bebem com ele, insensíveis ao drama quando a apoplexia o paralisa, oscilando ainda para o burlesco quando um deles sugere que ele "choque ovos"[81] nos lençóis úmidos. Inevitável disparidade de percepções e sensibilidades.

Última inovação nas descrições da barriga e das "pressões" pelo emagrecimento nas décadas de 1870-1880 é a referência à "parede" muscular, com a invenção da palavra "barrigudo"[82] para ressaltar a queda do ventre. Bertall o diz à sua maneira, ainda em 1874, indicando o amolecimento progressivo dos "tecidos elásticos" situados "entre a coluna vertebral e os ossos da bacia"[83]. Nenhuma ginástica específica para a barriga é proposta por Bertall. O dispositivo corporal, em compensação, é bem transposto em arquitetura esticada pelos músculos. O que os fisiologistas da década de 1880 ressaltam claramente: "Músculos abdominais firmes e vigorosos são a melhor cinta contra a obesidade"[84]. O que repisam também os tratados de ginástica do finalzinho do século, estigmatizando "a fraqueza dos músculos do abdômen"[85], chegando a distinguir, dentre as

---

79. MAUPASSANT, G. *Toine* [1885] – *Contes et nouvelles.* Op. cit. T. II, p. 540.
80. Ibid.
81. Ibid., p. 543.
82. Cf. a palavra *bedonnement* em REY, A. (org.). *Dictionnaire Historique de la Langue Française.* Op. cit.
83. BERTALL, A. *La comédie de notre temps.* Op. cit. T. I, p. 109.
84. LAGRANGE, F. *Physiologie des exercices du corps.* Paris: [s.e.], 1888, p. 252.
85. DEMENŸ, G. *Les bases scientifiques de l'éducation physique.* Paris: [s.e.], 1902, p. 244.

morfologias, um "tipo abdominal", de "abdômen saliente e ventre de paredes frouxas", e um "tipo respiratório" de "peito bombado e abdômen discreto"[86].

Nada mais comum, aparentemente, que essa visão muscular: desde muito os anatomistas haviam desenhado os músculos e definido suas ligações[87]. Nada mais novo, entretanto, que esse papel específico atribuído à mobilização abdominal. Nada mais original também. Faz-se necessária uma representação "mecanicista" do corpo, uma visão decomposta do movimento, focalizando as relações efetuadas de alavanca em alavanca, que só pode sugerir um universo técnico que promova gestos quase numerados, sua prévia simplificação e geometrização, lançando mão de índices tomados à indústria e não mais apenas das antigas oficinas e ateliês. Os fisiologistas, os ginastas, os engenheiros do início do século XIX foram os primeiros a sugerir esses movimentos "parciais"[88]. Estudaram suas séries possíveis, montagens, decomposições e recomposições. Foram também os primeiros a explicar por alguma deficiência muscular as deformações vertebrais, as curvaturas, torções, a falta de firmeza ou rigidez do torso[89]. Transpuseram os movimentos musculares para um jogo possível de cabos e alavancas. Seu universo, no entanto, permaneceu por muito tempo um universo formal, centrado nas dissimetrias e imperfeições de movimento, mais que no invólucro tônico e seus efeitos gerais. Não tinham em vista uma musculação generalizada.

---

86. Ibid., p. 165.

87. Sobre a história da anatomia e das representações do corpo que a acompanham, cf. MANDRESSI, R. *Le regard de l'anatomiste*. Paris: Seuil, 2004.

88. Cf. RICHERAND, B.-A. *Nouveaux éléments de physiologie*. Paris: [s.e.], 1802. Ele foi o primeiro fisiologista a mencionar os movimentos parciais.

89. Cf. em uma de minhas obras anteriores: *Le corps redressé* – Histoire d'un pouvoir pédagogique. Paris: Delarge, 1978, p. 142s.

A importância dada à parede abdominal no final do século renova porém em definitivo o projeto visando o "modelável", promovendo a postura e a mobilidade. Mas ainda é preciso que a gordura se torne mais que antes um problema de silhueta em vez de apenas um problema de contorno. A imagem estrutural é que importa, a dos vetores dinâmicos e suas forças e tensões, cada vez menos a do odre ou recipiente.

Da estética ao conflito de imagens

Tudo muda com essa vigilância de indicadores e medidas mínimos. A estética domina definitivamente. O alerta tem como alvo prioritário a feiura e acompanha a interminável exibição de cenas de casais e quadros de costumes nos periódicos satíricos do final do século XIX, como o do gordo que pergunta a uma "conquista" em potencial:

– Não me acha passável?
– Acho-o passado[90].

Ou o da cortesã exasperada com o avacalhamento físico do amante: "Não enganar esse homem seria uma ofensa ao bom Deus"[91]. Ou o da prostituta que expressa sua má-vontade ante o cliente pesadão: "Minha nossa, só mesmo a necessidade para transar com você!"[92] O ridículo está no centro das imagens, a sedução é o xis do problema. O gordo é feio, antes mesmo de ser guloso, abusivo, excessivo. E essa feiura, como mostram as cenas íntimas ou praianas, domina tudo com seu caráter precoce. O que, de passagem, confirma as preferências nesse final de século, afir-

---

90. "Ne me trouvez-vous passable?" *Le Charivari*, 19 de agosto de 1888.

91. FORAIN, J.-L. *La comédie parisienne* – Deux cent cinquante dessins. Paris: [s.e.], 1892, p. 12.

92. Ibid., p. 24.

mando o desejo e sua legitimidade, dando à conquista individual das inclinações e opções um papel que antes não tinha. Sobretudo isso mostra como definitivamente o psicológico e o gosto levam a melhor sobre as antigas moralizações.

Há, por fim, a inevitável presença de outros cenários no universo satírico, eles também profundamente renovados. Dois se impõem nessa estigmatização da feiura. O primeiro prolonga a velha tradição das lutas sociais. Um "radicalismo"[93] difuso toma a frente, para além do fracasso da Comuna na França, numa "intransigência"[94] que acentua tensões e oposições. *Le Père Peinard* [O Pacífico] mostra isso com agressividade nas suas ilustrações de fim de século, contrapondo "redundantes" abastados a um povo emagrecido, fustigando o "poder dos gordos"[95]: Rothschild, por exemplo, é "gordo de nossa magreza"[96], como o "ricamente vestido" carregado "aos ombros dos pacíficos"[97]. Imagens marcantes, centradas numa disparidade alimentar o mais das vezes reconhecida, mas pouco aceita. As enquetes de Frédéric Le Play ilustram bem o problema nas últimas décadas do século, mostrando a ínfima presença de carne no universo dos operários, contra a notável presença desse alimento no universo dos homens de fortuna[98]. Daí esses perfis de aparência diversa segundo as diferenças de nutrição, com o peso real ou suposto dos "ricos" revelando

---

93. Cf. DEMIER, F. *La France du XIXe siècle*: 1814-1914. Op. cit., p. 364: "Les radicaux, gardiens de l'identité républicaine".

94. Ibid.

95. Cf. BIRNBAUM, P. *Le peuple et les gros* – Histoire d'un mythe. Paris: Grasset, 1979, p. 13.

96. "A. Rotschild, le roi des grinches". *Almanach du Père Peinard.* [s.l.]: [s.e.], 1897, p. 60.

97. "Capital et travail". Ibid., 1894, p. 32.

98. Cf. LE PLAY, F. *Les ouvriers des deux mondes* – Études publiées par la Société d'Économie Sociale a partir de 1856 par Frédéric Le Play. Paris: À l'Enseigne de l'Arbre Verdoyant, 1883, p. 149, 256, 292.

em contraponto a existência bem concreta da indigência dos "pobres". É o que diz Armand Gautier no final do século, comparando a alimentação do "burguês parisiense" à da população "média": o primeiro consumiria 90g de gordura por dia, contra um consumo "padrão" de 48g diárias[99]. Imagens tão fortes, aliás, que as tabelas de peso e estatura usadas pelos conselhos de revisão de recrutamento na década de 1880 ignoram o risco de gordura para as classes populares. Os indicadores de "fraqueza" mencionados para alertar o conselho limitam-se à magreza: a de um recruta com 1,80m de altura que pesa menos de 70kg ou a de outro com 1,70m que pesa 60kg[100]. A gordura seria ainda inconcebível no caso de um soldado do povo?

Zola, em 1878, trata especificamente disso como tema central de um romance maior: o confronto encarniçado de "duas franças"[101], a oposição entre "os magros e os gordos", a guerra social no *Ventre de Paris*[102]. Claude Lentier, o pintor famélico, conclui a confrontação beirando o drama: "Os gordos venceram..."[103] Mandaram para as prisões os agitadores cheios de sonhos ilusórios e irreais, em especial Florent, o típico magro, que havia jurado "esmagar esse reino da gororoba e da aporrinhação"[104].

O gordo, no *Ventre de Paris*, é sobretudo alusão. É "imagem". Tanto mais que essa qualidade não se limita aos "abastados". Estende-se a seus admiradores, os que lhes dão suporte, seus eleitores, uma massa heterogênea e confusa em que predominam,

---

99. Cf. GAUTIER, A. *Cours de chimie*. T. III. Paris: [s.e.], 1892, p. 795.

100. DUPONCHEL, É. *Traité de médecine légale militaire*. Op. cit., p. 224.

101. WEBER, E. *Fin de siècle* – La France à la fin du XIXe siècle. Paris: Fayard, 1986, p. 172.

102. ZOLA, É. *Le ventre de Paris*. Op. cit., p. 894.

103. Ibid.

104. Ibid., p. 812.

no romance, feirantes, lojistas, artesãos, gente de baixa renda. Os gordos são "quem tem lucro", os que tiram vantagem do sistema e o fazem prosperar. O perfil físico, portanto, não passa de argumento. A feira, o mercado das Halles não passa de transferência: é a "Paris estripada"[105] exibindo uma fortuna "egoísta" e contestada.

Por fim, um segundo cenário, totalmente novo no fim do século, vem ligado ao conflito das imagens e à mescla de oposições. Os "gordos" podem ser homens do povo, efígies grotescas, odres grosseiros e bêbados, imaginados por aqueles que temem os acessos populares ou contestam a existência mesma da República. Trata-se de oposições acentuadas, ásperas, todas pervertidas nesse final de século:

> Enfraquecimento da República face à Alemanha [...]. Questionamento da sociedade moderna [...]. Em contraponto com o otimismo republicano, com o seu nacionalismo confiante no progresso da ciência, uma outra França oscila na inquietude e no pessimismo. Uma França que traduz essa sensação de mal-estar na ideia de "decadência", fórmula amplamente difundida [...][106].

Le Triboulet, um periódico monarquista, apresenta "Nossos reis de hoje"[107] em 1882 como camponeses de tamancos, à imagem de Sancho Pança, derruídos e inchados de bebedeira e excessos: é a "República dos vencidos"[108], feita de infâmia e grosseria. Sugestão idêntica à da gravura de um Zola como "porco na engorda"[109] que aparece em *La Jeune Garde* em 1879, uma

---

105. Ibid., p. 733.

106. DEMIER, F. *La France du XIXe siècle*: 1814-1914. Op. cit., p. 374.

107. "Nos rois d'aujourd'hui". *Le Triboulet*, n. 2, 1882.

108. Cf. SIRINELLI, J.-F. (org.). *Histoire des droites en France*. Paris: Gallimard, 1992, esp. "L'apprentissage de la pluralité". T. I, p. 509.

109. "À l'engrais, Étude naturaliste". *La Jeune Garde*, 10 de maio de 1879.

bola de carne cuja pança e focinho suíno dominam todo o traço. Também idêntica sugestão no caso do judeu cuja imagem "grotesca" associa a obsessão virulenta contra perigos "exteriores" à de teorias pseudocientíficas de efeitos destruidores. Drummont acumula em sua *France juive* referências viperinas aos "olhos remelentos", aos "maxilares enormes"[110] e à "banha dos príncipes de Israel"[111]. *Le Grelot* tem um estoque de charges com horríveis referências ao "porco judeu", às "bolas de sebo judeu à venda"[112]. A imagem da gordura coincide com ódios e abjeções.

A estética impõe-se ainda mais quando a caricatura do gordo segue seu caminho cultural, explorada ao sabor dos confrontos e do partido que se toma.

---

110. DRUMONT, É. *La France juive* – Essai d'histoire contemporaine. Paris, 1888, p. 800 [1. ed., 1886].

111. Ibid., p. 526.

112. Cf. TILLIER, B. *Cochon de Zola, ou les Infortunes caricaturales d'un écrivain engagé*. Paris: Séguier, 1998, p. 135-137.

2

Obesidade "científica", obesidade "mundana"[113]

Ascensão do lazer, reviravolta na moda, no vestuário, recomposição dos espaços íntimos, tantas mudanças na segunda metade do século XIX influíram na maneira de encarar e julgar as formas corporais. Surgiu uma "obesidade mundana", qualificando perfis, distinguindo ancas, peito, ventre, músculos abdominais, tanto de homens como de mulheres, e de passagem estigmatizando os homens mais que antes. Ultrapassou-se um limiar na busca do emagrecimento, ainda que uma certeza ficasse: "Há mais obesos na classe favorecida que na classe operária"[114].

Além dessa "obesidade mundana", a ciência médica afirma um "outro" saber: a obesidade entraria no seu "período científico"[115], submetida à experiência e ao cálculo, explorada pela "química e a fisiologia"[116], terreno de estudos que se tornou especializado como no caso das outras patologias. "Verificações" decisivas também, que levam a distinguir não somente níveis, mas tipos de gordu-

---

113. Cf. LE GENDRE, P. "Obésité" [1891]. In: BOUCHARD, C.; BRISSOT, É. & CHARCOT, J.-M. (orgs.). *Traité de médecine.* 6 vols. Paris: [s.e.], 1891-1894, vol. I, p. 349: "O ponto de vista médico é inteiramente diverso..."

114. GAUTIER, A. *L'Alimentation et les régimes chez l'homme sain et chez les malades.* Paris: [s.e.], 1904, p. 501.

115. BOUCHARD, C. *Maladies par ralentissement de la nutrition.* Paris: [s.e.], 1885, p. 128 [1. ed., 1882]. C. Bouchard dirigiu com É. Brissaud e J.-M. Charcot o grande *Traité de médecine* do final daquele século.

116. LE GENDRE, P. "Obésité". Op. cit., p. 135.

ra. Descreve-se uma fragilidade especial quase mensurável pelo médico: a falta de ânimo, de fogo, uma incapacidade orgânica alojada no coração dos órgãos, uma insuficiência combustiva que provoca o acúmulo gorduroso por falta de oxigenação. Donde a distinção totalmente inédita entre gordura por excesso – decorrente do acúmulo de alimentos – e gordura por carência, produzida por deficiência do "carburante". E ainda a certeza de que o desaparecimento da gordura depende unicamente de se reavivar o fogo.

Formas e níveis ganham números

Efeito de pressões sociais aumentadas? De avaliações orgânicas mais instrumentadas? Na segunda metade do século XIX as ciências médicas renovam radicalmente a classificação dos tipos de gordura e sua explicação. A pesquisa busca definir níveis. A obesidade divide-se em "pequena", "média" e "grande". Jean Sicard dá a fórmula mais precisa no início do século XX: a obesidade é "pequena" quando o peso aumenta 3/10 em relação ao peso considerado normal para determinada estatura, por exemplo 91kg para uma "normalidade" de 70kg; é "média" quando o peso aumenta 5/10 em relação àquele considerado normal, por exemplo 105kg para uma "normalidade" de 70kg; e "grande" quando a relação é maior[117]. Verificações e instrumentações técnicas diminuem os limites: o horizonte do gordo passa a constituir-se definitivamente em etapas e níveis.

O mais importante é que a extensão do universo estatístico conduz a uma distinção mais profunda das próprias categorias. Charles Bouchard, professor de Patologia na Faculdade de Me-

---

117. SICARD, J.-A. "Obésité". Op. cit.

dicina de Paris, é um dos primeiros, em 1882, a tentar avaliar estatisticamente o papel da hereditariedade: de 94 casos, 43 revelam uma "forte" presença de obesidade entre os pais, outros 42 a presença de doenças ligadas à assimilação alimentar (gota, diabete, artrite etc.) e apenas 9 a ausência de qualquer ligação patológica[118]. O que sugere "causas predispondo" à obesidade, no caso a ascendência, e "causas ocasionais", no caso o excesso de alimentos e bebidas[119]. O que leva também a dois tipos de obesidade mais diferenciados que antes: o que resulta da abundância de ingestão e o que decorre de alguma influência "atávica". Outros números confirmariam isso[120]: Charles Bouchard assegura que, de 100 obesos, 50 têm regime alimentar normal, 40 são comedores compulsivos e 10 comem de modo "insuficiente". Uma importante obesidade quase inédita poderia ser assim definida, independente de todo excesso alimentar e sedentarismo, diferente também dos antigos casos de fibras débeis ou humores bloqueados. Dois modos de ser gordo coexistiriam, portanto, até então mesclados e confundidos: o "sanguíneo pletórico e o linfático anêmico"[121]. O primeiro tende a engordar pelos excessos, o segundo por compleição. Não que aquele afinal escape à anemia: pode apenas sugerir por algum tempo uma imagem dinâmica – é a obesidade "vulgar"[122] dos "corpulentos e grandes comedores"[123].

O que por fim nos livra da velha distinção dos temperamentos, ademais com frequência mal definida, entre um fleugmático

---

118. BOUCHARD, C. *Maladies par ralentissement de la nutrition.* Op. cit., p. 121.

119. Cf. DEMANGE, É. "Obésité" [1880]. In: DECHAMBRE, A. (org.). *Dictionnaire Encyclopédique des Sciences Médicales.* Paris: [s.e.], 1864-1880, p. 16: "Étiologie et pathogénie".

120. BOUCHARD, C. *Maladies par ralentissement de la nutrition.* Op. cit., p. 118.

121. PROUST, A. & MATHIEU, A. *L'Hygiène de l'obèse.* Op. cit., p. 19.

122. LE GENDRE, P. "Obésité". Op. cit., p. 368.

123. DEMANGE, É. "Obésité". Op. cit., p. 13.

submerso em líquidos e um comedor excessivo submerso em carnes[124]. O que permitiria sobretudo deslindar duas imagens por muito tempo confundidas, a do obeso forte e a do obeso fraco, um voltado para o alto e outro derruído. Desenham-se com mais clareza dois polos distintos para a trajetória da obesidade: um decorrente da "opulência", outro da "carência". Este designa uma doença do gordo cuja origem não é nem a superalimentação nem o sedentarismo.

Nutrição "retardada" e nutrição excessiva

"O homem são pode usar e abusar da gordura sem se tornar corpulento", insiste Charles Bouchard[125]. Ao passo que outro paciente pode engordar sem cometer "abusos". O exemplo dos obesos "anêmicos", os que engordam por falta de ânimo, de fogo, os que devem seu mal à compleição, torna-se um novo campo de estudos. Uma característica particular distinguiria esse tipo, sua "palidez e fadiga ou suas carnes moles"[126]. O que revelaria ainda uma última constatação: "a exalação do ácido carbônico diminui"[127] entre os obesos, pela fraqueza respiratória, e aumenta seu "mau cheiro" devido à "insuficiente combustão dos ácidos graxos voláteis"[128]. O corpo passível de engordar seria assim menos "queimador".

Tanto que o princípio calórico se reforçou ainda mais, a ponto de subverter a velha divisão de Liebig[129] que separava os alimentos em respiratórios e plásticos. Todos os alimentos podem participar do fogo. É o que mostra uma experiência de Pettenkofer e Voit

---

124. Cf. p. 167.
125. BOUCHARD, C. *Maladies par ralentissement de la nutrition*. Op. cit., p. 110.
126. PROUST, A. & MATHIEU, A. *L'Hygiène de l'obèse*. Op. cit., p. 20.
127. BOUCHARD, C. *Maladies par ralentissement de la nutrition*. Op. cit., p. 114.
128. Ibid., p. 64.
129. Cf. p. 226s.

em 1873: um cão alimentado exclusivamente de carne sem gordura pode "fabricar" gordura, transformando assim um alimento "plástico" em "respiratório"[130]. A albumina pode ser combustiva: "Os alimentos plásticos geram calor"[131], ainda que menos "queimadores". Os três grandes tipos de alimentos, "carboidratos, gorduras e substâncias albuminoides"[132], podem assim contribuir para a engorda pela transformação do carbono em corpos graxos[133]. O que unifica o tema energético e impõe sua primazia. A criação e a destruição da gordura são sistematizadas.

A isso se soma um raciocínio mais fortemente centrado no calor e seus efeitos. O que está em jogo no princípio calórico não se limita ao trabalho corporal, estendendo-se aos efeitos "plásticos", às construções orgânicas, renovando a vida nas profundezas dos tecidos. É algo ativo na "constituição" mesma da carne. Marcelin Berthelot soube difundir, na década de 1870, uma química da síntese para além de uma química da análise[134]. Daí a presença do fogo no coração das mais secretas "reações de síntese"[135] e o recurso constante e generalizado a ele: "A combustão fisiológica surge como o grande regulador das funções"[136]. O que institui o princípio calórico, como nunca antes, na condição de princípio primeiro.

---

130. Cf. PETTENKOFER & VOIT. "Über die Zersetzungsvorgänge im Thierkörper bei um Fütterung mit Fleisch und Kohlhydraten und Kohlhydraten allein". *Zeitung für Biologie*, 1873, IX.

131. LE BON, G. La Vie – Physiologie humaine appliquée à l'hygiène et à la médecine. Paris: [s.e.], 1874, p. 77.

132. PROUST, A. & MATHIEU, M. *L'Hygiène de l'obèse*. Op. cit., p. 80.

133. Cf. o princípio dessa operação à p. 226.

134. BERTHELOT, M. *Traité élémentaire de chimie organique*. Paris: [s.e.], 1872, p. 2: "La synthèse seule donne à la chimie son caractère complet".

135. MONTÉTY, J.-L. *De la ration alimentaire em général, application au soldat* [s.l.]: [s.e.], 1887, p. 39 [tese].

136. MILNE EDWARDS, H. *Leçons sur la physiologie et l'anatomie comparée de l'homme et des animaux*. T. VIII. Paris: [s.e.], 1878, p. 27.

O regime pode então ser expresso quase exclusivamente em unidades de valor combustivo, tanto as indispensáveis à vida quanto as que indicam abuso. A referência energética guia inteiramente o enunciado do regime e seu conteúdo: 2.450 calorias por dia para "um homem médio, vestido, em repouso e num clima temperado"[137], mas de 2.800 a 4.000 calorias de acordo com a intensidade do "esforço exigido"[138]. A referência energética permite, enfim, pensar a insuficiência "vital", a carência ou excesso de fogo: trata-se de diferenciar os organismos com forte potência combustiva dos organismos com fraca potência combustiva.

Torna-se então compreensível, depois de muito tempo sem explicação, a engorda independente de um excesso de alimentação: deve-se a um "déficit de combustão das gorduras"[139]. Charles Bouchard desenvolve o tema longamente e lhe dá o nome de "nutrição lenta" ou "retardada"[140], sistematizando-o e estendendo-o a outras patologias, como a artrite e a gota, uma e outra provocadas pela presença de ácidos orgânicos pouco ou mal "comburados":

> Em todas essas condições os ácidos orgânicos podem não ser queimados, a alcalinidade das secreções diminui, a acidez úrica aumenta na urina, os uratos se precipitam mais facilmente e o ácido oxálico aparece[141].

A fraqueza do fogo se traduz num mal multiforme, disfunção que varia segundo as substâncias envolvidas. A proximidade por

---

137. Ibid.

138. FONSSAGRIVES, J.-B. "Alimentation" [1865]. In: *Dictionnaire Encyclopédique des Sciences Médicales.* Op. cit.

139. BOUCHARD, C. *Maladies par ralentissement de la nutrition.* Op. cit., p. 110.

140. Op. cit., p. 57. A expressão mesma é tomada de empréstimo a F. Beneke (*Physiologische Vorträge, für Freunde der Naturwissenschaften niedergeschrieben.* Oldenburgo: [s.e.], 1856).

141. BOUCHARD, C. *Maladies par ralentissement de la nutrition.* Op. cit., p. 58.

tanto tempo postulada entre doenças tão diferentes quanto a gota, o diabete e a obesidade seria assim melhor esclarecida: uma fonte comum para desordens variadas. Em cada caso estaria em jogo uma substância diferente: "As albuminoides e o ácido úrico no caso da gota, os carboidratos e o açúcar no do diabete, a gordura e os ácidos graxos no da obesidade"[142].

A "nutrição retardada", considerada fator de obesidade, torna-se comum para os médicos do final do século XIX, todos preocupados com um "aporte insuficiente de oxigênio"[143]. Resta indicar sua origem. O que gera debate tal que o tratamento se torna mais delicado. Uns visam a composição do sangue, a falta de glóbulos vermelhos, para melhor explicar a presença de matérias não queimadas: "As oxidações abrandam, a gordura acumula-se"[144]. Outros mencionam um ralentar cardíaco – a "estase sanguínea" – ou pulmonar – a "asfixia carbônica"[145]. Outros ainda limitam-se a fraquezas obscuras. Mas todos recorrem ao modelo energético, identificando no distúrbio da gordura uma assimetria do fogo, "uma discordância entre receita e necessidades"[146]. Todos a partir daí esperam a redução da gordura com o aumento da combustão.

Dois tipos de obesidade até então mal ou pouco explicados pelos primeiros adeptos da corrente energética, entre os quais Liebig[147], seriam assim confirmados: um tipo decorrente de excesso e outro resultante de carência, este ligado a uma insuficiência orgânica na força e utilização do fogo.

---

142. SICARD, J.-A. "Obésité". Op. cit.

143. PROUST, A. & MATHIEU, A. *L'Hygiène de l'obèse.* Op. cit., p. 82.

144. DEMANGE, É. "Obésité". Op. cit., p. 21.

145. Ibid.

146. LABBÉ, M. *Régimes alimentaires.* Paris: [s.e.], 1910, p. 298.

147. Cf. p. 226s.

A obsessão degenerativa

Uma referência mais profunda emerge então no horizonte dessa fraqueza bem específica. Uma "insuficiência" global que a cultura do final do século XIX tende a entender como traço de comportamento ou inadaptação à forma de vida. Uma maneira "moderna" de evocar alguma carência insidiosa alojada no coração do que vive. O que está envolvido tem a ver com as premissas mesmas do fogo. Manuel Leven refere inúmeros casos de pacientes cujos "centros nervosos desregulados", uma "perda de vigor" bem característica e uma "irritação" debilitante provocariam uma engorda incoercível por excesso de carbono não comburado[148]; em 1892, a *Revue de Médecine et de Chirurgie* associa a possível "morte súbita" dos obesos à que se considerava comum entre as "famílias neuropáticas"[149].

A obesidade, em sua vertente anêmica, muda assim de terreno. Mal dissimulado, oscilaria sobre o que precisamente estigmatiza a cultura do final do século XIX: uma indiscernível carência vital. Até a palavra "degenerescência"[150], prudentemente proposta por Adrien Proust e Albert Mathieu.

O prestígio da visão evolucionista na segunda metade do século XIX aumenta os temores de regressão[151]. "Inversões" poderiam existir, atavismos percorrendo o corpo. Jules Rengade pretende identificar, num livro médico de divulgação popular, os "gordos linfáticos" e os "pletóricos moles" remontando a seus an-

---

148. LEVEN, M. *La névrose* – Étude clinique et thérapeutique, dyspepsie, anémie, rhumatisme et goutte, obésité, amaigrissement. Paris: [s.e.], 1887, p. 236s.

149. "Mort subite dans l'obésité et dans les familles névropathiques". *Revue de Médecine et de Chirurgie*, 1892, p. 746.

150. PROUST, A. & MATHIEU, A. *L'Hygiène de l'obèse*. Op. cit., p. 48.

151. Cf. BERNHEIMER, C. *Decadent Subjects* – The Idea of Decadence in Art, Literature, Philosophy and Culture of the Fin de siècle in Europe. Baltimore: Johns Hopkins University Press, 2002.

tecedentes paternos[152]. À mesma época, em busca dos "estigmas de degenerescência" na Família Habsburgo, Victor Galippe não hesita em mencionar a obesidade "hereditária" dos duques de Parma no século XVII como sinal de recessão orgânica: de Ranuccio Farnese, nascido em 1630, cuja "corpulência excessiva" o teria tornado "impróprio para governar", a Antonio Farnese, morto em 1732, que uma "corpulência extraordinária" teria deixado "sem posteridade"[153]. Por fim, em prospecção interminável da antropologia física dos "criminosos natos", Cesare Lombroso não se furta a destacar traços "degenerativos" das criminosas e prostitutas, num recenseamento quase numérico: seu peso médio é superior ao das mulheres normais e, sobretudo, a maioria adquire com a idade uma "corpulência enorme", a ponto de se tornarem "verdadeiros monstros de obesidade"[154].

O tema da degenerescência, presente na consciência do final do século XIX a ponto de por vezes obcecá-la, não poderia deixar de fazer intercessão com o tema da obesidade.

A explosão dos regimes

Resta enfim a nova multiplicidade dos casos e, daí, a multiplicidade também nova dos tratamentos no final do século XIX. A insistência na diferença de cuidados devidos, por exemplo, aos obesos "atônicos" e aos "vigorosos" ou aos "predispostos" e àqueles que não o são. O recurso também a uma química discrimi-

---

152. RENGADE, J. *Le médecin de soi-même* – Grands maux et grands remedes. 4 vols. Paris: [s.e.], c. 1900, vol. I., p. 100 e 122.

153. GALIPPE, V. *L'Hérédité des stigmates de dégénérescence et les familles souveraines.* Paris: [s.e.], 1905, p. 325-328.

154. LOMBROSO, C. & FERRERO, G. *La femme criminelle et la prostituée.* Grenoble: Jérôme Million, 1991, p. 254 [1ª ed. italiana, 1893].

natória, como o conselho para "analisar previamente a urina"[155] para melhor detectar em um caso de obesidade outros indícios, por exemplo, de ureia, linfatismo, gota, anemia. Os perfis patológicos proliferaram e assim também as propostas de tratamento.

É sobre a correção dos excessos alimentares, antes de mais nada, que os textos das últimas décadas do século se mostram mais eloquentes: redução das calorias, dos açúcares e das gorduras, controle da bebida. O que revela uma vontade crescente de cuidar-se. Distinguem-se perfis, diferenciam-se regimes. Lewis Worthington propõe quatro no seu tratado sobre a obesidade, de 1877[156]. Paul Le Gendre propõe oito no artigo "Obesidade" do *Traité de médecine* de Jean-Marie Charcot, em 1891[157]. Adrien Proust e Adolphe Mathieu enumeram treze na sua *Hygiène de l'obèse*, de 1897[158]. A lista cresce, mas o regime mais famoso continua sendo o de William Banting, empresário inglês de 60 anos que detalhou em uma pequena brochura, no início da década de 1860, como uma abstenção alimentar bem precisa lhe permitiu superar uma obesidade "aflitiva"[159]. Obediência às prescrições dos químicos, supressão de açúcares e féculas, contenção bem estrita das albuminas – carnes sem gordura, peixes grelhados – e Banting anuncia uma perda de 46 libras (23kg) em um ano para uma estatura de 5 pés e 5 polegadas (1,65m) e 202 libras de peso (101kg).

Igualmente importante, por fim, os regimes escalonam-se segundo níveis de gravidade "obésica" cuja invenção suscitou a

---

155. CERFBERR, G. & RAMIN, M.V. *Dictionnaire de la Femme*. Paris: [s.e.], 1897, verbete "Obésité".

156. WORTHINGTON, L.S. *De l'obésité*. Paris: [s.e.], 1877, p. 140s.

157. LE GENDRE, P. "Obésité". Op. cit., p. 375s.

158. PROUST, A. & MATHIEU, A. *L'Hygiène de l'obèse*. Op. cit., p. 101s.

159. BANTING, W. *De l'obésité*. Paris: [s.e.], 1864, p. 5 [1. ed. inglesa, 1863].

de diferentes intensidades curativas. Proust e Mathieu sugerem limites dos quais o mais severo é de 1.250 calorias, metade do número de calorias considerado "normal"[160]. Há progressões, etapas, graus. O que conduz a uma atenção nova, a de levar em conta a "sensação assediante da fome"[161], por exemplo, durante a cura, a luta contra os obstáculos, o desânimo. Inventam-se táticas para tentar tornar mais suportáveis regimes já praticamente corriqueiros, como as "pequenas refeições repetidas"[162], as "saladas"[163], a ingestão intermitente de chás "tonificantes"[164] e caldos leves.

A isso se somam, incontestes, as curas felizes e comentadas, os sucessos tranquilizadores, sobretudo de casos "em que a obesidade não teria outra causa senão uma alimentação viciosa, exagerada"[165]. Paul Le Gendre cita perdas de quase 25kg de peso em alguns meses[166] e destaca as mudanças de hábitos, com retomada da atividade e uma vivacidade renovada. William Banting enumera ganhos para além da simples "leveza" física recuperada: "Recobrei a visão e escuto melhor. Minhas outras indisposições ficaram 'no passado'"[167]. Os amigos de Zola mencionam, ainda mais, uma atitude transformada, sutilmente resumida por Karin Becker:

---

160. PROUST, A. & MATHIEU, A. *L'Hygiène de l'obèse.* Op. cit., p. 243s.

161. SICARD, J.-A. "Obésité". Op. cit., p. 619.

162. Apud PROUST, A. & MATHIEU, A. *L'Hygiène de l'obèse.* Op. cit., p. 146. Os regimes estendem-se da mesma maneira a doenças relacionadas. Cf. o regime para "cardíaco obeso" em FIESSINGER, C. *Le Régime du cardiaque.* Paris: Delagrave, 1907, p. 110.

163. SICARD, J.-A. "Obésité". Op. cit., p. 619.

164. GAUTIER, A. *L'Alimentation...* Op. cit., p. 503.

165. LE GENDRE, P. "Obésité". Op. cit., p. 31.

166. Ibid.

167. BANTING, W. *De l'obésité.* Op. cit., p. 15.

> Ele descobre uma nova alegria de viver, ligada a seu corpo rejuvenescido: anda de bicicleta, mete-se em fotografia e tem uma relação amorosa com a empregada Jeanne, que vai dar-lhe dois filhos[168].

Dupla emancipação para Zola no que diz respeito às mulheres e às iniciativas físicas? A própria cura, no final do século, tornou-se objeto de exploração e de narrativa. E seu sucesso cresce em profundidade quase psicológica.

Mais complexos inevitavelmente são os tratamentos de doentes considerados "atávicos". O prognóstico continua obscuro: a "verdadeira obesidade", a da idade adulta, que "se instala progressivamente em sua forma grave, não é curável"[169], chegam a garantir alguns tratados. O que não deixa de ter consequências na esperança do doente. O mal seria nuclear e a carência, global, obrigando mesmo a "modificar a constituição" da pessoa[170]. Donde uma exigência abrangente: "estimular a vitalidade geral, tonificar o organismo inteiro"[171]. Daí as referências aos nervos, às células, ao sangue e também ao fígado, cujo poder de queima é comprovado em algumas experiências[172], a indicação de "reconstituintes, ferro, quinino, amargosos"[173] e estimulantes, a referência aos glóbulos vermelhos e a multiplicação de práticas e cuidados. O corpo do "obeso atávico"[174] deveria ser portanto solicitado, excitado, com massagens, hidroterapias, duchas, exercícios, recurso ao frio, temporadas na montanha e à beira-mar,

---

168. BECKER, K. "L'embonpoint du bourgeois gourmand..." Op. cit., p. 66.

169. SICARD, J.-A. "Obésité". Op. cit., p. 617.

170. DEMANGE, É. "Obésité". Op. cit., p. 28.

171. PROUST, A. & MATHIEU, A. *L'Hygiène de l'obèse.* Op. cit., p. 278.

172. LE BON, G. *La vie.* Op. cit., p. 426.

173. DEMANGE, É. "Obésité". Op. cit., p. 28.

174. PROUST, A. & MATHIEU, A. *L'Hygiène de l'obèse.* Op. cit., p. 278.

para se tornar cada vez mais queimador. Práticas todas inventadas por um século XIX que sem perceber ia concedendo mais lugar aos estímulos, à mudança de ares, aos passeios e viagens para um público que imperceptivelmente aumentava.

A atenção às condições internas, ao equilíbrio e à química do corpo, diversifica mais ainda as propostas na penúltima década do século. O questionamento sobre o funcionamento das glândulas, o estudo de sua extirpação em animais, o bloqueio ou a injeção de suas secreções concretizam bruscamente sintomas até então mal revelados. O papel da tireoide, em especial, sofre radical transformação. Sua ausência, observada em animais e no homem, torna de imediato visível um excesso bem específico de gordura, acompanhado de fraqueza e debilidade, rosto inchado e pele infiltrada: é o mixedema, doença de "peso" descrita pela primeira vez por William Ord no início da década de 1880[175]. Confirmação pelo oposto: a afecção mutilante se extingue com uma injeção regular de "tireoidina", a secreção da glândula "normal". Daí inúmeros tratamentos experimentados. O *Journal de la Beauté* recomenda tireoidina a suas leitoras em 1897, fazendo promoção das secreções da glândula "do carneiro ou da vitela" devidamente preparadas por farmacêuticos[176]. Isso antes de revelar mais prudência, anos mais tarde, aconselhando "evitar a tireoidina"[177]. Acidentes ocorreram, problemas inesperados, fracassos. O que não tira a importância dessas tentativas e da nova visão do corpo que elas promovem: um organismo regulado por uma condição interna

---

175. GOULD, G.M. & PYLE, W.L. *Anomalies and Curiosities or Medicine* – A Collection of Extraordinary Cases Derived from an Exhaustive Research of Medical Literature, Abstracted, Annotated, and Indexed. Nova York: Bell Publishing Company, 1896, p. 807.

176. "L'obésité". *Journal de la beauté*, 20 de junho de 1897.

177. Op. cit., 11 de março de 1902.

cujo equilíbrio é preciso encontrar, no qual glândulas e sistema nervoso seriam "os princípios estimuladores indispensáveis à elaboração contínua de uma perfeita nutrição"[178]. É de fato um novo tipo de "orientação" física que se coloca assim em evidência: uma atenção particular para as secreções, levando em conta as glândulas, "tireoide, ovários, testículos, hipófise"[179], com uma vigilância dos equilíbrios químicos, os provocados pela alimentação e o "meio interno". A certeza dos professores da Faculdade de Medicina parisiense no início do século XX é que "quanto mais estudamos os problemas da nutrição, mais nos convencemos do papel preponderante assumido pelas secreções internas..."[180]

Resta, por fim, o exercício, renovado e especificamente calculado no final do século XIX. Aí, mais uma vez, números e precisão: Joseph Oertel prescreve exercícios durante duas horas sob a forma de marcha, em jejum, pela manhã, em intensidade suficiente para "tonificar" o coração[181]. É a "cura de terreno" com percursos escalonados, cuja prática foi difundida na década de 1870 sobretudo na Alemanha e na Suíça, com mapas metódicos codificando inclinações e distâncias para orientar os usuários, variando de caminhos "planos" para "ladeiras"[182], trajetos "longos" e "curtos". O que podia provocar, paralelamente, novas dificuldades: o exercício "aumenta o apetite"[183], tornando o regime menos suportável para o paciente, e também aumenta o esforço, ameaçando o coração.

---

178. RENGADE, J. *Le médecin de soi-même* – Grands maux et grands remèdes. Op. cit. T. I, p. 258.

179. ROGER, G.-H. *Digestion et nutrition*. Paris: Masson, 1910, p. 375.

180. Ibid., p. 377.

181. OERTEL, J. *Traitement de l'obésité et des troubles de la circulation*: Affaiblissement du cœur, compensation insuffisante dans les lésions valvulaires, cœur gras, troubles de la circulation pulmonair etc. Paris: [s.e.], 1886.

182. Cf. LAGRANGE, F. *La médication par l'exercice*. Paris: [s.e.], 1894, p. 261.

183. GAUTIER, A. *L'Alimentation*... Op. cit., p. 506.

Oxigênio e combustão compõem, de qualquer forma, o horizonte dessas "teorias" centradas todas nas certezas do fogo.

O termalismo entre o social e a química

Uma prática se impõe ainda mais na segunda metade do século XIX – o termalismo[184] – confirmando uma transformação profunda dos hábitos e saberes de uma ampla classe média. A química renovou a análise das águas. As estações de água melhoraram o conforto oferecido e as estradas de ferro facilitaram sua acessibilidade. Ambiente "arejado", o verde, águas de fonte natural, curas escolhidas com conhecimento científico, tudo isso faz sonhar com uma revolução física e a restauração da saúde. O termalismo torna-se uma prática sanitária e de lazer que muda também de estatuto na segunda metade do século XIX e se torna objeto de estudo e de experimentação. O conhecimento sobre as termas multiplica-se, sugerindo relações cada vez mais específicas entre os tipos de fontes e os diversos males. As diferenças de formas de obesidade até encontram aí réplicas adaptadas: o "linfático" deveria buscar águas tonificantes, enquanto para o gordo comilão o indicado seriam águas laxativas.

As estações de água especializam-se. Marienbad, por exemplo, ou Carlsbad, na Alemanha, de águas ditas purgativas, "são indicadas para obstruções do fígado e excesso abdominal", "patologia" que um guia francês considera "muito frequente na Alemanha"[185]. Châtelguyon e Brides, na França, são recomendadas, respectiva-

---

184. Cf. esp. *Villes d'eaux – Histoire du thermalisme*. Paris: CTHS, 1994 [Atas do 117° Congresso Francês de Sociedades Acadêmicas, seções de História Moderna e Contemporânea, Arqueologia e História da Arte, História das Ciências. Clermont-Ferrand, outubro de 1992].

185. JOANNE, A. & LE PILEUR, A. *Les bains d'Europe*. Paris: Hachette, 1880, p. 34.

mente, para "tratamento laxativo"[186] e "oxidação do sangue". Émile Philbert, vice-presidente da Sociedade de Hidrologia Médica de Paris, chega a criar em Brides, Saboia, na década de 1870, um método de "cura especial da obesidade" que atraía cada vez "mais doentes a cada estação"[187]. O médico parisiense torna-se propagandista, divulgando inúmeros comentários e observações[188], estabelecendo métodos "purgativos, exsudação, regime alimentar, exercícios musculares" e recorrendo a uma tabela diária de peso.

Cria-se, ademais, com essas estações de água especializadas, um estilo de tratamento cuja regularidade e rigor são registrados em inúmeros testemunhos, com o escalonamento de práticas programadas por várias semanas, ordenando regimes, banhos, fricção com luvas de crina ou fibra, massagens "com sabão", compressas frias no ventre e caminhadas graduais[189]. A luta contra a obesidade é instaurada em cada instante do dia, visando essencialmente a aquisição de energia calórica e combustão. O grande aumento da oferta no final do século XIX se traduz por uma múltipla especialização dos tratamentos, de sua duração e dos locais.

A ironia do *Charivari* em 1885 sobre a frequência aparentemente contraditória da estação de águas de Stilba, na Córsega, confirma essas mudanças. Um homem diz que vai "às águas de Stilba" porque sente "um começo de obesidade". Sua sogra procura também a estação "porque está ameaçada de etisia"[190]

---

186. BARDET, G. & MACQUERIE, J.-L. *Villes d'eaux de la France.* [s.l.]: E. Dentu, 1885, p. 422.

187. Ibid.

188. Cf., dentre outros, PHILBERT, É. *Observation d'un cas de polysarcie traité aux eaux de Brides (Savoie).* Paris: [s.e.], 1877.

189. Cf. SCHINDLER-BARNAY, C.S. *Traitement curatif et préservatif de l'obésité et de ses suites aux eaux de Marienbad.* Paris: [s.e.], 1869 [1. ed., 1865].

190. "Les eaux de Stilba". *Le Charivari*, 10 de julho de 1885.

(magreza extrema). Sem dúvida um paradoxo, mas a originalidade do registro está, para além da comicidade, em sugerir na verdade uma prática corriqueira, atenta à obesidade precoce. Apenas a estação de Vichy, cujas águas seriam boas contra as "anomalias da nutrição"[191], recebe 2.543 visitantes em 1840, mas 40.000 em 1860 e 100.000 em 1890[192]. A estação de Evian, também cada vez mais frequentada, vê sua estrutura urbana transformada no final do século: reforma do cais, abertura de avenidas monumentais, criação de redes subterrâneas de água, renovação total dos equipamentos hoteleiros. Uma "viagem de estudos médicos" em 1901 confirma, em sua linguagem abstrata, os efeitos da fonte sobre o conjunto dos fenômenos digestivos:

> São essas substâncias osmóticas que tornam mais completa, mais ativa a vida orgânica, melhorando a respiração, a oxidação, a assimilação e a desassimilação celular, a desintegração dos dejetos orgânicos, a eliminação das cinzas, a solubilização das substâncias usadas [...][193].

O tema das disfunções digestivas e da correção dos excessos alimentares domina ademais a imagem sugerida pelo termalismo. O "bebedor de água" colocado em cena nas *Physiologies parisiennes* de 1887 é com efeito o grande comedor em busca de um novo equilíbrio: "É geralmente um parisiense que leva vida dissipada e se retira por três ou quatro semanas num buraco dos Alpes ou dos Pirineus"[194]. A ideia mais "simplista" de drenagem do corpo

---

191. BARDET, G. & MACQUERIE, J.-L. *Villes d'eaux de la France.* Op. cit., p. 361.
192. Cf. ZELDIN, T. *Histoire des passions françaises.* T. II: Orgueil et intelligence. Paris: Encres, 1978, p. 107 [1. ed. inglesa, 1973].
193. Cf. ARNULF, J. & BERCIOUX, R. *Évian-les-Bains et sa region* – Guide illustré du Baigneur, du Touriste et du Cycliste. Évian-les-Bains: [s.e.], [s.d.], p. 51.
194. MILLAUD, A. *Physiologies parisiennes.* Op. cit., p. 309.

com uma água purificadora está presente, aliás, em surdina nessas atitudes ávidas pelas fontes naturais, lugares de verdor e ares estrangeiros. Uma ação terapêutica visando a digestão e a assimilação é o que comanda, pois se considera que ela tem efeito sobre a pele, os reumatismos, a gordura, os nervos. Efeitos múltiplos para uma ação única voltada, no vulgo do termalismo, contra "as obstruções indolentes das vísceras e do abdômen"[195].

Ascensão da publicidade[196]

A publicidade da segunda metade do século XIX confirma ainda a extensão das práticas de emagrecimento e o mercado de que desfrutam. Sua difusão desencadeia-se no penúltimo decênio do século. E a fórmula é a mais sucinta:

> Pílulas persas para emagrecer fortalecendo a saúde: dois meses de tratamento bastam para fazer desaparecer todo excesso de gordura nos dois sexos[197].

Um médico tem geralmente seu nome associado ao produto, o que garante notabilidade, ao contrário das velhas fórmulas ocultas milagrosas[198]: as "pílulas persas do Doutor Blyn's"[199], o "chá hindu do Doutor Smith"[200] etc. Os objetos variam: pílulas, poções, banhos, cintas ou corpetes. O peso dos imaginários tradicionais subsiste, tanto as referências aos velhos ressecamentos quanto às velhas tonificações.

---

195. DR. BRIÈRE. *Les bains d'Yverdon*: eau thermale, sulfurée, sodique. Lausanne: [s.e.], 1869, p. 10.

196. Cf., entre outros, o APPELDORFER, G. *Maigrir, c'est fou!* Paris: Odile Jacob, 2000. São citados inúmeros anúncios publicitários do final do século XX.

197. "Pílulas persas". *Le Printemps* – Moniteur des modes illustrées, 1° de novembro de 1890.

198. Cf. p. 132.

199. "Pílulas persas". *Écho du Moniteur des Modes*, 1887.

200. "Chá hindu". *Le Messager des Modes*, 1° de novembro de 1905.

Algumas alusões a eflúvios e perfumes pretendem confortar a convicção: as "Pílulas Gigartina" são extraídas de algas marinhas[201], a Água de Brahmes é "perfumada com flores de Bengala"[202], a "Cinta Ismael" é "composta de plantas aromáticas"[203]. Acrescentam-se algumas indicações de formas físicas, refletindo o olhar "anatômico" do final do século: o chá Beautygène é tido como "redutor das ancas, eliminador da barriga, proporcionando cintura fina e esbelta"[204]; o produto "anônimo" de que a Farmácia Chardon da Rua Saint-Lazare, em Paris, informa a seus clientes supostamente "reduz o ventre e as ancas, afina a cintura e elimina a papada"[205]. Processos simplíssimos – pílula, beberagem, cinta. Resultados "garantidos", "seguros e rápidos"[206], "sucesso certo"[207]. A retórica joga com imagens e palavras: gravuras opõem a gordura de "antes" à magreza de "depois", as frases misturam promessas e garantias, como "água maravilhosa"[208], "método realmente infalível"[209], preservação da "eterna juventude e de carnes firmes"[210].

Todas referências apressadas e intuitivas, evidentemente, cuja simples existência prova a lenta emergência de um mercado do emagrecimento no final do século XIX, assim como a resistência

---

201. "Pílulas Gigartina". *Le Messager des Modes,* 15 de janeiro de 1904.

202. "Água de Brahmes". *Le Triboulet,* 1° de janeiro de 1882.

203. "Cinta Ismael". *Le Printemps* – Moniteur des modes illustrées, 16 de abril de 1890.

204. "Chá Beautygène". *Le Printemps* – Moniteur des modes illustrées, 1° de janeiro de 1900.

205. "Chardon". *L'Illustré National,* 26 de janeiro de 1902.

206. "Chardon". *Écho du Moniteur des Modes,* 1888.

207. "Pó do Doutor Homeland". *Le Printemps* – Moniteur des modes illustrées, 11 de setembro de 1887.

208. "Água de Brahmes". *Le Triboulet,* 1° de janeiro de 1882.

209. "Chardon". *L'Illustré National,* 26 de janeiro de 1902.

210. "Pó do Doutor Homeland". *Le Printemps* – Moniteur des modes illustrées, 1° de janeiro de 1900.

das tradições. A publicidade sugere também a versão resumida do regime, simplificada quase até ao esquemático, que é o recurso mágico aos elixires. Revela ainda a relativa seleção social de tais práticas: o preço dos produtos vai numa escala entre 5 e 20 francos na década de 1880, quando o salário médio diário de um operário é de 5 a 6 francos[211]. Denota por fim a resistência de representações tradicionais que esperam um emagrecimento dos gestos mais simplificados.

---

211. Cf. LE PLAY, F. *Les ouvriers des deux mondes...*, p. 285: "Ouvrier cordonnier de Malakoff".

3

A revolução do magro

As silhuetas afinaram na segunda metade do século XIX e os tratamentos da obesidade se multiplicaram. O aumento do lazer, os novos cuidados com o corpo, a revolução dos conhecimentos médicos, tudo contribuiu para isso. Uma mudança essencial, totalmente decisiva, teve lugar na década de 1920, resultado não do saber, mas dos costumes: a transformação da condição feminina sugere uma nova magreza, eliminando mais ainda referências mamárias e rechonchudas; um novo imaginário tecnológico sugere, além disso, mais fluidez e nervosidade, acentuando o que é ágil e esbelto, ao mesmo tempo em que crescem os desejos de controle e de afirmação de si. Uma fórmula repetida de Jean Prévost nos seus *Essais sur le corps humain*, de 1925, confirma o aparentemente corriqueiro: "Os músculos constituem a maior parte da nossa substância"[212]. A aparência "atlética", de linhas sólidas, é pela primeira vez considerada a da "normalidade"[213]. O corpo dos anos de 1920 é mencionado diversamente do que o era até então, numa afirmação determinante. O elemento dinâmico tem agora um lugar que antes não tinha: "Só o músculo é nobre"[214]. A

---

212. PRÉVOST, J. *Plaisirs des sports* – Essais sur le corps humain. Paris: Gallimard, 1925, p. 57.

213. Cf. DURVILLE, G. "L'homme normal c'est l'athlète". *Naturisme* – La grande revue de la culture humaine, 15 de julho de 1936.

214. FISCHLER, C. *L'Homnivore*. Op. cit., p. 316. Cumpre ressaltar a riqueza desse texto de Claude Fischler, que se revela, de longe, pioneiro na análise do obeso contemporâneo.

tonicidade adivinha-se sob a estática, o movimento sob as curvas. Incluindo evidentemente o corpo feminino, cujas intermináveis descrições ressaltam a "reta flexibilidade", o "aspecto serpentino", a "elasticidade dos rins"[215]. A presença do músculo não é uma brusca descoberta. Seu papel, porém, é inteiramente repensado, visado e "enobrecido". O conjunto dos valores adiposos está envolvido, com limites mais precoces e perigos mais marcados. O corpo dos anos de 1920 simplesmente perfila a imagem do corpo atual.

Outra mudança, por fim, é que surge uma dúvida mais forte do que antes sobre a possibilidade de tratar certas obesidades. Inúmeros casos só podem levar ao "martírio". "Gravidade" inédita que também prefigura as interrogações de hoje.

A "tara civilizatória"

A consciência social da gordura muda, inicialmente, nos anos 20 do século passado. A adiposidade estaria a partir de então mais presente no universo cotidiano. As imagens dizem-no. Os operários e camponeses das caricaturas, como as do *Canard enchainé*, do *Rire* ou de *L'Illustré national*, revelam uma possível obesidade classicamente "reservada" aos abastados. Os "pobres", que uma velha tradição figura como seres famélicos, adquirem bruscamente um volume físico que não tinham. Os desenhos de Albert Dubout, no início dos anos de 1930, mostram inúmeras adiposidades populares, seios balouçantes, barrigas descontroladas, papadas. O *Porto de Marselha*[216], desenhado pelo ilustrador nessa época, dá o mais vivo exemplo: a rigidez e as gravatas das

---

215. BAYARD, É. *L'Art de reconnaître la beauté du corps humain* – L'homme, la femme, l'enfant. Paris: Ernest Gründ, 1926, p. 204, 254, 271.

216. DUBOUT, A. "Le port de Marseille". *Le Rire*, 1° de abril de 1933.

silhuetas distintas se opõem ao relaxamento e golas abertas das silhuetas operárias, mas as carnes volumosas e as adiposidades são socialmente compartilhadas. A amplitude abdominal democratiza-se: o consumo e a superalimentação estariam em vias de generalização.

O que certos números podem ajudar a compreender. A Comissão Científica Internacional de Abastecimento (Csir, na sigla em francês) fixa em 1914 a oferta de carne, leite e laticínios em "75g por dia por homem médio"[217] como limite mínimo para cada país. A Alemanha, a Inglaterra e a França ultrapassam esse limite com a virada do século, oferecendo respectivamente uma quantidade mínima de 126g, 120g e 86g no período de 1909 a 1913. Os equilíbrios foram abalados, traduzindo uma "mudança radical no consumo alimentar"[218], com as proteínas e glicídios de origem animal superando os de origem vegetal. Ração mais "rica" e mais "adiposa".

Os comentários, sobretudo, transformam-se. Georges d'Avenel sugere em 1913 que há um "nivelamento das fruições"[219], o acesso a uma "satisfação" alimentar cada vez mais difundida. Francis Heckel fala em 1930 de uma "tara civilizatória"[220], com alterações morfológicas, abusos e desordens variadas provocados pelos confortos técnicos, a vulgarização das máquinas, os superávits alimentares. O "mal" teria proliferado:

> Os camponeses e operários começam a sofrer de doenças que anteriormente eram causa de diminuição físi-

---

217. Cf. SORCINELLI, P. "L'aliment et la santé". In: FLANDRIN, J.-L. & MONTANARI, M. (orgs.). *Histoire de l'alimentation*... Op. cit., p. 820.

218. Ibid.

219. D'AVENEL, G. *Le nivellement des jouissances*. Paris: [s.e.], 1913.

220. HECKEL, F. *Maigrir. Pourquoi? Comment?* – Conception et méthode nouvelles. Paris: [s.e.], 1930, p. 17.

> ca das classes ricas ou aristocráticas. Gota, obesidade, diabete, arteriosclerose, neurastenia, angina do peito, hemorragias cerebrais, paralisias eram outrora doenças reservadas aos mestres, mas hoje afetam tanto os operários quanto as domésticas e camponeses[221].

O fato novo é que toda a população está agora envolvida. Acresce a "fatal engorda dos automobilistas"[222] com seu universo de sedentarismo inédito. E todas as disfunções são tidas como "perversões vitais"[223]. O alerta se estende e passa a designar o "homem civilizado", denunciando os desleixos e excessos. Daí as comparações subitamente mais numerosas e totalmente repensadas no início do século XX, além de totalmente imaginárias, entre "civilizados" tidos como deformados pelos abusos e "primitivos" que estariam preservados por sua frugalidade. Um "naturismo" esboça-se nos anos de 1920[224], retomado em pedagogia, no esporte e no lazer. E uma militância também se esboça, mobilizada contra o gordo.

"Esbeltez" masculina

Surgem inevitáveis questões. Essa visão de uma gordura crescente referida para além dos números, uma obesidade que se lê no corpo dos automobilistas[225] ou dos operários, antes é um dos efei-

---

221. Ibid., p. 55.

222. RUFFIER, J. "L'embonpoint des automobilistes". *Physis* – Revue médicale de kinésithérapie et d'éducation physique, janeiro de 1928, p. 1.725. Cf. "a fatal engorda dos automobilistas", que "são gordos, muito gordos demais".

223. PASCAULT, L. "L'arthritisme, maladie de civilisation". *Revue des Idées,* 15 de janeiro de 1906, p. 1.

224. BAUBÉROT, A. *Histoire du naturisme* – Le mythe du retour à la nature. Rennes: Presses Universitaires de Rennes, 2004.

225. RUFFIER, J. "L'embonpoint des automobilistes". Op. cit., p. 1.725.

tos do que causa de uma nova expectativa de emagrecimento. O gordo torna-se tanto mais presente e tanto mais frequente, ferindo mesmo o olhar, quanto mais é denunciado.

A primeira dessas mudanças deve-se à percepção cotidiana, que reorienta a imagem da eficácia para a vivacidade. Veja-se, por exemplo, a certeza do *Manifesto Futurista* de 1909: "Um automóvel rugindo, a correr feito metralha, é mais belo que a Vitória de Samotrácia"[226]. É com efeito o universo da técnica, não o da "natureza", que bem paradoxalmente transforma aqui a imagem do corpo tornando-o mais vivo, um universo de "desempenhos possantes e flexíveis"[227], que é o dos motores mais variados (*power and flexible performances*), com insistência no rendimento e na funcionalidade. Daí essa percepção transformada contaminando os gestos, essa maneira de transpor em índices fundamentais a velocidade e a adaptabilidade. E também essa tensão inédita que promove o virtuosismo[228], o privilégio definitivo que se dá à esbeltez. Daí, enfim, a denúncia mais acentuada das fragilidades e do sedentarismo. O contratador no livro de Henri Béraud *Le Martyre de l'obèse*, de 1922, deixa isso bem claro, de maneira até simbólica, ao descartar qualquer candidato à menor suspeita de gordura: "Emagreça e venha de novo me ver. Precisamos de homens ativos e não de bebezões"[229]. O modelo americano revela isso também, considerando qualquer "atraso de rendimento"[230] uma causa possível de demissão.

---

226. MARINETTI, F.T. "Manifeste futuriste". *Le Figaro*, 20 de fevereiro de 1909.

227. Anúncio publicitário para *The White Company* [1917]. In: HEIMANN, E.J. *All-American Ads*: 1900-1919. Colônia: Taschen, 2001, p. 179.

228. Cf. BRAUNSCHVIG, M. *La vie américaine et ses leçons*. Paris: Armand Colin, 1931, p. 147.

229. BÉRAUD, H. *Le martyre de l'obèse*. Mônaco, Imprimerie Nationale de Monaco, 1950, p. 28 [1. ed., 1922].

230. BRAUNSCHVIG, M. *La vie américaine et ses leçons*. Op. cit., p. 49.

A moda masculina dos anos de 1920 adota esses critérios, relacionando atividade a formas estreitas[231], toda a percepção triunfando nesse sentido na publicidade americana, que multiplica os exemplos de roupas com linhas afuniladas[232]. O *Catalogue de la Manufacture de Saint-Étienne*, de 1924, mostra um corriqueiro "paletó cruzado"[233] cuja forma praticamente não pode mais tolerar a gordura. Acresce a difusão das "camisas esportivas e de naturismo"[234], cuja primeira característica seria "pôr fim" aos tecidos que "caem em espiral ao redor" do corpo[235]. Sistematiza-se uma rejeição a toda linha flutuante ou recurva. Donde a amargura do obeso Henri Béraud: "A roupa moderna, eis o inimigo"[236].

"Esbeltez" feminina

Um segundo abalo cultural teve lugar no início do século XX, envolvendo de modo igualmente profundo o corpo feminino. A descrição de Vinca, heroína do *Blé em herbe* de Colette, em 1923, é decisiva aí. A alusão às formas "afuniladas, magras e bem torneadas"[237] da moça insiste numa silhueta de novo tipo: contorno que impõe a "linha", conjunto que se faz em um lance único. Tudo mudou em alguns anos. A dinâmica venceu a estática, o reto eliminou o redondo. É um abalo central: pernas altas, bacia

---

231. Cf. McDOWELL, C. *Histoire de la mode masculine.* Paris: La Martinière, 1997, p. 113. "Le nouveau culte de l'homme actif".

232. Cf., entre outros, "Kuppenheimer good clothes" [1924]. In: HEIMANN, E.J. *All-American Ads.* Op. cit., p. 466.

233. Manufatura de armas e bicicletas de Saint-Étienne: *Tarif-album.* Saint-Étienne, 1924, p. 370.

234. Anúncio publicitário "Michou". *Revue naturiste,* 15 de abril de 1935.

235. Ibid.

236. BÉRAUD, H. *Le martyre de l'obèse.* Op. cit., p. 36.

237. COLETTE. *Le Blé en herbe* [1923] – Romans, récits, souvenirs. T. II. Paris: Robert Laffont, 2004, p. 305, 313, 314, 331 [Bouquins].

estreita, busto achatado. O perfil em S da velha ondulação flexível que acentuava o peito e a região lombar, favorecendo a curva e os meneios, cedeu a um perfil em I que acentuava a finura sistemática da aparência e dos traços.

A mudança chegou com a segunda década do século. O antigo corpete que marcava as curvas desapareceu, em proveito de formas decididamente alongadas, da silhueta "estreita e sem cintura"[238]. O que dá à magreza um sentido absolutamente inédito, longe das velhas alusões a fragilidade e delicadeza. O que é estreito passa por uma metamorfose. Achatamento e finura sugerem uma particularidade decisiva e nova do corpo feminino: um distanciamento face aos contornos considerados "mamários" demais, a opção por formas físicas lineares que favorecem a agilidade e o movimento. O que mobiliza uma cultura, sobretudo uma maneira de designar a independência, de liberar disponibilidades, de identificar uma mulher que ocupa mais do que nunca os espaços públicos, conquistando o direito de existir "do lado de fora"[239], de se pôr ao "ar livre", de partilhar o mundo do trabalho. Esta a mudança maior: "atividade" e disponibilidade estão no coração do que é fino, serrado. O símbolo disso é *La Garçonne*, a moça que triunfa nas revistas da década de 1920, brincando com indicadores tipicamente masculinos, mudando radicalmente a visão sobre penteado, quadris e silhueta: uma figura tanto mais "estreita", no seu "sucesso fulminante"[240], quanto mais se vê liberada e dotada de mobilidade.

---

238. *Vogue*, 1° de dezembro de 1922.

239. Cf. PERROT, M. "Sortir". In: DUBY, G. & PERROT, M. (orgs.). *Histoire des femmes en Occident* – T. IV: *Le XIXe siècle*. Paris: Plon, 1991.

240. BART, C. *Les garçonnes* – Modes et fantasmes des années folles. Paris: Flammarion, 1998, p. 7.

O que provoca uma mudança de caráter ainda mais profundo. A forma não é mais dada aqui pela "carne", mas pelo "músculo". Gordura e magreza opõem-se também pela própria textura corporal. A curva harmoniosa deve-se à firmeza, não à untuosidade, e constitui o que é modelado, o que provoca tensão ponderada, mas sensível, marcando a fronteira para o gordo. A secura orgulhosa[241] identifica a magreza: "Para ser flexível, hábil e harmoniosa, é preciso antes possuir músculos exercitados"[242]. A Vinca de Colette demonstra isso também com os "longos músculos das coxas" e sua "musculatura discreta"[243], assim como a Plémeur de Montherlant, em 1924, experimentando magreza e depois gordura pela falta de exercícios: "Vi a gordura voltar e meus músculos se anquilosarem"[244]. É um novo perfil que a *Vogue* soube claramente especificar nessa mesma época:

> A silhueta esbelta e esportiva, membros finos e musculosos, sem gordura parasitária, uma figura enérgica e aberta: eis hoje o ideal de beleza feminina[245].

O modelo pode, enfim, repercutir tanto mais facilmente em larga escala porque os sistemas de informação foram revolucionados: revistas, cinema e publicidade dos anos de 1920 alcançam novos públicos, multiplicam suas potencialidades, industrializam seus procedimentos[246]. A comunicação torna-se corriqueira, pa-

---

241. Cf. COLETTE. *Le Blé en herbe*. Op. cit., p. 331: "cheville sèche, jambe de bête fine..."

242. HÉBERT, G. *L'Éducation physique feminine* – Muscle et beauté plastique. Paris: Vuibert, 1919, p. 71.

243. COLETTE. *Le Blé en herbe*. Op. cit., p. 338, 308, 331.

244. MONTHERLANT, H. *Les olympiques* [1924] – Romans et œuvres de fiction non théâtrales. Paris: Gallimard, 1959, p. 281-282 [Bibliothèque de la Pléiade].

245. MARELLI, M. *Les soins scientifiques de beauté*. Paris: J. Oliven, 1936, p. 9.

246. Cf. STEARNS, P.N. *Fat History* – Bodies and Beauty in the Modern West. Nova York: New York University Press, 1997, p. 105. Cf. o exemplo, nos Estados Unidos, do *Ladies' Home Journal*.

drões são "fabricados", unificam-se e viram familiares, transformados em mercado[247], um mercado que vai atingir uma classe média em crescimento acelerado.

A anatomia "graduada"

Desnecessário dizer mais uma vez que foi uma renovação fundamental. Veio também dos hábitos e costumes, mais que de uma "pressão médica" qualquer[248]. Tão importante que envolve os anatomistas dos anos de 1920 em um investimento totalmente inédito: estudar as curvas de gordura como objeto de ciência e não mais como fato anedótico, pesquisar sua sistêmica, escalonar suas progressões como geólogos registrando sedimentos e minérios. As formas do aumento de peso são convertidas em diagramas.

Essas investigações são tão metódicas que alteram os limites inicialmente estabelecidos. É o caso do "desarriado"[249] que Louis Chauvois estuda em 1923, cuja gordura resultaria da própria magreza, com sua "lamentável finura muscular" acarretando um desabamento "subumbilical". Novo grau de gordura, o aspecto "atarracado"[250] do "sem-músculos" vira um princípio de obesidade: a barriga do magro caindo "em pneus" laterais por total ruína de tonicidade.

Também é novo o estudo sistemático das fases. Paul Richer, em 1920, classifica as "dobraduras": das pregas das nádegas, dos

---

247. Cf. MORIN, E. *Les stars*. Paris: Seuil, 1972, p. 98: "La sur-marchandise".

248. Cf. STEARNS, P.N. *Fat History*. Op. cit. O autor ressalta uma situação semelhante nos Estados Unidos, mostrando como os pacientes insistem aí, bem antes dos médicos, na expectativa de cuidados: "Indeed, much of the causation of the growing medical concern about weight came from patient pressure, rather than the other way round" (A crescente preocupação médica com o peso decorreu na verdade em grande parte da pressão dos pacientes, e não o contrário), p. 45.

249. CHAUVOIS, L. *Les Dessanglés du ventre* – Maladies par relâchement des parois et organes abdominaux. Paris: [s.e.], 1923.

250. Ibid., p. 23.

flancos, da região deltoide, da "massa pré-pubiana"[251]. E desenha as curvas que elas traçam, linhas que a tradição anatômica teria por demais "desprezado"[252]. Na mesma época, Georges Hébert dá números às gradações dessas dobras: três graus de "queixo duplo", dois graus de "inchaço do rosto", estágio três de "queda dos seios"[253]. Ao mesmo tempo em que se estendem as categorias de desordens possíveis – "barriga totalmente inchada", "barriga em balão ou arredondada embaixo", "ventre caído ou lasso", "ventre progressivamente penso"[254] – e também os diferentes tipos de corpos lanceados: brevilíneos, mediolíneos, longilíneos[255]. Combinações que se tornam todas quase indistintas a tal ponto se multiplicam... Os detalhes pouco importam. A sua simples presença revela como nunca a atenção inteiramente nova que se dá à morfologia.

Criação do "monstruoso"

Os graus de obesidade sofrem uma revolução[256]. A extensão das fases sistematiza-se nos anos de 1920. O que transforma também a imagem da obesidade "última", que passa ela própria a ser melhor especificada, aparecendo por vezes como vertente insólita de um espectro ilimitado: estado de monstruosidade que o realismo das fotos faz equivaler a uma tragédia, carnes desabadas até o chão, cinturas improváveis, umbigos desproporcionais[257]. As anatomias extremas não são mais que estranhas, in-

---

251. RICHER, P. *Nouvelle anatomie artistique* – Morphologie de la femme. Paris: Plon, 1920, p. 71s.

252. Ibid., p. 71.

253. HÉBERT, G. *L'Éducation physique féminine*. Op. cit., p. 23, 24, 135.

254. Ibid., p. 140.

255. THOORIS, A. *La vie par le stade*. Paris: [s.e.], 1924, p. 146s.

256. Cf., entre outros, MOURIQUAND, G. *Précis de diététique et des maladies de la nutrition*. Paris: [s.e.], 1926, p. 528s.: "Symptômes, complications et formes".

257. Cf., entre outros, HECKEL, F. *Grandes et petites obésités*: cure radicale. Paris: [s.e.], 1920, prancha IV, p. 226: "Obesidade monstruosa" [1. ed., 1911].

sólitas; tornam-se tão surpreendentes mesmo que uma máscara é por vezes colocada no rosto do sujeito fotografado para melhor preservar sua identidade, para não dizer sua humanidade. É que todas as gradações são repensadas. Os velhos tratados limitados ao "gordíssimo"[258] são revisitados. O julgamento e seu "cursor" deslocam-se: o "gordo" vira o objeto da inquietude, fazendo oscilar o "muito gordo" para algum extremo trágico.

Após algumas décadas, aliás, a insigne gordura já não pertencia mais ao mundo do gordo, mas à categoria do monstruoso. Anatomias fortemente desproporcionais não passavam de exemplos "grotescos", de curiosidades expostas na feira, em tendas tipo "entra e sai" descritas por Jules Vallès no final do século XIX: "O público entra, o fenômeno se levanta [...]. Enfim, é um entra e sai"[259]. Vallès detém-se longamente em "Gordão", que entrevê num "entra e sai" parisiense, uma "massa enorme de carne praticamente inerme que não se arriscaria dizer estar viva"[260]. Alguns exemplos de anomalias anatômicas em matéria de peso são sistematicamente expostos, no final do século XIX, como símbolos de "anormalidade", como *miss* Conley, exibida num circo ambulante americano, pesando quase 300kg e incapaz de virar-se na cama sem ajuda; ou o parisiense dono de um bar em Notre-Dame, que atraía os olhares curiosos por usar três cadeiras para sentar-se atrás do balcão especialmente adaptado para o seu corpanzil; ou a moça igualmente com 300kg que morreu em 1890 em Plaisance, depois de se expor numa feira durante um ano, porque oito homens não conseguiram "extraí-la" de seu quarto[261].

---

258. Cf. p. 196.

259. VALLÈS, J. *La rue.* Paris: [s.e.], 1866, p. 121. Cf. tb. COURTINE, J.-J. "Le corps anormal: histoire et anthropologie culturelle de la difformité". In: CORBIN, A.; COURTINE, J.-J. & VIGARELLO, G. (org.). *Histoire du corps.* Op. cit. T. III, p. 202.

260. VALLÈS, J. *La rue.* Op. cit., p. 122.

261. Cf. GOULD, G.M. & PYLE, W.L. *Anomalies and Curiosities or Medicine...* Op. cit., p. 359.

Até os cartões postais exploraram o assunto: por exemplo, a imagem de Cannon, "o homem mais pesado do mundo", circula no final do século XIX mostrando-o a entortar uma balança com o volume do seu corpo, ao lado de espectadores reduzidos a dimensões "minúsculas"; ou a imagem da Srta. Teresina, personagem de feira exibindo uns pneus laterais monstruosos que uma pose vagamente erótica torna ainda mais desconcertantes[262]. A continuidade entre o gordo e essas "anomalias" se dissolve. A existência do "muito" gordo já não passa de um desvio, um descaminho: sua aparência é apenas "monstruosidade".

Ruptura datada sem dúvida, que se impõe a partir do momento em que as normas se tornam mais fortemente uniformes, quando a sociedade de massas apaga as velhas disparidades regionais e a brusca aceleração das comunicações transforma em "esquisitice" as "arestas" locais por muito tempo toleradas. A feira expõe então o que virou "fenômeno". Ela exibe o "anormal". O que tem simplesmente "por objeto a propagação da norma corporal"[263], dinâmica reforçada quando essa mesma norma se aguça acentuadamente no final do século XIX. O jogo do entra e sai consiste, aliás, em opor o mais gordo ao mais magro ou o maior ao menor[264]. O espectador tem uma experiência mais incisiva do que "deve" ser ao confrontar-se com aquilo que é sua traição extrema. Ele é mais confrontado com o "outro".

A partir dos anos 20 do século passado, a ruptura acelera-se, um aumento de compaixão leva a "encarar" de modo inteiramente

---

262. Cf. "Cannon, 30 anos, o homem mais pesado do mundo", e "Lembrança da Srta. Térésina", cartões postais franceses do final do século XIX. – Agradeço a J.-J. Courtine a indicação desses documentos.

263. COURTINE, J.-J. "Le corps anormal: histoire et anthropologie culturelle de la difformité". Op. cit., p. 220.

264. Cf. as coleções do "site Getty", imagens do início do século XX.

diverso as enfermidades anatômicas. Seu espetáculo passa a ser apenas sofrimento e sua aparência, uma visão insuportável. O enrijecimento, das normas transformou-as em "obesidades monstruosas"[265], inteiramente estranhas ao universo "aceitável". Sua realidade pertence exclusivamente à ciência e não mais ao olhar divertido, à curiosidade. A "polícia do olhar"[266] afasta-as. A escala geral de avaliação deslocou-se, portanto: os casos de obesidade são apontados de modo mais precoce, a própria gordura preocupa mais, ainda que inserida no universo cotidiano, ao passo que a gordura extrema resvala para o inominável, para aquilo que só o olhar científico consegue encarar. O "gordo" nasce mais cedo nas suas formas discretas, mas os casos "extremos" não podem sequer ser olhados.

---

265. HECKEL, F. *Maigrir...* Op. cit., p. 314: "Cas d'obésité monstrueuse, femme de 247kg vue de dos".

266. Ibid., p. 234.

4

O "martírio" torna-se real

O espectro nitidamente mais detalhado das curvas repercute, com os anos de 1920, no espectro igualmente ampliado das patologias. Aprofundam-se as gradações da obesidade e seus males. A preocupação médica mudou de tom, abraçando de imediato a nova cultura do magro. As publicações revelam-no, dando importância não mais apenas às avaliações da gordura, mas a técnicas que garantam o emagrecimento: *Como emagrecer?*[267] *Emagrecer por que, como?*[268] *Por que se engorda e como se emagrece*[269], *A arte de emagrecer*[270]. O mais importante agora é "emagrecer", a ponto de uma obrigação inédita chegar mesmo a se impor nos anos de 1920-1930: "É preciso emagrecer a qualquer preço"[271].

O que desloca os estigmas: o gordo, longe de ser o glutão ou estúpido, é antes de mais nada aquele que se "esquiva", que se recusa a emagrecer, negligente em trabalhar o próprio corpo. Sua falha é o desleixo, sua responsabilidade é uma falta íntima, menos as paixões que a indiferença, menos o entusiasmo que o descontrole, a impossibilidade de se regrar ou se transformar.

O fracasso adquire uma nova figura, reforçada pela banalização do tratamento e pela ascensão do psicológico. Crescem

---

267. DUBOIS, R. *Comment maigrir?* – Moyens efficaces, conseils pratiques... Paris: [s.e.], 1912.

268. HECKEL, F. *Maigrir*... Op. cit.

269. MATHIEU, P. *Pourquoi on engraisse* – Comment on maigrit. Paris: [s.e.], 1931.

270. ANTOINE, A. *L'Art de maigrir*. Paris: [s.e.], 1931.

271. HECKEL, F. *Maigrir*... Op. cit., p. 142.

os relatos dolorosos. Como crescem na cultura contemporânea as autoavaliações e os testemunhos sobre a experiência própria. O lugar assumido pelo magro reforça duplamente a estigmatização. O obeso não é mais apenas o gordo. É também aquele que não consegue mudar: identidade desfeita numa época em que o trabalho sobre si mesmo e a adaptabilidade se tornam critérios obrigatórios. O que a obesidade revela é na verdade um fracasso em se transformar.

Revolução aos primeiros indícios

Uma das originalidades da cultura dos anos 20 do século passado é, para começar, a "busca" do gordo em distúrbios que passam despercebidos, acumulados no silêncio do corpo. Renova-se o próprio uso da palavra "obesidade", que estaria sendo aplicada "tarde demais"[272] para designar fases "demasiado" avançadas, ao passo que a gordura pode existir a despeito das aparências[273], com uma presença por vezes invisível, sutil, dissimulada nas carnes, mesmo quando as formas e traços decorrem dela e não dos músculos.

Observam-se fases "intermediárias" inteiramente inéditas. A "celulite", por exemplo, com suas "almofadas" que ao olhar oferecem uma "pele de laranja"[274] ou suas placas "marchetadas" mostrando as primeiras gorduras. A invenção está no auge nos anos de 1920, confirmando a intensa renovação das exigências formais: desvelar anatomias até então ignoradas, transformar em objeto de atenção sutilezas que o olho já podia perceber desde muito. Desenrolam-se debates sobre as causas dessas discretas deformações:

---

272. Ibid.
273. Ibid., p. 143: "Não é preciso que seja aparente".
274. Cf. GHIGI, R. *La beauté en question* – Autour d'une histoire de la cellulite. Paris: Ehess, 2002, p. 31 [licenciatura].

inflamação da pele por simples infiltração de gordura? Contração devido a alguma resistência a tensões adiposas? Depósito superficial de resíduos mal eliminados? As indagações persistem enquanto a própria existência da celulite e de suas marcas e veios é cada vez mais destacada. Desenvolve-se, por fim, o imaginário, mesclando às desordens clássicas da gordura outras consideradas mais especificamente femininas: "o sedentarismo, os hábitos cansativos mantidos por muito tempo, o neuroartritismo, os traumas de ordem conjugal e, no caso das virgens, perturbações do ritmo circulatório útero-ovariano e das secreções hormonais"[275]. A celulite concentra longamente as preocupações estéticas: imperfeições da pele, ligeiros aumentos de peso, considerados sintomas precoces de gordura.

Impossível, pois, ignorar a que ponto, nesse início de século, processou-se uma reviravolta na tradição. O médico não tem mais que evocar alguma enfermidade caricatural para deixar a pessoa preocupada[276]. Basta-lhe mencionar as fases precoces, os sinais incipientes de aumento de peso fora do "normal". Não que a "magreza" esteja a se enunciar pela primeira vez. A mudança não tem a ver com a passagem de uma finura desprezada a uma finura valorizada, mas com um longo trabalho do olhar, com a maneira de alertar e preocupar acerca de indícios até então não realçados e também com a maneira de redefinir o magro insistindo na fluidez e tonicidade.

Multiplicação das patologias

A suspeita nitidamente acentuada sobre a gordura leva também a reinterpretar as patologias. Antes de mais, os males quase silenciosos, os da "pequena obesidade", os que em surdina vêm

275. WETTERWALD, F. *Qu'est-ce que la cellulite?* Paris: [s.e.], 1932, p. 15.
276. Cf. p. 85.

perturbar a sensibilidade, como "inchaço [abdominal provocado por gases], azia, acidez, pirose, diarreia"[277].

As preocupações aumentam e os estudos se ampliam. A patologia, ademais, "generaliza-se", acrescentando às clássicas "insuficiências respiratórias, circulatórias ou digestivas"[278] outras desordens mais numerosas e diversas. A intoxicação, por exemplo, lembrando a infecção interna associada a resíduos mal assimilados. Também o câncer, que supõem resultar de acumulações "parasitárias"[279], segundo os modelos explicativos da época[280]. Somente a presença de adiposidade explicaria o caráter nocivo: "Envenenamento crônico", "cérebro envenenado", "excesso de toxinas e venenos orgânicos"[281]. Uma nova alteração opera-se no início do século: a ameaça não vem mais somente do peso, da massa que subjuga o organismo, mas de uma viciação interna, da afecção da gordura, de sua substância deletéria.

Daí as intermináveis variações sobre as substâncias químicas, as gorduras inassimiláveis e seus perigos. É também uma oportunidade de renovar as velhas oposições culturais, como no caso de alguns cientistas franceses que, pretendendo aprofundar a "etnoquímica"[282], denigrem a "gordura" alemã: os habitantes da outra margem do Reno teriam uma "superatividade anormal da função intestinal", com consequências sobre a acidez interna e suas exalações. Nada menos que a

---

277. HECKEL, F. *Maigrir...* Op. cit., p. 139.

278. Cf. FEUILLADE, H. & FEUILLADE, M. *Le Livre de l'obèse*. Op. cit., p. 20; "Complications".

279. Ibid., p. 127: "Origem parasitária dos tumores malignos".

280. Cf. DARMON, P. *Les cellules folles* – L'homme face au cancer de l'Antiquité à nos jours. Paris: Plon, 1993.

281. HECKEL, F. *Maigrir...* Op. cit., p. 114 e 130.

282. BERILLON, E. "La psychologie de la race allemande d'après ses caractères objectifs et spécifiques". *Association Française pour l'Avancement des Sciences* – Conférences, 2 de fevereiro de 1917, p. 105.

"bromidose fétida da raça alemã"[283], estigmatizada pelo ódio acadêmico.

A vertente psicológica, por fim, é evocada como nunca, com outros excessos possíveis. São inúmeras as observações distinguindo os "excessivos excitados" dos "anêmicos deprimidos"[284], justapondo "fácies ansiosos" a rostos "estúpidos"[285], versões psicologizadas das velhas referências morais. O que desde já sugere a visão caricatural de um Édouard Herriot, após presidir o Conselho de Estado em 1924, como vítima da "mentalidade dos gordos". Interpretação extremada, mostra no entanto a transformação da gordura em mal universal:

> Gramático erudito, honesto, mas diminuído por seu estado de saúde e desprovido de juízo, teve responsabilidade na queda do franco, na inflação oculta, na autonomia alsaciana, na exploração da pequena poupança, na intolerância religiosa, no desonroso reconhecimento dos soviétes [...][286].

Mais sérias são as estatísticas de mortalidade por obesidade, que particularmente as companhias de seguro passam a calcular no início do século, primeiro na América do Norte, depois na Europa. Oito categorias são levadas em conta pelas empresas americanas, a partir da primeira década do século, para o cálculo do seguro de vida: tarifas que refletem todo afastamento da norma numa escala que vai de 12 quilos abaixo do normal a 23 quilos acima. A tabela não é diretamente aplicada na França, mas, retomada pelas revistas com algum atraso, familiariza o público com as gradações progressivas, estabelecendo números e graus

---

283. Ibid., p. 122.
284. FEUILLADE, H. & FEUILLADE, M. *Le livre de l'obèse*. Op. cit., p. 19.
285. HECKEL, F. *Maigrir*... Op. cit., p. 178-179.
286. Ibid., p. 180.

como tema[287]. A *Metropolitan Life Insurance* ainda afina números e graus em 1922: a mortalidade masculina aumentaria 30% acima do normal com um sobrepeso de 20%, estatura de 1,70m e idade entre 40 e 44 anos, e quase 80% com um sobrepeso de 40% e as mesmas estatura e idade. Um prolongamento da vida era prometido às pessoas com peso inferior à média, caso essa diferença, sem ser "magreza", permanecesse moderada[288].

Multiplicação das terapias

Com a ampliação das escalas, o aumento das patologias e a sofisticada numeração dos riscos, a visão da obesidade chega nos anos de 1920 ao universo das observações contemporâneas. O gordo é uma ameaça estética tanto quanto vital. E o é sobretudo, nos dois casos, desde os estágios mais precoces e quase imperceptíveis. As propostas terapêuticas podem de imediato diversificar-se, díspares e corriqueiras.

A balança, para começar, torna-se evidente, "guia constante e impávido juiz"[289]. E transforma-se de novo: super-rebaixada, prolongada por uma projeção horizontal com ponteiro e mostrador maiores. A publicidade americana, nos anos de 1920, é a primeira a propor a balança "para aqueles que desejam reduzir o peso de maneira científica"[290]. A balança é "elegante" (*artistic*) e cômoda, dando a cada um a sensação de poder utilizá-la, bastando para isso dar um simples passo (*as on the floor itself*[291]). Também em

---

287. Cf. STEARNS, P.N. *Fat History*. Op. cit., esp. p. 48: "Fat as a Turn-of-The-Century Target: Why?"

288. Cf. *Annual Statistical Reports* – Metropolitan Life Insurance, nov./1922.

289. HECKEL, F. *Maigrir*... Op. cit., p. 187.

290. Anúncio publicitário de *Continental Scale Works*: "The new Health-O-Meter de Luxe" [1929]. In: HEIMANN, E.J. *All-American Ads*. Op. cit., p. 276.

291. Ibid.

França seu lugar é garantido: no final dos anos de 1920 a *Fémina* fala da "pequena balança que se encontra em todo banheiro bem equipado"[292]. É um uso que se pretende cotidiano, "parte inseparável da toalete matinal"[293]. Recorre-se também às balanças públicas, cujo número se multiplica a ponto de permitir 500 milhões de pesagens anuais em meados da década de 1920 nos Estados Unidos[294].

As próprias práticas terapêuticas intensificam o uso da balança, sugerindo o recurso às curvas "barigráficas" e seus traçados cotidianos. Com um objetivo maior: seguir passo a passo o efeito obtido, afinar o regime segundo a inflexão da curva, transformar a racionalidade do emagrecimento em objeto de experimentação. Metamorfoses, reorientações, o regime se faz história, aventura de longo curso com surpresas e novas trajetórias:

> Pesar os pacientes ao longo da cura, em condições variadas de repouso ou de atividade física, de alimentação qualitativa e quantitativamente restrita; pesá-los ainda para verificar os efeitos de todos os procedimentos conhecidos, seguir diariamente e por vezes de hora em hora suas variações de peso no curso dessas tentativas, não é obra acima da capacidade de um bom observador se ele for paciente, tenaz e estiver em condição tal que possa dispor de um grande número de informações[295].

Além do regime, surge um grande número de práticas com seus especialistas, com suas técnicas específicas claramente distintas, confirmando a condição definitivamente patológica da obesidade e a existência definitiva de um mercado da obesidade.

---

292. *Fémina*, jul./1935.

293. Anúncio publicitário de *Continental Scale Works*. Op. cit.

294. Cf. SCHWARTZ, H. *Never Satisfied* – A Cultural History of Diets: Fantasies and Fats. Nova York: The Free Press, 1986.

295. HECKEL, F. *Maigrir*... Op. cit., p. 187.

A oferta de soluções antiobesidade profissionaliza-se. Há massagens específicas, das "superficiais" às em "profundidade", do mero "toque" às "vibrações" e "pancadinhas"[296] ou mesmo "massagens na água"[297]. feitas especificamente em Vichy, e ainda a "automassagem"[298], sugerida com frequência. Há ginásticas também: do exercício "geral" ao "abdominal", que "impediria para sempre a obesidade"[299]. Especializam-se agentes físicos cada vez mais diversificados: eletricidade (eletroterapia), sol (helioterapia), calor (termoterapia), duchas e banhos (hidroterapia), máquinas e movimentos passivos (mecanoterapia)[300]. A obesidade é definitivamente investida pelo universo das técnicas e tratamentos. Até os "enxertos" mais aventureiros são tentados por Serge Voronoff nessa década de 20, como o implante de tecidos extraídos dos testículos de macaco e de bode, o que supostamente combateria o inchaço e a anemia. Foi o caso de um antigo funcionário público inglês, "obeso e atarracado", que recuperou a magreza e a estatura depois do implante de "testículos de cinocéfalo" em 1924: "A gordura derreteu, os músculos endureceram, o corpo se aprumou"[301]. O procedimento não teve sequência, claro, apenas confirmando a adoção dos tratamentos em uma profusão de experiências.

A verdadeira originalidade das novas curas está, porém, num outro ponto, que é a visão inédita das progressões sugeridas por esses

---

296. FEUILLADE, H. & FEUILLADE, M. *Le livre de l'obèse.* Op. cit., p. 113.

297. CAILLON, L. *Guide du malade à Vichy.* Paris: Maloine, 1932.

298. DURVILLE, G. & DURVILLE, A. "L'automassage et le massage du ventre". *Naturisme* – La grande revue de la culture humaine, 15 de julho de 1936.

299. DESBONNET, E. *Comment on devient athlete.* Paris: [s.e.], 1910, p. 134 [1. ed., 1909].

300. Cf. MATHIEU, P. *Pourquoi on engraisse...* Op. cit., p. 39s. Cf. tb. MONET, J. *La naissance de la kinésithérapie.* Paris: Glyphe, 2009. Dá um panorama completo das técnicas que inspiram essa modalidade terapêutica.

301. VORONOFF, S. *Quarante-trois greffes de singe à l'homme.* Paris: Doin, 1924, p. 94.

tratamentos, seu compromisso com uma duração graduada. Sua ligação com projetos de um novo tipo, no início do século XX, visa ao desenvolvimento pessoal, ao trabalho sobre si, à prática do treinamento: "Realizar todos os dias e sem grande fadiga um esforço maior que na véspera"[302]. Essas curas convergem com uma literatura igualmente nova que promete a "confiança em si mesmo"[303], detalhando a maneira de "se tornar mais forte"[304], de "trilhar um caminho na vida"[305]. Sua prioridade é clara: desenvolver a pessoa numa sociedade com mais competição e igualdade. Uma ampla camada social encontra aí terreno para prosperar, uma maneira de se projetar: trabalhar melhor sobre si mesmo para melhor progredir na vida. Ao mesmo tempo em que se desenvolvem como nunca, em um ambiente tomado pelos serviços, as escalas e níveis, as promoções e posições hierárquicas conquistadas passo a passo pelo empregado consciencioso.

A ginástica de câmara obtém, aliás, seu primeiro sucesso, a ponto de uma obra sobre o tema vender 21.000 exemplares na França em 1905 (e 40.000 em sua quinta edição, de 1908), chegando a 376.000 exemplares, no mesmo ano, em uma dezena de países europeus[306].

Fracasso das "evidências" terapêuticas

Paradoxalmente, porém, é no momento em que a obesidade se torna objeto de experiências aprofundadas, em que o recurso

---

302. TISSIÉ, P. *La fatigue et l'entraînement physique.* Paris: [s.e.], 1897, p. 3.

303. O primeiro desses textos é americano, recentemente traduzido para o francês: EMERSON, R.W. *La confiance en soi et autres essais.* Paris: Payot/Rivages, 2000 [1. ed. Americana, 1844].

304. LERNE, J. *Comment devenir plus fort.* Paris: [s.e.], 1902.

305. ROUDÈS, S. *Pour faire son chemin dans la vie.* Paris: [s.e.], 1902.

306. Cf. DEFRANCE, J. *L'Excellence corporelle* – La formation des activités physiques et sportives moderns: 1770-1914. Rennes: Presses Universitaires de Rennes, 1987, p. 135. Trata-se do livro MÜLLER, J.-P. *Mon système* – 15 minutes de travail par jour pour la santé. Paris: [s.e.], 1905. Cf. tb. os números indicados em MÜLLER, J.-P. *Le livre du plein air.* Paris: [s.e.], 1909, p. 1.

a números se torna comum, em que os programas se instalam e as práticas se diversificam, é nesse momento que a terapia revela mais ainda as suas limitações. As evidências sofrem um abalo. O tratamento, cada vez mais estudado, torna-se mais turvo. Cada vez mais analisada, a obesidade revela-se mais "complexa". Fracassos até então desprezados acabam se impondo. Disso pode também resultar um sofrimento inédito do obeso.

Tudo decorre de um instrumento teórico, no entanto inovador, descoberto num laboratório de Boston no início do século XX: o metabolismo basal. Wilbur Olin Atwater, Francis Gano Benedict e alguns outros sofisticam ao extremo as velhas câmaras fechadas de Lavoisier[307], criando imensas gaiolas de aço que supostamente permitiriam um rigoroso levantamento numérico de todos os fluxos das pessoas estudadas[308]. Extraem disso uma constatação precisa: uma pessoa em jejum e repouso em um compartimento "estanque", onde todas as suas trocas metabólicas são mensuradas, "produz" por hora e por metro quadrado de superfície corporal uma quantidade de calor que se pode expressar em número – 40 calorias – sempre semelhante nas pessoas "normais"[309]. A avaliação indica assim a energia indispensável para manter o corpo, o "metabolismo de base", o dispêndio para a manutenção elementar, mensurável e genérica[310].

---

307. Cf. p. 189. Cf. tb., sobre o conjunto desses novos trabalhos, o livro-síntese de CHITTENDEN, R. *Physiological Economy in Nutrition*. Nova York: [s.e.], 1905.

308. Cf. ATWATER, W.O. & ROSA, E.B. "A new respiration calorimeter and experiments on the conservation of energy in the human body". *The Physical Review*, set./1899.

309. Cf. ATWATER, W.O. & BENEDICT, F.G. *Experiments on the Metabolism of Matter and Energy in the Human Body*. 1900-1902. Washington: [s.e.], 1903.

310. RUPPLI, C.E. *Le métabolisme basal* – Essai d'étude générale, techniques et résultats. Bordeaux: [s.e.], 1929, p. 68.

A consequência para os obesos parece evidente: impossível para muitos deles alcançar tal normalidade, vítimas que são de combustão insuficiente com seus efeitos adiposos[311]. O que mostra, há várias décadas, a teoria dos "alimentos retardantes", a das energias desabadas que caracterizam os obesos anêmicos marcados pela hereditariedade.

Bem rápido, porém, as descobertas sobre o metabolismo dos obesos revelam uma surpresa notável. Os números obtidos "arruínam"[312] a teoria das fragilidades combustivas. Marcel Labbé e Henri Stévenin constatam, no fim da segunda década do século, um metabolismo basal normal na maior parte dos obesos estudados. Só uma pequena minoria possui um metabolismo enfraquecido, explicado por uma deficiência endócrina – insuficência da tireoide, entre outras – que retarda efetivamente as combustões[313]. Em outras palavras, certos processos de engorda continuam a ser entendidos como resultado de um excesso de ingestão, efeito quase idêntico à "engorda dos gansos"[314]. Outros ficam mais obscuros, resultado de fraquezas que escapam à análise. A deficiência de fogo já não basta para explicá-los. Daí a inevitável conclusão: a forte engorda possível de pessoas com modo de vida "normal" continuaria um ponto obscuro. Sua força combustiva é rigorosamente preservada quando estão em repouso e em jejum, com valor numérico medido pelo metabolismo basal. Essa

---

311. Cf. p. 274s.

312. LABBÉ, M. & STÉVENIN, H. *Le métabolisme basal.* Paris: [s.e.], 1929, p. 219: "La théorie de Bouchard est ruiné". Pesquisas mais finas irão posteriormente revelar-se menos peremptórias sobre o metabolismo de base dos obesos. Cf. BESSE, G. *Morphologie et physiologie animales.* Paris: Larousse, 1953, p. 452.

313. Ibid., p. 218. Cf. tb. LAROCHE, G. *Le métabolisme basal en clinique.* Paris: [s.e.], 1931, p. 7: "No caso da obesidade, o metabolismo basal é geralmente normal, mas pode ser reduzido por hipofuncionamento da tireoide e das glândulas genitais".

314. FEUILLADE, H. & FEUILLADE, M. *Le livre de l'obèse.* Op. cit., p. 37.

força diminui, em compensação, face ao alimento, por uma razão desconhecida – emoção, ritmo da refeição, precipitação difusa, ausência de gosto ou de reação... As hipóteses podem multiplicar-se. Francis Heckel, alertado por alguns acidentes ou choques nervosos seguidos de engorda descontrolada, insiste num possível "desequilíbrio das glândulas e dos nervos"[315]. Marcel Labbé, visando não mais a força combustiva, mas os obstáculos que ela pode encontrar, supõe a irradiação e evaporação pela pele:

> A obesidade resulta da impossibilidade para certos indivíduos de eliminar o calor fornecido em excesso pela alimentação devido a um mau funcionamento da pele[316].

O queimador estaria normal, embora revelando uma falha face ao alimento. Pouco importam as hipóteses, a aposta é na sua diversidade, com uma constatação inevitável: a admissão de um emagrecimento difícil ou limitado.

A consequência é importante. A existência de um princípio regulador torna-se mais precisa como modulador da energia, estimulando-a ou freando. Princípio combustivo e princípio de ajuste associam-se mais que nunca, permitindo acelerar ou limitar essa energia de acordo com o alimento e a necessidade, sem que se esclareça o mecanismo interno desse equilíbrio. Com autoridade acadêmica, Marcel Labbé admite isso em 1929: "Um mecanismo regulador existe, seu centro é desconhecido"[317]. Regulação e desregulação conservam um lado obscuro. O fogo pode estar disponível, mas não ser utilizado.

---

315. HECKEL, F. *Maigrir...* Op. cit., p. 51.

316. LABBÉ, M. & STÉVENIN, H. *Le métabolisme basal*. Op. cit., p. 220.

317. Ibid., p. 219.

Desenvolvem-se então obstáculos ao tratamento, identificáveis, mas inexplicados: é a gordura "imutável", apesar dos múltiplos recursos utilizados para combatê-la. Certas obesidades "resistem" a regimes, manipulações ou tratamento químico. Aí se impõe uma figura muito específica de obeso, mais definida do que nunca: a do doente cujas esperanças simbolizam um fracasso. Não que essa tensão seja partilhada por todos, é claro, pois dela podem escapar inúmeros comedores excessivos. Mas é a tensão inevitável dos doentes, cujo número cresce com a multiplicação dos cuidados e tratamentos. De imediato apresenta-se para eles um duplo sofrimento, uma prévia do que experimentam hoje: a difícil aceitação do gordo e a dificuldade de eliminá-lo.

Uma nova figura de terapeuta também aparece, longe das velhas certezas e das técnicas "simples": aquele que acompanha o doente por um longo percurso feito de obstáculos ou mesmo de impossibilidades.

Entre a provação e o martírio

Os relatos de cura adquirem então verdadeira acuidade. O aumento deles é, por si só, marcante: primeiro, sobre a obesidade, preocupação dominante, e em seguida sobre as terapias, apresentadas como aventura por vezes desconcertante. A cura torna-se objeto de vida.

Nenhuma dúvida *a priori*: as revistas dos anos de 1920-1930 estendem-se especialmente em testemunhos de leitores ou leitoras, na maioria relatos de sucesso. Torna-se corriqueiro falar em perda de peso e no tempo que se levou para isso:

> As Pílulas Galton fizeram-me emagrecer 3kg de 15 de setembro a 20 de outubro. Depois, continuei

> com resultados notáveis sem necessidade de abandonar o trabalho nem me perturbar com nada[318].

Evocação feliz do sucesso mais ou menos "requerido" pelo periódico.

Além dessas fórmulas satisfeitas, três tipos de relatos totalmente novos se impõem nos anos de 1920, todos constituindo um preâmbulo à nossa "modernidade". O primeiro é o da luta encarniçada por indicadores cada vez mais discretos: a "mutação" de uma Marlene Dietrich berlinense, por exemplo, em uma Dietrich hollywoodiana no fim da década. O enfrentamento é constante, embora o corpo já longilíneo revele pernas fusiformes e um rosto anguloso. Afirmação deliberada e sempre repetida: "Estou gorda demais [...]. Preciso tomar mais laxantes, beber mais café e fumar, sem engolir coisa alguma além disso." A observação acentua-se com o tempo, "estou gorda demais"[319] torna-se expressão insistente, seguida de "restrições" alimentares e de café "misturado a sulfato de magnésio" para aumentar a combustão. Resta a tensão com o tempo, o combate sempre retomado – e um emagrecimento, sobretudo, quase invisível. O que já esboça uma das concepções terapêuticas contemporâneas: a preocupação focada no que praticamente não se vê, o emagrecimento como luta constante, tão importante que é sempre um pouco "insuficiente".

O segundo tipo de relato é mais complexo, obra do terapeuta detalhando suas hesitações e opções ante uma obesidade evidente. É a citação de cálculos progressivamente revistos, de *demarches* e testes, de tentativas cada vez mais refinadas, a transformação do tratamento em episódios sucessivos, com os efeitos de diferentes regimes, banhos diversos, massagens,

---

318. "Pour maigrir". *Le Printemps – Moniteur des modes illustrées*, n. 3, 1921.
319. RIVA, M. *Marlene Dietrich par sa fille*. Paris: Flammarion, 1993, p. 133.

combinações de exercícios e medicamentos. O próprio médico vive uma história que pode comentar. Vai mudando suas reações com as alterações na curva barigráfica e multiplicando adaptações e ajustes:

> Fiz variados testes com quase todos os meus pacientes em vias de cura [...]. As perturbações nervosas e as emoções violentas têm uma ação particular sobre o peso [...][320].

O médico relata uma trajetória terapêutica como aventura sempre diferente, entrecortada por inúmeros fatores determinantes e inesperados.

O terceiro tipo de relato é o testemunho de obesos que sofrem para emagrecer. As revistas revelam experiências dolorosas de gordos que não conseguem perder peso algum apesar de todos os sacrifícios e tratamentos: "Meu peito é grande e caído, tenho 1,70m de altura e jamais ousaria colocar um maiô, estou desesperada"[321]. O livro *Le martyre de l'obèse*, de Henri Béraud, que ganhou o Prêmio Goncourt de 1922, é o mais revelador a esse respeito, mostrando uma obesidade incontestável e "invencível".

O mal, *a priori*, não parece trágico. O "gordo" não sofre fisicamente, não é nem "incapaz" nem "cansado". É "enorme" aos olhos dos outros, sem dúvida, mas não realmente aos seus próprios. Ou seja, gordura média, tanto mais original porquanto evocada por aquele que a vive.

O que está em jogo, antes de mais nada, são as seduções contrariadas. Uma longa busca do amor é descrita pelo obeso, uma busca que se transforma em tortura quando a pessoa amada, rejeitando-o, chama-o habitualmente de "meu gordo", "meu bom gor-

---

320. HECKEL, F. *Maigrir...* Op. cit., p. 194 e 221.

321. *Votre Beauté*, abr./1937.

do", quando não "meu pobre gordo"[322]. O sofrimento é aguçado repentinamente quando a isso se acrescenta a sensação de perda de identidade, com os qualificativos "homenzinho", "ingênuo" e "sem malícia"[323] caindo na alma como tantos mal-entendidos deletérios sobre sua pessoa, erros de avaliação sobre aquilo que ele é, a aparência vivida sempre como uma "mensagem" deslocada. O narrador procura então emagrecer e passa por todos os regimes, submete-se a massagens e ginásticas, ingere drogas, visita os banhos turcos – e nada adianta, tudo é ineficaz. Pior, a balança anuncia de súbito os 100kg, confirmando o inevitável. É o mais doloroso dos paradoxos, o de um mal aparentemente sanável, imaginariamente superável por meio de simples evacuações, mas que persiste, resistindo a todos os tratamentos.

A dor acentua-se ainda por uma razão mais profunda: o fato de expor um corpo visivelmente inalterado, de revelar uma incapacidade de se transformar. Tanto que uma prioridade definitivamente se impôs nesse início do século XX: o emagrecimento. O homem que entrevista candidatos a um emprego, dirigindo-se ao obeso, diz-lhe de maneira brusca: "Emagreça"[324]. O que transforma a estigmatização – o alvo agora é a falta de ação sobre si mesmo, a negligência íntima, mais que a velha avidez moral. "O obeso é a alegria do mundo, principalmente quando põe na cabeça que tem que emagrecer"[325]. Nova incapacidade, zombaria nova. A falha remete de imediato a uma obscura insuficiência: a ausência

---

322. BÉRAUD, H. *Le martyre de l'obèse*. Op. cit., p. 19, 88, 114, 124, 149... A obra de Béraud deve ser lida com distanciamento. O relato de 1922 continua culturalmente pioneiro. Os textos mais tardios do autor resvalarão para o extremismo político e a indignidade. Especialmente os que foram escritos durante a colaboração com os invasores alemães, os quais levaram à condenação do autor.

323. Ibid., p. 43.

324. Cf. p. 294s.

325. BÉRAUD, H. *Le martyre de l'obèse*. Op. cit., p. 29.

de controle, a falta de domínio sobre si. Ao passo que o emagrecimento se imporia como sinal de uma conduta "adaptada".

Um "aumento" dos autotestemunhos nos tempos modernos é desde então claramente perceptível, uma vez colocado em longa perspectiva. Jean-Baptiste Élie de Beaumont, um dos primeiros, no século XVIII, a expressar pessoalmente seu sofrimento de "gordo", mencionou suas dificuldades corporais, a impotência sexual, certa insensibilidade[326]. Sua infelicidade era o sofrimento físico, a sensação de fraqueza e não poder desfrutar do orgulho de uma descendência. O obeso de Granville, em meados do século XIX, falava de um sofrimento mais ligado aos relacionamentos, suas humilhações sociais, a solidão, um "sentimento de desgraça"[327]. Sua infelicidade tinha a ver com a rejeição que sofria, os vexames repetidos. O obeso de Henri Béraud, no início do século XX, sugere no entanto um desespero mais íntimo, a impossível satisfação de um desejo que considera legítimo, assim como a dificuldade em ver reconhecida sua própria identidade. Não mais a simples rejeição, mas o afeto ultrajado, a intimidade negada. Sua infelicidade é não poder seduzir nem desfrutar do prazer. E também não poder ser percebido tal como é. A imagem, já, do indivíduo contemporâneo, a afirmação da sua singularidade. Sua infelicidade é, mais ainda, a de revelar aos olhos de todos que não pode mudar, preso a um estado corpóreo que tudo indica modulável, mas que se mostra absolutamente inalterável. Do testemunho de Beaumont ao de Béraud, o que se aprofundou sem dúvida alguma foi o questionamento de si mesmo.

O mal-estar do obeso adquire um novo caráter, mais lancinante, mais interiorizado. Condenado a parecer outro que não ele

---

326. Cf. p. 148s.
327. Ibid., 299.

próprio, um novo fracasso se anuncia: o de não poder reduzir a distância entre aquilo que é e o que gostaria de ser. Seu "martírio" aumenta, tanto mais que a "inutilidade" dos regimes emagrecedores conforta a revolta, reduzindo a culpa. O sentimento de uma injustiça "inaudita" impõe-se: a de viver em um corpo humilhado, em que tudo, no entanto, mostra ao obeso que esse mesmo corpo lhe é estranho.

Tema central, ele não traz à luz apenas o fato de que novos sofrimentos surgiram. Indica também como o discurso sobre a obesidade progressivamente foi tomado pelo autotestemunho, a análise íntima, o relato pessoal. Além dos velhos estigmas, injúrias e humilhações, a cultura da obesidade torna-se a cultura do fracasso e da dor comentados. O espaço cada vez maior concedido ao sujeito na sociedade ocidental favorece inevitavelmente o espaço correspondente concedido à vítima e à humildade.

As mutações do debate contemporâneo: mal da identidade, dissimulação

Um fenômeno totalmente inédito caracteriza a obesidade hoje: sua situação epidêmica, de "doença" que se tornou comum, largamente disseminada e amplamente identificada. Invasão rastejante, pouco controlada, atribuída tanto ao consumo desenfreado quanto aos modos de vida, essa mudança atiça ainda mais o olhar sobre o obeso, cujo mal "perturbaria" a comunidade: trata-se de um doente social, um indivíduo sem vontade, incômodo e dispendioso. Acrescentem-se as ambiguidades de um tratamento que a intuição comum supõe fácil, mas que se revela absolutamente obscuro.

O autotestemunho também mudou. A identificação cada vez maior do indivíduo com seu corpo na sociedade de hoje acentua, no caso do obeso, uma insuperável dilaceração íntima: viver uma identidade "partida" e constatar ao mesmo tempo a impossibilidade de superá-la. Mais profundamente ainda, viver um corpo no qual o sujeito se sente traído, mas onde encontra sua expressão última, um corpo que é outro e si próprio ao mesmo tempo. Nova dificuldade para abandonar aquilo que, seja lá o que for, é a sua própria identidade. Uma maneira, afinal de contas, de intensificar como nunca a aposta contemporânea na condição corporal, essa manifestação de si dada como identidade absoluta e, portanto, suscetível a mal-estar ou mal-entendido. A cultura da obesidade confirma a que ponto mudou da acusação para o autotestemunho, da estigmatização para a vitimização.

Constatação de uma "epidemia"[1]

O número impôs-se de início como um indiscutível instrumento mental. A mensuração da obesidade, por muito tempo subjetiva e aproximada, padronizou-se hoje em dia: silhuetas e pesos estão definitivamente quantificados e as normas, "universalizadas". Os números de Quételet, sempre retomados, são traduzidos por um único e simples indicador, o da "massa corporal", calculado pela relação entre o peso (em kg) e o quadrado da altura (em m^2). A escala de graus está normatizada: antes de mais nada o "sobrepeso", situado entre os números 25 e 29,9, em seguida a "obesidade", acima do número 30, com seus três graus – "moderada", "grave" (a partir do número 35) e "muito grave" (acima do número 40)[2].

A escala leva a termo o velho registro estatístico. Ela detalha seus limites, identifica estágios, cria seu próprio léxico, no qual se inclui a palavra "sobrepeso", hoje banalizada e incompreensível fora da sua indicação quantificada. Nenhuma surpresa quando Christiane Collange e Claire Gallois se entregam, em 1994, a trocas verbais de "gorda" e "magra": o conteúdo da primeira página do livro delas é inevitavelmente o de suas próprias medições[3].

A originalidade atual do cálculo está, no entanto, em outro ponto. Tem a ver inteiramente com uma estatística nova que avalia

---

1. Cf. POPKIN, B.M. & DOAK, C.M. "The obesity epidemic is a worldwide phenomenon". *Nutritional Review*, 56, 1998. Cf. tb., para uma concepção mais antropológica, GILMAN, S.L. *Fat*... Op. cit., p. 12: "Epidemic obesity".

2. Cf. PRENTICE, A.M. & JEB, A. "Beyond body mass index". *Obesity Reviews*, 2, 2001.

3. COLLANGE, M. & GALLOIS, C. *La grosse et la maigre*. Paris, Albin Michel, 1994.

a presença do "mal". As pesquisas confirmam o seu crescimento: 1,2 bilhão de pessoas no mundo, em 2005, está com sobrepeso, 400 milhões são obesas[4], 700 milhões deverão sê-lo em 2015[5]. A incidência aumenta, passando a obesidade, no caso da França, de 5,5% dos habitantes em 1992 a 12,4% em 2006 e 14,5% em 2009[6], ao passo que se manteve estável nos anos de 1980-1990. É mais marcante nos Estados Unidos, tendo dobrado entre 1980 e 2000, ao ponto de na primeira década do século XXI dois terços dos adultos americanos serem obesos ou estarem com sobrepeso[7].

Daí essa insistente observação em uma das últimas enquetes realizadas na França:

> Há cerca de vinte anos grassa uma nova epidemia no mundo que se chama "obesidade" e da qual a França não é poupada. Com os que sofrem de sobrepeso, chegamos a 20 milhões de pessoas afetadas por esse problema[8].

Outra constatação, hoje banalizada, é que a incidência da obesidade é inversamente proporcional ao nível de renda familiar[9]. O que desmonta o esquema "burguês" de uma obesidade específica dos dominantes, modificando igualmente a imagem mais recente de uma obesidade socialmente partilhada, e remete enfim a in-

---

4. PETO, R. & WHITLOCK, G. "Body-mass index and cause-specific mortality in 900.000 adults: collaborative analyses of 57 prospective studies". *Lancet*, 18 de março de 2009.

5. Cf. *Le Monde*, 19 de novembro de 2009.

6. Cf. as pesquisas ObEpi realizadas na França a cada três anos desde 1997: www.lanutrition.fr/ObEpi

7. Cf. o discurso de Bill Clinton sobre o "peso da nação", de 27 de julho de 2009, nas conferências dos *Centers for Disease Control and Prevention.*

8. Cf. Pesquisa ObEpi, 2006. Op. cit.

9. ROLLAND-CACHERA, M.-F. & BELLISLE, F. "No correlation adiposity and food intake: why are working class children fatter?" *American Journal Clinic of Nutrition*, 44, 1986.

findáveis questões sobre os novos "defeitos" e "insuficiências" de nutrição dos despossuídos, com calorias "fáceis" e "alimentos" baratos suscetíveis de aumentar a engorda. O paradoxo totalmente inédito tem a ver com o crescimento exponencial de um excedente que penaliza o pobre ao "chegar" até ele, excedente partilhado por todos, mas distribuído de maneiras muito diversas[10]. O que desperta reflexões indispensáveis sobre reversão do crescimento, controle de mercados, transparência dos produtos.

A questão da desigualdade social é cada vez mais ressaltada. E também inúmeros fatores, cada vez mais estudados: a falta de informação das classes populares sobre nutrição, a redução dos cuidados com o preparo e conservação da comida, o acesso a alimentos menos "nobres" ou menos "fiscalizados", as diversas compensações investidas na quantidade visível e no excedente. As diferenças ganham números: o aporte calórico cotidiano nas camadas sociais médias e superiores é de menos 200 calorias que o das classes populares[11].

Seja como for, o tema invasivo dá as cartas. A obesidade passou a ser uma "ameaça sanitária", uma epidemia que se alastra, rastejante, dissimulada, um "flagelo" planetário. Daí a presença do risco: a hipertensão três a quatro vezes mais frequente nas pessoas obesas ou com sobrepeso, a incidência de diabete quatro a nove vezes maior[12], a relação "quase linear" entre mortalidade e índice de massa corporal[13]. Daí também os custos: os gastos com saúde de uma pessoa "obesa" dobram em relação aos de uma pessoa

---

10. Cf. SOBAL, J. & STUNKARD, J. "Socioeconomic status and obesity: a review of the literature". *Psychological Bulletin*, 105, 1989.

11. Cf. LAMBERT, J.-L. *L'Évolution des modèles alimentaires en France*. Paris: Lavoisier, 1987.

12. DELAVEAU, P. & JAFFIOL, C. *Expliquez-moi l'obésité*: Comprendre, prévenir, traiter. Paris: Pharmathèmes, 2005, p. 24.

13. Ibid., p. 27. Cf. tb. "Obésité et mortalité". *La lettre de la NSFA*, 21, set./2006.

"normal", chegando a 2.500 euros "contra" 1.263[14], representando o dispêndio conjunto dos obesos entre 5,7 e 7% das despesas gerais com saúde nos Estados Unidos e entre 2 e 3,5% na Europa[15], permitindo prever outras cifras, como o gasto total na França de 14 bilhões de euros apenas com essa patologia em 2020[16]. Daí, por fim, o tema de um "novo mal francês"[17].

"Respostas"?

Esses números fazem do perigo um problema de saúde pública. Duas expressões fixam sua imagem: "flagelo social"[18], "desafio à sociedade"[19]. Instaura-se uma mobilização com "apelos de urgência"[20], um debate "politizado"[21].

É importante ressaltar tais apreensões, que manifestam pela primeira vez uma visão voltada para o institucional, para a construção de defesas coletivas contra a obesidade. Elas revelam também a que ponto se percebe o excedente de um modo diferente[22], com inter-

---

14. EMERY, C. "Évaluation du coût associé à l'obésité en France". *La Presse Médicale*, vol. 36, jun./2007.

15. CZERNICHOW, S. & BASDEVANT, A. "Conséquences médico-économiques de l'obésité". In: BASDEVANT, A. & GUY-GRAND, B. (orgs.). *Médecine de l'obésité*. Paris: Flammarion, 2004, p. 28: "Médecine-sciences".

16. Cf. *Proposition de loi relative à la prévention et à la lutte contre l'obésité présentée par MM. R. Courtaud, C. Saunier, M. Rainaud*. Senado da França, 6 de maio de 2008, "Exposé des motifs".

17. LE GUEN, J.-M. *Obésité, nouveau mal français* – Pour une réponse politique à un fléu social. Paris: Armand Colin, 2005.

18. Ibid. "Proposition de loi relative à la prévention et à la lutte contre l'obésité..."

19. MAZZOLI, R. "La lutte contre l'obésité". *Marketing Magazine*, 1° de dezembro de 2004.

20. Cf. a declaração de "emergência sanitária" publicada pelo Coletivo Obésité: www.obesipub.org

21. LE GUEN, J.-M. *Obésité, nouveau mal français*... Op. cit.

22. Cf. FISCHLER, C. *L'Homnivore*. Op. cit., o primeiro estudo francês. Cf. tb. uma síntese recente: BASDEVANT, A. "Origine des obésités". In: BASDEVANT, A. & GUY-GRAND, B. (orgs.). *Médecine de l'obésité*. Op. cit.

rogações inéditas sobre o tipo de excedente, a concorrência, a publicidade, a disseminação industrial, a desritualização das refeições, as formas de sedentarismo... Assim como são registradas de modo diferente as estratégias de marca. A denúncia, por exemplo, do aumento das dosagens de açúcar e gordura, das porções e das bebidas, das máquinas e dos locais de distribuição, tudo para atrair mais o consumidor e fidelizá-lo[23]. Os números o confirmam, como o aumento de 90% nas calorias consumidas em lanches pelos homens e de 112% pelas mulheres nos Estados Unidos entre 1977 e 1996[24]. O consumo de refrigerantes pelos adolescentes na França, por exemplo, chegou a 200ml por dia, enquanto o consumo adulto permanece a metade disso[25]. A indicação dos efeitos para a saúde visa mais do que nunca a gordura: um refrigerante bebido diariamente pelos colegiais poderia aumentar em 60% seu risco de obesidade[26], ao passo que uma restrição de lipídios poderia resultar "numa modesta, mas significativa perda de peso"[27]. O tema da saúde voltou-se para os perigos da adiposidade.

A reação inventa uma estratégia legislativa. Pela primeira vez a obesidade enfrenta a lei. A corte de apelações de Nova York "anula" em 25 de janeiro de 2005 um julgamento de primeira instância ao aceitar o pleito de dois adolescentes que acusam o McDonald's de ser o responsável por sua obesidade[28]. Em 27 de fevereiro de 2007 um decreto determina que toda propaganda

---

23. Cf. SIMON, C. "Alimentation, gain de poids et obésité". In: BASDEVANT, A. & GUY-GRAND, B. (orgs.). *Médecine de l'obésité*. Op. cit., p. 54: "La palatabilité d'un aliment est l'appréciation subjective du caractère plaisant de cet aliment".

24. CÉRISOLA, A.S. & MISTRAL, J. *L'obésité aux États-Unis* – Enjeux économiques et défis politiques. Washington: Embaixada da França/Documento de trabalho da agência financeira, mar./2004.

25. Pesquisa Inca, Affssa/Credoc/Dgal, 1990.

26. SIMON, C. "Alimentation, gain de poids et obésité". Op. cit.

27. Ibid., p. 55.

28. Cf. LE GUEN, J.-M. *Obésité, nouveau mal français*... Op. cit., p. 41.

de alimentos na França seja acompanhada de uma "mensagem sanitária para evitar a progressão da obesidade"[29]. A organização UFC-Que Choisir pede aos parlamentares, em setembro de 2008, que votem uma "lei proibindo comerciais dos produtos com mais gordura e açúcar durante os programas para crianças"[30]. De forma mais ampla, um projeto de lei para "a prevenção e luta contra a obesidade" é apresentado no Senado francês em 2007-2008[31].

Há também iniciativas preventivas, como o Programa Nacional de Nutrição e Saúde (PNNS) lançado em 2001 e seus desdobramentos PNNS 2 e 3, mais incisivos, que difundem mensagens e conselhos à população francesa. Naturalmente, há críticas e contestações: "O problema não está nas mensagens, mas em sua aplicação"[32]. E limitações: "É sobre a ausência ou insuficiência de atividade física que o trabalho está menos avançado"[33].

O tema da adiposidade ocupa agora o terreno da saúde pública, com suas normas e regulamentos. A luta contra a obesidade é conduzida em nome de todos: o mal da "gordura" não é mais um mal "privado".

Dinâmica da magreza e da obesidade

Dois problemas que envolvem a sociedade, de há muito confundidos, podem assim desvincular-se hoje: a crescente exigência de magreza e a crescente denúncia do gordo. A exigência de magreza continua sendo uma norma da aparência, mas a denúncia do gordo vira um indicador de ameaça sanitária. A origem desses

29. *Nouvelobs.com*, 27 de fevereiro de 2007.
30. Cf. *Le Monde*, 18 de setembro de 2007.
31. Cf. *Proposition de loi relative à la prévention et à la lutte contre l'obésité..."* Op. cit.
32. Entrevista de A. Basdevant. *Le Monde*, 19 de novembro de 2009.
33. Entrevista de A. de Danne. Ibid.

problemas, sobretudo, é diferente: cultural no primeiro caso, com seu código de silhueta e comportamento, e econômica no segundo, com sua percepção de risco coletivo. As inquietações que suscitam não têm os mesmos objetos. As consequências dos possíveis fracassos, num e noutro caso, não envolvem as mesmas coisas. Sem dúvida alguma, é claro, a exigência do "magro" torna mais marcante atualmente a presença do "gordo", tendendo a sugerir sua maior frequência e, mesmo, sua "evidência". O rigor com a esbeltez torna mais visível o desvio das formas, faz ressaltar os fracassos na linha. Continua, porém, uma disparidade maior e indiscutível: a presença marcante da obesidade em nossas sociedades decorre mais do modo de vida e dos seus efeitos de engorda que do contraste sugerido pelo magro e o impacto que exerce. Ela se impõe sobretudo pela mudança de comportamentos, mais do que pela mudança do olhar. Com um detalhe central: as cruzadas contra o excesso de lipídio e de açúcar e o aumento da preocupação com os riscos e gastos não são provocados pela busca da magreza, mas sim pelo medo de um novo mal, especificamente orgânico, um perigo que vai do físico ao social. Em outras palavras, não pela visão da esbeltez, mas a das desordens e disfunções.

O aguçamento da visão que ao longo dos séculos levou a encarar a gordura com mais acuidade, medindo seus níveis e detalhando sua diversidade, não entra em jogo aqui de imediato. Domina inteiramente agora a constatação de uma inédita invasão adiposa, de sua extensão demográfica e de sua rejeição generalizada. A diferença é essencial e é a única coisa que permite compreender a novidade dessa "epidemia". Mais amplamente, ela acompanha a inquietação com os fatores de risco em nossas sociedades e o aumento da vigilância coletiva que eles provocam.

Os efeitos da magreza

Uma vez feita essa distinção entre duas exigências, uma em relação à magreza, outra em relação à obesidade, é forçoso constatar que elas se entrecruzam de várias maneiras, tornando o problema mais complexo, senão mais confuso. O imaginário fabrica também seus critérios. A subjetividade pode levar a melhor. A tensão aumentada sobre o magro é mais profunda do que parece, favorecendo uma particular "obsessão" com suas consequências psicológicas e orgânicas. Inúmeros testemunhos o mostram, tendendo a ignorar toda nuance e classificando de gordo quem apresentar o mais ínfimo grau de diferença. São testemunhos de uma ampla gama de pessoas, atentas às próprias sensações e que se indagam sobre as impressões físicas, vigiando os indicadores de peso e registrando a mais banal variação para cima como certeza de obesidade:

> Para mim, a pessoa ou é gorda ou é magra, não existe peso intermediário. Se tenho um quilo a mais, eu me sinto pesada, inchada[34].

A exigência de uma nova magreza, tônica ou retesada, que nasce no Ocidente na década de 1920, generaliza-se agora e se espalha, partilhada de forma quase unânime. Ilustrações dessa exigência multiplicam-se nas pesquisas atuais, como o caso do homem, citado por Christine Durif-Bruckert, que suspeitava de um sério excesso de peso ao constatar um aumento de apenas 1 ou 2 quilos: "O critério é me sentir bem ou não"[35]. Ou o da moça, no mesmo levantamento, que acha "insuportável" qualquer ínfima "ultrapassagem" dos limites na balança. "Basta pouca coisa para me derrubar e eu não me sentir mais amada,

---

34. Cf. DURIF-BRUCKERT, C. *La nourriture et nous* – Corps imaginaire et normes socials. Paris: Armand Colin, 2007, p. 166.
35. Ibid.

é uma droga"[36]. A fronteira passa a ser rígida: "Ou o corpo é magro ou não é"[37]. Não há meio-termo possível. A "transgressão", então, banaliza-se e é praticamente universal, todo mundo achando que corre o risco de "passar" das medidas: "Fazer regime é parte da condição normal da mulher"[38]. O "excesso" de peso e de gordura vira um horizonte diário.

Mas até aí nada de fato "alarmante". A sensação de gordura pode estar lá no íntimo, mas permanecer só com a pessoa. Apenas emerge um possível mal-estar, de uma silhueta que não nos agrada, embora "normal", de uma realidade que aceitamos a contragosto, embora pouco ou nada estigmatizada. Tudo não passa de uma escuta mais aguçada de si, um aprofundamento da autopercepção, que se tornou fundamental na cultura das nossas sociedades individualistas. Na verdade, não há aí nenhuma obesidade objetiva, nenhuma gravidade declarada, ainda que a preocupação assim mobilizada não possa ser desprezada.

Um universo de vários fatores

Tudo muda, no entanto, com certas evoluções possíveis do regime, que provocam compensações bulímicas ou desordens angustiadas. Tudo muda também com certas vulnerabilidades orgânicas. O rigor com a magreza pode, paradoxalmente, provocar um início de engorda através de desordens alimentares, crises, desvios sem controle. O "embaralhamento do psicológico com a alimentação"[39] revela-se incontornável sempre que a obesidade se aproxima.

---

36. Ibid.

37. Ibid.

38. POULAIN, J.-P. *Sociologie de l'obésité.* Paris: PUF, 2009.

39. LE BARZIC, M. "Déterminants psychologiques de l'obésité". In: BASDEVANT, A. & GUY-GRAND, B. (orgs.). *Médecine de l'obésité.* Op. cit., p. 62.

Uma figura totalmente nova pode aparecer, hoje identificada mais do que nunca: o excesso decorrente da própria exigência. É o que acontece aos decepcionados com o regime, que tiveram resultado inverso ao efeito prometido e desejado. São os gordos anômicos, denunciados desde que o regime se tornou coisa corriqueira. Daí as alarmadas constatações: "Faço um regime atrás do outro, mas nada funciona"[40]. "Só fiquei estável duas semanas e logo entrei em bulimia, o que nunca havia acontecido..."[41] Mas nesses casos faltam ainda a frequência maior do próprio regime, a inquietação acentuada sobre o magro e o aprofundamento cada vez maior das análises psicológicas para que se aguce a tomada de consciência. É o que ressaltam normalmente os tratados contemporâneos, o agravamento mil vezes descrito pelos dietéticos:

> Por volta dos 11-12 anos, pouco antes das primeiras regras menstruais, fui ficando rechonchuda. Hoje sei que era normal, mas para minha mãe foi um drama [...]. Aí vieram os regimes, um atrás do outro. Eu morria de fome, mesmo beliscando às escondidas [...]. Foi assim que comecei a sofrer de bulimia. Rapidamente havia engordado, passando dos 60kg, uma coisa monstruosa[42].

Cria-se um "círculo vicioso"[43] e a pessoa tende "a comer tanto mais quanto tenta comer menos"[44]. Os obstáculos tornam-se outros. Uma "síndrome do jejum"[45] pode dar as cartas, com consequências caóticas: o efeito "deletério" do controle autoimposto, o

---

40. Cf. DURIF-BRUCKERT, C. *La nourriture et nous...* Op. cit., p. 170.
41. Cf. WAYSFELD, B. *Le poids et le moi.* Paris: Armand Colin, 2003, p. 72.
42. Ibid., p. 59.
43. POULAIN, J.-P. *Sociologie de l'obésité.* Op. cit., p. 115.
44. LE BARZIC, M. "Déterminants psychologiques de l'obésité". Op. cit., p. 62.
45. KEYS, A. et al. *The Biology of Human Starvation.* Saint-Paul: University of Minnesota, 1950, estudo pioneiro sobre essa "síndrome".

intempestivo comer fora de hora, as fases de aumento da gordura. A dificuldade ainda cresce quando a genética intervém de maneira mais específica: é o caso clássico, por exemplo, da criança "predisposta pelos genes a ser mais gorda que as outras, como os pais"[46], e cujos primeiros sinais de "engorda" desencadeiam inquietação. Tenta-se uma intervenção preventiva. Seguem-se os regimes e restrições. Depois, as crises e dificuldades. Por fim, o fracasso e a decepção. É que o organismo pode resistir, mantendo seu funcionamento, conservando sua própria "lógica". Ele pode não "obedecer", agravando mais do que nunca o efeito psicológico: "O sujeito fica murado no peso e sua revolta é desesperada"[47]. Daí a sensação de deriva, a irremediável distância entre o que deseja e o que consegue.

Além do psicológico, há que abordar também o aspecto genético. A descoberta dos genes pôs de cabeça para baixo o que se sabia sobre a gordura. Confirmou igualmente seus limites, ao mesmo tempo multiplicando suas complexidades: indispensável referência ao que pode criar obstáculo ao tratamento. Os primeiros trabalhos, nos anos 60 do século passado, já são exemplares: um camundongo "ob", desprovido do gene "leptina", come além do normal, incapaz de avaliar o ponto em que o alimento se torna "demais"[48]. O animal perde o senso da saciedade, insensível às quantidades, e vive quase um processo de engorda. Papel inverso é desempenhado pelo "neuropeptídeo Y", cuja presença favorece, ao contrário, a ingestão alimentar, ao passo que a ausência fa-

---

46. LE BARZIC, M. "Déterminants psychologiques de l'obésité". Op. cit., p. 65.

47. Ibid. Cf. tb. CORCOS, M. *Le Corps insoumis* – Psychopathologie des troubles et conduites alimentaires. Paris: Dunod, 2005.

48. Cf. WINAND, J. *Aspects qualitatifs et quantitatifs du métabolisme lipidique de la souris normale et de la souris congénitalement obèse.* Paris: Maloine, 1970.

vorece sua restrição[49]. Uma série de genes diferentes age ainda sobre a peptina, variando seus níveis[50].

Outros genes igualmente numerosos são os que controlam a energia, não mais a ingestão alimentar, mas o funcionamento psicológico, não mais a acumulação, mas a oxidação, dando no próprio organismo informação sobre o "excesso". Há aqui também disparidades entre sujeitos capazes de uma "importante suplementação calórica"[51] e os outros. Os primeiros são grandes "queimadores" face a um aumento alimentar e os outros não, distinção que se faz, na verdade, há muito tempo[52], mas que permanece obscura, mal discernida, mas explicada aqui por um dispositivo de informação interno ligado aos genes.

O modelo do corpo acentua a imagem de pilotagem "intraorgânica", associando mais o princípio energético ao regulador. Não que a questão do controle interno seja inventada[53]. Sua referência está presente desde o final do século XIX, desenvolvido que foi pela descoberta das glândulas endócrinas. Agora, porém, impôs-se definitivamente, ocupando um lugar central e mesclando o conhecido ao menos conhecido. Os genes "informadores" parecem ademais intermináveis: "sinais sensoriais sobre a saciedade"[54], "sinais inibidores do estômago"[55], "sinais metabólicos hormonais"[56], "sinais emitidos pelos órgãos de reserva"[57], "si-

---

49. NASSER, J. "Taste, food intake and obesity". *Obesity Reviews*, 2, 2001.
50. CLÉMENT, K. "Déterminants génétiques de l'obésité humaine". In: BASDEVANT, A. & GUY-GRAND, B. (orgs.). *Médecine de l'obésité*. Op. cit.
51. BASDEVANT, A. "Origine des obésités". Op. cit., p. 42.
52. Cf. p. 274.
53. Cf. p. 281s.
54. BASDEVANT, A. "Origine des obésités". Op. cit., p. 38.
55. SIMON, C. "Alimentation, gain de poids et obésité", op. cit., p. 53.
56. BASDEVANT, A. "Origine des obésités". Op. cit., p. 38.
57. Ibid.

nal leptino"[58] etc. Daí decorre essa representação cada vez mais nova de um corpo que submete o dispositivo energético ao informacional, com "mensagens" emitidas pelos órgãos para melhor orientar o queimador[59]. O "aumento da gordura" significa, portanto, o fracasso do "sistema regulador"[60].

Com numerosos genes entrecruzados, aumenta inevitavelmente a consciência de uma complexidade de causas. As possibilidades de combinação também se multiplicam: "A maioria das obesidades depende de interações dos genes com o ambiente"[61]. O número de determinantes possíveis beira o desafio: "A obesidade é um fenômeno multifatorial"[62]. O que aumenta, enfim, inevitavelmente, as zonas de sombra. Um ponto decisivo é que o tratamento está diretamente em jogo, com seus percalços e dificuldades. Vários genes permanecem pouco ou mal discernidos, apesar das ligações claramente estabelecidas entre 62 deles e a obesidade[63]. Permanecem "incertezas"[64] e obstáculos, tamanha "a diversidade de fatores a levar em conta"[65], tantos os mecanismos que "resta elucidar"[66]. O que por vezes permite predominar a retórica programática de um conhecimento denotando mais esperanças que constatações:

---

58. CLÉMENT, K. "Déterminants génétiques de l'obésité humaine". Op. cit., p. 85. Cf. o gene leptina descrito como "chefe de orquestra".

59. Cf. esp. WOODS, S.C. & SEELEY, R.J. "Adiposity signals and the control of energy homeostasis". *Nutrition*, 16, 2000.

60. BASDEVANT, A. "Origine des obésités". Op. cit., p. 41.

61. Ibid., p. 35.

62. LE BARZIC, M. "Déterminants psychologiques de l'obésité". Op. cit., p. 60.

63. BARSH, G.S.; FARROQI, I.S. & O'RAHILLY, S. "Genetics of Body Weight Regulation". *Nature Genetics*, 404, 2000.

64. Cf. CLÉMENT, K. "Déterminants génétiques... Op. cit., p. 89.

65. BASDEVANT, A. "Examen clinique". In: BASDEVANT, A. & GUY-GRAND, B. (orgs.). *Médecine de l'obésité*. Op. cit., p. 95.

66. SCHUTZ, Y. "Dépense énergétique et obésité". In: BASDEVANT, A. & GUY-GRAND, B. (orgs.). *Médecine de l'obésité*. Op. cit., p. 73.

> Uma das tarefas futuras será determinar as combinações de genes e mutações predispondo ao desenvolvimento da obesidade em tal ou qual tipo de ambiente[67].

O saber não é, evidentemente, "impossível". É apenas difícil, opaco, heterogêneo, por vezes "inacessível", deixando uma parte importante à percepção do médico:

> O problema clínico é tentar reconhecer para cada paciente quais são os fatores e mecanismos que parecem predominar e quais são suscetíveis de tratamento[68].

Última constatação: o tratamento não está garantido de saída, dele pode resultar um sofrimento maior.

O eu, provação e identidade

Essa resistência está no cerne do mecanismo adiposo. Ela constitui toda a especificidade do martírio do obeso em 1922, ele que se queixa de sua imagem e não consegue mudá-la. Mais opressora, sem dúvida, hoje, essa resistência é confrontada a expectativas renovadas, por exemplo a de uma mudança na própria visão do obeso, com a crítica insistente de sua negligência em mudar, o anátema lançado a seu suposto abandono e indiferença aos outros e a si próprio. A crítica antiga era a de defeitos e fraquezas que provocavam a obesidade. A crítica atual é cada vez mais a das insuficiências e liberalidades que impedem o emagrecimento. O obeso seria um "incapaz".

A diferença é patente. Crítica antiga: ele come demais, "abusa". Crítica atual: ele não sabe emagrecer. Para começo de con-

---

67. CLÉMENT, K. "Déterminants génétiques... Op. cit., p. 89.
68. BASDEVANT, A. "Origine des obésités". Op. cit., p. 45.

versa, a silhueta esbelta domina, cada vez mais obrigatória e esperada. E também o corpo é tido obscuramente como mais maleável, flexível, semelhante ao universo das técnicas contemporâneas, ele próprio penetrado por aparelhos, moldado pelas cirurgias, suplementado pela informatização[69]. Aumentou a sensação de uma eficácia orgânica difusa. O trabalho sobre si mesmo fica evidente, a preparação física vira rotina, a autotransformação é valorizada e visível. Ao passo que a opinião geral detecta a ausência desse trabalho no obeso, acentuando a estigmatização: "Ele não tem vontade"[70]. O que confirmam as figuras de alguns "heróis" de periódicos satíricos, como o "gordo" de Dupuy e Berbérian, personagem sem olhar, derrubado, tolerante com a "sujeira" e a desordem, preferindo a telinha e os jogos numéricos a qualquer outra atividade[71]. Os temas convergem: isolamento e desleixo.

O defeito aumenta uma vez confrontado a outra mudança ocorrida mais recentemente em nossas sociedades: a renovação da visão do corpo. Não sua importância, é claro, nem mesmo o seu tratamento, mas o deslocamento da sua condição para lugar central da identidade. Deslocamento maior e mil vezes estudado, característico das sociedades individualistas[72], onde o "sujeito", tido como dependendo exclusivamente de si mesmo, identifica-se de forma absoluta com o que sua presença física, seus traços e seus limites exprimem, ou seja, que o fundamento de si está num fundamento de expressão e de sensibilidade.

---

69. Cf. um dos primeiros textos com visão profética a esse respeito: RROVIK, D. *Quand l'homme devient machine* – Une nouvelle étape de l'évolution. Paris: Albin Michel, 1973 [1. ed. americana, 1970].

70. SOULAIN, J.-P. *Sociologie de l'obésité*. Op. cit., p. 112.

71. DUPUY & BERBERIAN. "Global, Boboland". *Libération*, 1º de setembro de 2009.

72. Cf. FISCHLER, C. *L'Homnivore*. Op. cit. "Com o advento triunfal do individualismo, o que o corpo passa a testemunhar não é tanto de agora em diante o poder (social) quanto o controle (individual)" (p. 354).

A mudança tem a ver com o eclipsar das instituições que tradicionalmente pilotaram normas e costumes. A "grande sociedade"[73] com suas velhas pedagogias escolares, militares e religiosas não tem mais que dizer a cada um o que ele deve fazer. A aparência, o comportamento, a silhueta designam cada vez menos os vínculos e origens sociais e traduzem cada vez mais a personalidade e particularidades pessoais. O indivíduo não tem mais que representar um grupo ou meio social. Sua singularidade depende dele mesmo e apenas dele. Suas manifestações sugerem um sujeito. A consequência disso é decisiva: ele "é" sua aparência[74]. Mais ainda, no coração mesmo de sua própria densidade orgânica ele encontra, com sua história singular, com seus traumas e o seu tempo, o coração da sua identidade. Daí as novas buscas que transformam o organismo em local de "explicitação", essas investigações do passado físico de cada um, essas reflexões também sobre uma interioridade carnal que revelaria uma outra interioridade, inteiramente íntima, psicologizada: *O corpo lembra*[75], *O corpo loquaz*[76], *O corpo tem suas razões*[77], *O corpo fala*[78]. Trabalho exploratório totalmente inédito em que o sujeito pretende descobrir-se a si mesmo naquilo que experimenta fisicamente e naquilo que sente: "Assistimos o surgimento do que se poderia chamar um 'cogito corporal', que substituiria o 'penso, logo existo' por 'sou o meu corpo'"[79].

---

73. DUBET, F. & MARTUCELLI, D. *Dans quelle société vivons-nous?* Paris: Seuil, 1998, p. 75: "L'individu se détache de la grande société".

74. Cf. EHRENBERG, A. *Le culte de la performance*. Paris: Calmann-Lévy, 1991, p. 281: "L'individu est son apparence".

75. JANOV, A. *Le corps se souvient* – Guérir en revivant sa souffrance. Mônaco: Du Rocher, 1997 [1. ed. Americana, 1996].

76. MARINOPOULOS, S. *Le corps bavard*. Paris: Fayard, 2007.

77. BERTHERAT, T. *Le corps a ses raisons* – Auto-guérison et anti-gymnastique. Paris: Seuil, 1976.

78. DOAZAN, J. et al. *Le corps qui parle* – Huit pièces courtes. Paris: Les Cahiers de l'Égaré, 2001.

79. GAUCHET, M. "Je suis mon corps". *Télérama* – "Qu'avons-nous fait de la liberté?" [s.l]: [s.e.], 2007, p. 44.

Afirmação contraída do sujeito: o corpo como lugar primeiro de identidade. Pierre Pallardy resume o tema num livro de título simplesmente caricatural, afirmação falsamente paralógica com o que a sociedade leva a crer: *E se tudo viesse da barriga? Cansaço, aumento de peso, celulite, distúrbios sexuais, problemas estéticos, depressão, insônia, dor nas costas*[80]. Uma maneira de "identificar" o sujeito, sua história, seus problemas e dificuldades, com o governo do próprio corpo.

A consequência é decisiva para o obeso, levado a abandonar um perfil traidor que ao mesmo tempo, numa lógica mais profunda do que parece, é igualmente o perfil com o qual ele se identifica. O "martírio" pode se tornar mais complexo. Seus níveis podem ser claramente identificados, ainda que não sejam, longe disso, os de toda obesidade.

A primeira sensação de traição vem ao ser designado: "O simples fato de declararem seu sobrepeso aumenta a depressão e diminui a autoestima"[81]. O obeso, como já mostrava Béraud, é confrontado com a impossibilidade de "habitar" a própria imagem. É levado à autodepreciação, quando não à perda de si próprio. Ele é "deslocado". Ao passo que emagrecer seria, ao contrário, adaptar-se, suportar a provação social, "realizar-se". É o que dizem de maneira bem simples os anúncios comerciais: "Para que o peso não pese mais sobre você e os seus relacionamentos"[82]. Ser gordo equivale a ser "desconsiderado".

A segunda sensação de traição vem com a resistência orgânica: a mudança desejada não ocorre, apesar do esforço visando o

---

80. PALLARDY, P. *Et si ça venait du ventre?* – Fatigue, prise de poids, cellulite, troubles sexuels, problèmes esthétiques, dépression, insomnie, mal de dos. Paris: Pocket, 2002.
81. LE BARZIC, M. "Déterminants psychologiques de l'obésité". Op. cit., p. 64.
82. *Mincir Zen*, 2, 2009.

emagrecimento. É uma situação conhecida, certamente mais explicitada hoje: "Após emagrecer duas vezes uns 20 quilos, voltei bem rápido aos 120, peso no qual me mantenho..."[83] Situação mais dolorosa também, acentuada por essa identidade inédita em que "cada um é responsável pelo seu estado"[84]. A estigmatização apega-se à "falta de vontade", ao "frágil autocontrole"[85]. A falha do obeso é não conseguir mudar, sofrendo cada vez mais por deixar visível essa incapacidade.

A terceira sensação de traição, por fim, é mais complexa, senão mais profunda: este corpo é exatamente aquele com que se identificou o obeso, apesar do desejo de mudá-lo. Com essa resistência quase contraditória em "deixar" um corpo que virou identidade, vão se somando as experiências "dilacerantes". Além disso, agora há rejeição e revolta, numa tentativa de se opor a essa "injustiça". François Coupry soube, no seu tempo, fazer o "elogio do gordo num mundo sem consistência"[86], valorizando o necessário distanciamento do "olhar do outro", assim como a vontade necessária de não sofrer pelos "critérios alheios"[87]. Criaram-se instituições de "luta contra as discriminações"[88]. A associação *Allegro fortissimo* multiplicou iniciativas a partir de 1989[89] com o objetivo de ajudar as "pessoas de grande corpulência" a "reencontrar a autoestima", de orientá-las a readquirir a confiança, de criar fóruns de

---

83. Cf. WAYSFELD, B. *Le poids et le moi.* Op. cit., p. 73.

84. Cf. FISCHLER, C. *L'Homnivore.* Op. cit., p. 343.

85. Cf. SOULAIN, J.-P. *Sociologie de l'obésité.* Op. cit., p. 112.

86. COUPRY, F. *Éloge du gros dans un monde sans consistance.* Paris: Robert Laffont, 1989.

87. Ibid., p. 191.

88. Cf., entre outros, a Autoridade de Luta Contra as Discriminações e Pela Igualdade (Halde), organismo administrativo independente criado na França por lei de 30 de dezembro de 2004.

89. Cf. www.allegrofortissimo.com

debate e partilhar atividades, de promover uma "maior tolerância à diversidade"[90].

São temáticas sem dúvida marginais no momento em que se impõe inexoravelmente o desafio social e a necessidade de superá-lo, de responder às normas "obrigatórias". A nova relação entre o corpo e a identidade levanta sobretudo uma questão mais central e também mais complexa que mostra a "dissimulada" identificação do obeso com sua gordura, exatamente uma das dificuldades que se colocam para mudá-lo. São inúmeros os testemunhos que aprofundam o paradoxo, a vontade autêntica de se transformar chocando-se com uma obscura resistência em fazê-lo: "Sei, no fundo, que esse corpo empanado também me dá prazer"[91]. Confiança que se repete nas pesquisas de opinião, realçando a ambivalência: "aprendi a amar meu corpo" e, ao mesmo tempo, "sofro com a minha obesidade"[92]. Joëlle Boucher é das que ressaltam mais a "angústia" de se "tornar outra"[93] ante o projeto do emagrecimento, que no entanto deseja. Seu longo testemunho retoma os argumentos do *Martírio do Obeso*, de 1922, coroados por uma atenção psicológica inédita: "Essa obesidade acabou virando minha assinatura"[94]. Ela corresponde a épocas e a maneiras de ser que a pessoa supõe "bem-sucedidas", nas e com as quais teria vivido intensamente... Daí uma dificuldade bem particular: o desejo tenaz de modificar o corpo e o desejo, igualmente tenaz, de não modificá-lo. Joëlle estende-se sobre essa obscura resistência, essa recusa mal discernida em apagar uma obesidade que se

---

90. Cf. a entrevista de Viviane Cacquière, presidente da Allegro Fortissimo, em 7 de outubro de 2008, disponível em www.ma-grande-taille.com

91. Ver B. Waysfeld, *Le Poids et le Moi*, op. cit., p. 146.

92. CÉCILE, disponível em www.allegrofortissimo.com (11 de maio de 2009).

93. BOUCHER, J. *La grosse*. Paris: Hachette Pratique, 2009, p. 91: "Témoin de vie".

94. Ibid., p. 149.

tornou modo de existir, adaptação lentamente ajustada, equilíbrio precário e mesmo, por vezes, deliberada afirmação: "Emagrecendo, o obeso teme transformar-se"[95]. Esse testemunho é central, mesclando aceitação e negação: a "infelicidade" de se reconhecer num corpo depreciado e, em compensação, a evidência de ser nele o que se é e de reivindicar tal identidade.

O obeso leva ao extremo um paradoxo central da identidade contemporânea: o de ser levado a identificar-se inteiramente com o próprio corpo, que é ao mesmo tempo outro e si. Exatamente como manifesta uma nova maneira de ser, que é falar do seu sofrimento, senão de sua infelicidade.

---

95. Ibid.

Conclusão

Sem dúvida alguma, a estigmatização do gordo domina fortemente uma história da obesidade. Essa estigmatização muda com o tempo, o que precisamente justifica a abordagem histórica: a depreciação do glutão medieval não é a mesma do estúpido moderno e menos ainda a do obeso atual, muitas vezes considerado "incapaz" de emagrecer. Os valores de uma cultura estão no cerne de cada acusação: a que foca o "pecador", por exemplo, num universo prioritariamente religioso, ou os exploradores e acumuladores de ventre avantajado no quadro dos conflitos sociais ou, ainda, o "gordo" sem modos e sem vontade no universo mais individualista das sociedades de hoje.

Uma distinção marcante atravessa essas estigmatizações: a que se faz entre o modelo masculino, que tolera uma gordura relativa, e o modelo feminino, votado a uma magreza obrigatória, exigência confirmada pela simples, sistemática e duradoura presença do espartilho. Impossível, daí, imaginar um apego geral e antigo à "gordura" feminina. É antes a transformação dos critérios de magreza que precisamos ressaltar: no modelo antigo, uma cintura extremamente fina, por exemplo, num corpo eventualmente "untuoso" ou de formas "arredondadas"; no modelo atual, corpo igualmente afilado na cintura, mas feito de músculos e linhas torneadas. Magreza delicada, senão mole, de um lado, e magreza tônica, dinâmica e firme, de outro. A mudança de condição da mulher está no centro da evolução de sua silhueta e de suas linhas.

Uma magreza que atravessa os tempos, porém, não tem como se contestar.

Mas falta destacar o papel desempenhado pelos modelos de funcionamento corporal que servem de base à visão mesma do gordo. Ultrapassar limites em função dos humores, com seus valores líquidos segundo a percepção tradicional, não poderia ser o mesmo que fazê-lo em função de calorias não queimadas, com seus valores energéticos segundo a percepção do século XIX. Há diferenças na explicação da gordura, de sua consistência e conservação. Diferenças sobretudo nos tratamentos e cuidados, com a teoria do excesso de humores propondo prioritariamente uma nutrição desidratante e um regime voltado para a eliminação de substâncias, com purgas ou sangrias, ao passo que a tese da gordura produzida por matérias carbonadas propõe sobretudo alimentos pobres em calorias e um regime que valoriza a combustão, os exercícios, a vida ao ar livre e estímulos variados. A história do gordo inevitavelmente retoma a dos grandes modelos orgânicos, de suas estruturas e funcionamento.

Além das imagens internas, é ainda a transformação das imagens externas que está no coração de uma história da obesidade: invenções de indicadores e traços lentamente instalados no tempo, categorias diferentes de gorduras, avaliação numérica de estaturas e pesos. Primeiro, conquista do olhar, com seu jogo envolvendo imagens, expressões, palavras. Em seguida, conquista do indivíduo, com suas características precisas, singulares, codificadas. Por fim, conquista das medições, com suas exigências operatórias e técnicas esquadrinhando espaço e corpo. É preciso a lenta penetração da balança no universo cotidiano, a de pesar pessoas tornando-se mais frequente bem no final do século XIX, para que o peso pessoal vire parte da cultura comum, orientando práticas diárias como a auto-observação.

É exatamente dessa observação toda pessoal que trata também uma história da obesidade. Atenção a sua própria imagem e a sua própria avaliação, sem dúvida – como faz Cardan no século XVI, apreciando a manutenção de sua aparência e a ausência de gordura devido à pressão contínua que exerceriam seus anéis. Ou como faz Mme. de Sévigné um século mais tarde, avaliando seu emagrecimento pela medição precisa das roupas. Ou ainda a elegante das revistas de moda do final do século XIX, atenta à balança e ao espelho de pé. Mais importante, a história da obesidade trata ainda da avaliação pessoal do estigma sofrido.

Não é outra coisa, portanto, que uma história da interioridade, do íntimo. O sofrimento social parece ainda ter suas imagens e graus. Jean-Baptiste Élie de Beaumont, no século XVIII, queixa-se de suas dores de obeso, de fraqueza e impotência, sem falar no ostracismo de que pode ser vítima, o que a seus olhos sem dúvida não tem "importância", não passando talvez de problema secundário se comparado aos entraves físicos que enfrenta. Mas é um problema que se torna mais sério nos testemunhos do século XIX, com o novo papel assumido pelo psicológico e a autoinvestigação. O peso social aumenta sobretudo no século seguinte, a ponto de se tornar central. A isso soma-se mesmo o sentimento de perda de identidade, o de viver intimamente um corpo rejeitado. Daí a sensação de "ruptura", tanto mais implacável porque esse corpo rejeitado pelo próprio obeso é também aquele ao qual ele se identifica, ao qual está preso. Exatamente a condição corporal contemporânea levada ao extremo: a identidade decorrendo mais do que nunca do corpo, com a sensação, mais do que nunca, de que esse corpo pode trair.

Índice

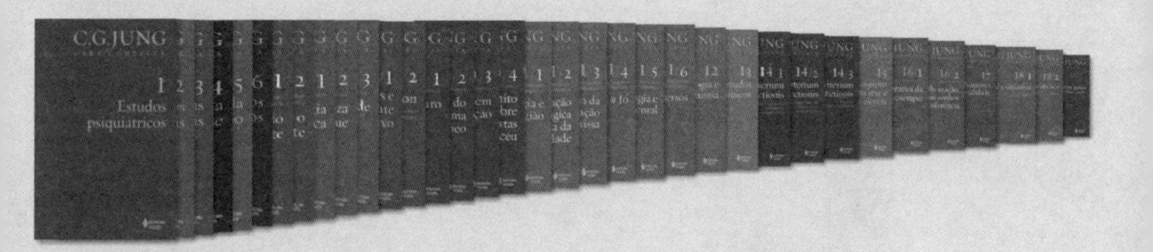

C.G. JUNG

OBRA COMPLETA

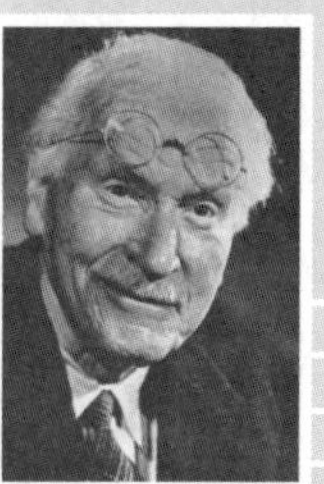

1	Estudos psiquiátricos
2	Estudos experimentais
3	Psicogênese das doenças mentais
4	Freud e a psicanálise
5	Símbolos da transformação
6	Tipos psicológicos
7/1	Psicologia do inconsciente
7/2	O eu e o inconsciente
8/1	A energia psíquica
8/2	A natureza da psique
8/3	Sincronicidade
9/1	Os arquétipos e o inconsciente coletivo
9/2	Aion – Estudo sobre o simbolismo do si-mesmo
10/1	Presente e futuro
10/2	Aspectos do drama contemporâneo
10/3	Civilização em transição
10/4	Um mito moderno sobre coisas vistas no céu
11/1	Psicologia e religião
11/2	Interpretação psicológica do Dogma da Trindade
11/3	O símbolo da transformação na missa
11/4	Resposta a Jó
11/5	Psicologia e religião oriental
11/6	Escritos diversos – Vols. 10 e 11
12	Psicologia e alquimia
13	Estudos alquímicos
14/1	Mysterium Coniunctionis – Os componentes da Coniunctio; Paradoxa; As personificações dos opostos
14/2	Mysterium Coniunctionis – Rex e Regina; Adão e Eva; A Conjunção
14/3	Mysterium Coniunctionis – Epílogo; Aurora Consurgens
15	O espírito na arte e na ciência
16/1	A prática da psicoterapia
16/2	Ab-reação, análise dos sonhos e transferência
17	O desenvolvimento da personalidade
18/1	A vida simbólica
18/2	A vida simbólica
	Índices gerais – Onomástico e analítico

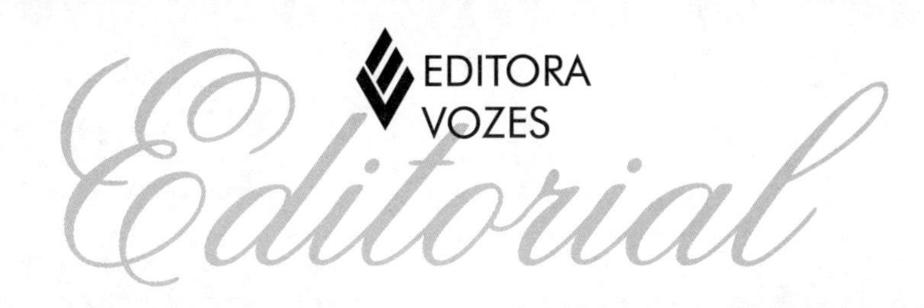
EDITORA
VOZES
Editorial